Sie müssen da nicht allein durch!

Prof. Martin Rauh-Köpsel
mit Manuela Runge

Sie müssen da nicht allein durch!

Aus der Praxis
eines Psychotherapeuten
oder warum
unkonventionelle
Methoden oft
die wirksamsten sind

Eden BOOKS

Inhalt

DIE ARBEIT EINES PSYCHOTHERAPEUTEN

Möglichkeiten zur Veränderung nutzen und eine Akzeptanz der Ohnmacht entwickeln

Nach einem Vierteljahrhundert fällt es mir noch immer schwer, eine stabile Meinung zu meinem Beruf zu vertreten. Mal bin ich genervt, wenn ich morgens in die Praxis fahre, weil ich zu viele Sitzungen hintereinander verabredet habe oder mich eine Stunde mit einem Klienten erwartet, der schwer zugänglich ist und jeden meiner Hilfsversuche blockiert. Genauso freue ich mich auf Termine, sobald ich die Namen von Patienten auf meinem Plan lese, bei denen die Therapie gut läuft oder wir beim letzten Mal einen Durchbruch erzielt haben. Die vielen mitgefühlten Lebensgeschichten der Behandelten werden stets auch Teil der Lebensgeschichte eines Psychotherapeuten.

Dennoch – ist der Tag beruflich abgeschlossen, kann ich mein Tagewerk mit den vielen Schilderungen von Verstrickung, Hilflosigkeit und Tragik sehr leicht hinter mir lassen. Der Grund dafür ist schnell erzählt: Sobald man die Rolle des Therapeuten eingenommen hat, hört man zwar sehr viele schwere Schicksale, doch weisen uns die Hilfesuchenden den klaren Auftrag zu, sie zu unterstützen. Dadurch sind wir nicht ohnmächtige Zuschauer einer Tragik, sondern haben vielmehr Einfluss auf sie, können einen Beitrag zu ihrer Abwendung leisten.

Wenn ich noch am selben Abend im Fernsehen von schrecklichen Schicksalsschlägen höre, nimmt mich das hingegen ganz anders mit als Furchtbares in den Therapien, obwohl es viel weiter von meinem Leben entfernt ist. Überhaupt scheint es ein entscheidender Faktor für die Zufriedenheit eines Psychotherapeuten zu sein, Ohnmacht und Handlungsspielräume angemessen einschätzen zu können und einen gesunden Umgang mit den Grenzen des Möglichen zu entwickeln.

Ohnmacht meint übrigens nicht Hilflosigkeit, obwohl diese beiden Begriffe oft fälschlich gleichgesetzt werden. Wir sind *hilflos,* wenn wir in der Not keine Hilfe erfahren. Eine Therapie bietet jedoch Hilfe und Begleitung, und viel eher können Therapeuten und Patienten angesichts mancher Dilemmata gleichermaßen ohnmächtig sein im Sinne von »ohne die Macht, etwas entscheidend zu verbessern«. Doch auch solche Therapien haben etwas Heilsames, solange der Therapeut nicht auf seine eigene Ohnmacht gekränkt reagiert, sondern in der Lage ist, sie auszuhalten. So wird seine Ohnmacht für die Klienten zum Garanten, dass momentan wirklich nichts veränderbar und weiteres Grübeln sinnlos ist. Außerdem lässt sich, wenn etwa der geliebte Partner zunehmend an Alzheimer erkrankt, geteilte Ohnmacht deutlich besser aushalten.

Andere Klienten vermitteln uns wiederum empfundene Ohnmachtsgefühle, ohne dass sie nüchtern betrachtet ohnmächtig *sind.* Hier besteht die Herausforderung für den Therapeuten, sich trotz Einfühlungsvermögen nicht anstecken zu lassen, sondern die verbleibenden Handlungsspielräume ins Bewusstsein zu rücken und den Betroffenen von seinen Blockaden zu befreien.

Ich hatte einmal eine zart anmutende Patientin, die seit Jahren in ihrem weiblichen Körper äußerst unglücklich war. Ich begleitete sie entsprechend ihrer Bitte durch die Zeit ihrer Hormonbehandlung und Operationen im Dienste einer Geschlechtsumwandlung, hörte, wie ihre Stimme zunehmend tiefer klang, und sah, wie ihr ein Bart wuchs und dichter wurde. Am Ende erzählte sie mir, dass sie als männlicher Sexsklave in der BDSM-Szene unterwegs und mit dem neuen Leben sehr glücklich sei. Ein gutes Beispiel für das sinnvolle Austarieren von Ohnmacht und Handlungsspielräumen.

Der Zufall wollte es, dass ich nur wenige Wochen später einen Mann in die Behandlung aufnahm, der seinen männlichen Körper hasste. Er konnte sich jedoch nicht entschließen, die schrecklichen Mühen und Risiken einer Umwandlung einzugehen, wofür ich in Gänze Verständnis hatte. Allerdings minderten mir die Gespräche mit diesem Patienten über eine ganze Zeit hinweg die Freude an meiner Arbeit. Denn das Ende jeder Sitzung quittierte er mir mit den Worten: »Tja, wie immer hat mir das heutige Gespräch nichts gebracht.«

In einer Stunde hatte ich aus seiner Sicht zu viel Input gegeben, in einer anderen den falschen, dann wieder zu wenig. Der Patient machte mich ohnmächtig und wütend, und ohne dass es ihm bewusst war, *sollte* am Ende jeder Sitzung genau dies herauskommen: Seine Ohnmacht und Wut, im falschen Körper zu stecken, erfuhr kurzzeitige Entlastung, indem er einen nicht betroffenen Profi wie mich in noch größere Ohnmacht und Wut versetzte. Sein Mittel dafür nennt man Doublebind, im Sinne von »Wasch mich, aber mach mich nicht nass!«. Das Problem daran war, dass sich seine delegierte Ohnmacht keineswegs nachhaltig entlastend und profitabel auf ihn auswirkte, weil sie sein Dilemma natürlich nicht auflöste. Stattdessen zerstörte sie unsere gemeinsame Beziehung. Und obwohl ich ihm schon früh die Mechanik der Überführung seiner Ohnmacht und Wut an mich spiegelte, ließ er sich nicht von seinem Kurs abbringen. Wir beendeten die Therapie frühzeitig und einvernehmlich, jedoch nicht ohne beidseitige Wut aufeinander.

Vielleicht verstehen Sie jetzt, warum dieser Beruf oft bezaubernd ist, weil er uns Therapeutinnen und Therapeuten die Möglichkeit bietet, in großer Not zu helfen. Genauso ist er aber manchmal auch aufzehrend, wenn wir – mitunter sehenden Auges – in die Konfliktdynamik der Klientel eingewoben werden. Denn innerpsychische Auseinandersetzungen werden in aller Regel auch zwischenmenschlich ausgetragen, manchmal sogar mit dem Therapeuten, der bei ihrer Abwendung helfen soll. Solche Verstrickungen gilt es früh zu erkennen und für den Klienten als beschreibbares Muster nutzbar zu machen, was leider nicht immer gelingt. Nachweislich siebzig bis achtzig Prozent der Klienten profitieren durch Psychotherapie nachhaltig, manche aber eben auch nicht.

Einige Schicksale meiner Klienten und Dynamiken des therapeutischen Verlaufs habe ich in den vielen Jahren längst vergessen, obwohl es sich gelohnt hätte, sie festzuhalten, um später noch einmal über sie nachzudenken. Vor zwei Jahren habe ich schließlich angefangen, jene Geschichten aufzuschreiben, die mir im Gedächtnis geblieben sind. Etwas an ihrer Dynamik scheint sie vor dem Vergessen bewahrt zu haben, ob es die große Tragik war, der eigentümliche Therapieverlauf, die besondere Verbundenheit, ein humorvoller Aspekt oder die tiefe Erkenntnis, die ich dadurch gewonnen habe.

Von ihnen will ich erzählen.

FLASHBACKS

Wenn uns Erinnerungen bis heute mahnen

Jeder kennt das Phänomen: Bei einer Familienfeier fällt ein bestimmtes Stichwort, und schon rattert Oma, Tante oder Patenonkel eine bestimmte Geschichte herunter, als sei mit dem genannten Begriff ein Schalter zum Abspulen umgelegt worden. Ähnliches kann mit Erinnerungen geschehen, die weitaus schmerzlicher sind als irgendeine harmlose Familienanekdote. Denken wir beispielsweise an die Erzählungen unserer Großelterngeneration, die auch nach dem Krieg noch bei lauten Flugzeuggeräuschen über dem Haus instinktiv die Köpfe einzog und den Impuls verspürte, sofort den Luftschutzkeller aufzusuchen.

Solche plötzlich durch einen äußeren Reiz auftretenden Erinnerungen an Schrecken aus der eigenen Vergangenheit, oft gepaart mit den entsprechenden Emotionen, nennt man Flashbacks, die unterschiedlich heftig und intensiv ausfallen und Hinweise auf Traumata geben können. Sie sind vergleichbar mit Mahnmalen, die in Friedenszeiten an die Schrecken des Krieges erinnern sollen.

Die Psyche offenbart damit auf ihre Weise, wie wenig verdaulich manche Erfahrungen waren. Sie verlangen vehement danach, nicht übergangen zu werden, als sei nichts geschehen. Deshalb ermutigen Therapeuten Betroffene oft, die Geschehnisse in Begleitung mehrmals nachzuerleben. Während bei den ersten Schilderungen meist die ganze Verzweiflung, der Schmerz und die Panik des damaligen Ereignisses herausbrechen, laufen die folgenden Wiederholungen zunehmend weniger aufwühlend ab – ganz so, als ob ein Gift mehrfach verdünnt würde.

Neben der Aufforderung zur Bewältigung appellieren die sich aufdrängenden Erinnerungen außerdem daran, dafür Sorge zu tragen, dass so etwas wie das Erlebte nie wieder passiert. Insofern lässt sich mit der Abwendung einer gegebenenfalls weiter bestehenden Gefahr auch der Appell auflösen. Wenn jemand beispielsweise in etwas Dramatisches hineingeraten ist, weil er einstmals dem Gruppendruck nicht standhalten konnte, so muss er heute an seiner Courage arbeiten, sich zu widersetzen, um seine Geschichte zurückzulassen.

Auge in Auge

»Ich mochte die Strecke gern, die ich an diesem Tag fuhr. Sie führte durch eine schöne Landschaft mit kleinen Hügeln, manchmal durch Kiefernwälder. Als ich in die lange, schlecht einsehbare Kurve einfuhr, sah ich plötzlich eine Frau auf den Gleisen. Das ist der Moment, vor dem wir Lokführer am meisten Angst haben. Es war sehr seltsam: Sie hatte ihre Arme ausgebreitet ... als würde sie mich erwarten ... Mit offenen Armen wartete sie auf den Tod ...« Walther M. saß mir im Sessel gegenüber, die Hände ins Leder der Lehne gekrallt. »Es war eine junge blonde Frau ... Und sie schaute mir direkt in die Augen ...« Er sprach leise und abgehackt, den Blick starr geradeaus gerichtet, als sähe er sie noch immer vor sich. In seiner Stimme lag Verwunderung, als könne er bis heute nicht glauben, was damals passierte. »Ich zog sofort die Notbremse, obwohl ich wusste, dass der Bremsweg nicht ausreichen würde ...« Sein Atem ging heftiger. »Sie blieb einfach stehen. Die ganze Zeit sah sie mich an. Bis zuletzt. Dann rollte die Lok über sie ...« Schweißperlen traten auf seine Stirn. »Es war schrecklich. Ständig muss ich an diesen Moment denken, in dem mein Zug auf die junge Frau zuraste. Auch heute noch, drei Jahre danach. Immer und immer wieder muss ich daran denken. Wie sie dastand mit offenen Armen und auf mich wartete ... auf ihren Henker ... und ... und dann diese zerstückelte Leiche, als wäre das nie ein Mensch gewesen ...« Er schüttelte den Kopf. »Ich kann das einfach nicht vergessen.«

Ich sah die Bilder vor mir und fühlte die Ohnmacht, aus der es kein Entrinnen gab. Ich wusste nicht, wie oft Herr M. die Geschichte schon erzählt hatte. Angesichts seiner nach wie vor offensichtlichen Betroffenheit, die sein angespannter Körper unter Kontrolle zu halten versuchte, vermutete ich jedoch, dass er die dramatischen Ereignisse tief in sich verschlossen hatte und nur innerlich die Bilder wieder und wieder repetierte. Vermutlich war ich der Erste, vor dem er die Ereignisse laut aussprach.

Wir schwiegen beide, bis ich die Stille mit einer Frage auflöste: »Konnten Sie eine Gefühlsregung bei der jungen Frau erkennen?«

»Manchmal sehe ich Verzweiflung in ihrem Gesicht«, antwortete er. »Dann denke ich, dass es genau umgekehrt war. Dass sie meine Verzweiflung gesehen und vielleicht sogar genossen hat. Ich glaube auch, dass sie mich angelächelt hat, weiß es aber nicht mehr genau. Sie war erst 17 Jahre alt, erfuhr ich später, sie hatte noch ihr ganzes Leben vor sich!«

»Mussten Sie danach Ihren Beruf aufgeben?«

»Nein, ich arbeite nach wie vor als Lokführer. Die Erinnerungen kommen auch nicht während der Arbeit, sondern meist, wenn ich zu Hause bin. Bei meiner Familie.«

»Wie ist Ihre Familie mit diesem Ereignis und mit Ihren Gefühlen umgegangen?«

»Meine Frau und meine Tochter waren sehr liebevoll. Sie haben mir immer wieder gesagt, dass ich nichts dafürkann.«

Ich sah Walther M. an und dachte nach. Es war klar, dass das, was so stark in ihm nachwirkte, vor allem seine Schuldgefühle waren.

Dass er sich für den Tod der jungen Frau verantwortlich fühlte, obwohl er rational erfasste, dass er keine Schuld trug. Doch der Blickwechsel zwischen den beiden musste etwas in ihm ausgelöst haben, das seitdem auf unheilvolle Weise in ihm rumorte.

»Die junge Frau hat in dem kurzen Moment, als sie Ihnen in die Augen sah, eine Beziehung zu Ihnen aufgebaut und Sie zu ihr«, erklärte ich ihm. »Deswegen denken Sie, Sie müssten die Verantwortung für ihren Suizid übernehmen.«

Walther M. war ein dünner, sehr freundlicher, äußerst akkurater und höflicher Mensch. Obwohl erst Anfang vierzig, durchzogen sein Gesicht bereits tiefe Falten. Im Laufe unserer Gespräche zeigte sich eine für Lokführer typische Eigenschaft: Er versuchte stets, alles unter Kontrolle zu halten. Nicht nur in seinem Beruf, wo das unerlässlich ist, sondern auch im Umgang mit mir. Er wollte auf keinen Fall weinen oder auf Gesprächsfelder gelenkt werden, die er nicht vorgab.

Seine auffällige Zwanghaftigkeit gewann einige Sitzungen später an Bedeutung, als sich der Fokus auf die Jahre nach dem Ereignis verschob. Ich fragte ihn, was er versucht habe, um das Ganze zu verarbeiten. Welche Relevanz das tragische Ereignis heute für die Gestaltung seines Lebens habe. Er erzählte mir, wie er seitdem versucht habe, alles Unberechenbare aus seinem Leben zu verbannen. Allerdings sei das vergeblich gewesen. Schließlich kam er eher beiläufig auf das zu sprechen, was sich in diesem Fall als entscheidend erweisen sollte. Er sprach von seiner Tochter, die im gleichen Alter wie das unbekannte Mädchen war. Sie hieß Katrin.

Seit dem Unfall hatte Herr M. begonnen, jeden Schritt seiner Tochter zu kontrollieren. Sie durfte nicht später als neun Uhr abends nach Hause kommen, strikt verbot er ihr, sich allein mit einem Mann zu treffen. Partys musste sie verlassen, wenn sie eigentlich erst losgingen. Verständlicherweise reagierte Katrin zunehmend wütender, aufsässiger und verzweifelter. Und je hitziger sie versuchte, sich der Kontrolle des Vaters zu entziehen, desto rigidere Regeln stellte er auf. Einmal sperrte er sie abends sogar ein, woraufhin sie die Tür zertrümmerte.

Die aggressive Vater-Tochter-Dynamik spitzte sich immer mehr zu. Meine Interventionen und Erklärungsversuche, wie diese Dynamik beide nur noch unglücklicher machte, drangen nicht zu Herrn M. durch. Es musste etwas geben, das seine Kontrollsucht regelmäßig neu triggerte, etwas, das in der Familie lag. Ich hegte einen Verdacht und beschloss, zur nächsten Sitzung seine Frau und seine Tochter einzuladen, um mir ein Bild machen zu können.

Bereits als Katrin zur Tür hereinkam, bestätigte sich meine Vermutung, und ich wusste, in welche Richtung ich gehen musste. Mürrisch setzte sich die junge Frau auf einen Stuhl. Ihre Mutter, eine sanfte kleine Person, die als Buchhalterin arbeitete, wirkte tief verunsichert über das immer dramatischere Verhalten meines Klienten, und ich spürte deutlich ihren Wunsch, ihren Mann aus seinem inneren Gefängnis herauszuholen. Als ich sie fragte, ob sie seine rigiden Verhaltensmaßnahmen in Bezug auf die Tochter teile, bekam sie rote Flecken im Gesicht. Ich spürte ihren unterdrückten Ärger, als sie leise sagte, was sie offensichtlich schon mehrfach wiederholt hatte: »Er muss Katrin mehr Freiheit gönnen. Sonst macht er noch die ganze Familie kaputt.«

»Was für ein Unsinn!« Herr M. winkte aufgebracht ab. »Heutzutage ...«

An dieser Stelle unterbrach ich ihn und versuchte, ihm eine andere Spur aufzuzeigen. »In Ihrem Fall hat das doch nichts mit Gönnen von Freiheit zu tun!«

»Genau«, rief Herr M., »die Welt ist viel zu gefährlich für eine junge Frau!« Seine Hände, die wie üblich fest auf den Lehnen lagen, krallten sich noch fester ins Leder.

Ich pflichtete ihm bei: »Was man ja bestätigt finden muss, wenn man erlebt hat, was Sie erlebt haben!«

»Was wollen Sie damit sagen? Finden Sie etwa auch, dass ich übertreibe?« Walther M. sah mich wütend an. Doch ich wusste, dass diese Wut jetzt wichtig war.

»Sagen wir so, ich kann sehr gut verstehen, dass Sie nach einem solchen Ereignis alles unter Kontrolle bringen wollen. Die Bilder in Ihrem Kopf, aber auch die Gefahren, die auf Ihre Familie zukommen können. Erst recht, wenn Sie eine Tochter haben, die ...«, ich sah Katrin an, » ... genauso alt ist und ähnlich aussieht wie die junge Frau auf den Schienen.«

»Wie ... Katrin?! « Herr M. zuckte verblüfft zusammen.

Es wurde still im Zimmer. Hilflos glitten Walter M.s Hände von der Lehne in den Schoß. Sein Blick wanderte zu seiner Tochter. Sie wich ihm aus und rutschte unruhig auf dem Stuhl hin und her. Ich hätte ihr diese Situation gern erspart, aber ich war dankbar, dass sie mitgekommen war. Frau M. wollte die Hand ihrer Tochter ergreifen, doch sie stieß sie unwirsch weg.

Ich ließ Herrn M. Zeit, denn ich spürte, dass er etwas Wichtiges zu verstehen begann. Nach einer Weile flüsterte er betroffen: »Tatsächlich, so habe ich das noch nie gesehen.«

»Sie sind kein böser Vater, der seiner Tochter nichts gönnt«, erklärte ich ihm sein Verhalten. Aus dem Augenwinkel bemerkte ich, wie Katrin in ihrem nervösen Gezappel innehielt und aufmerksam lauschte. »Sie lieben Katrin und machen sich ständig Sorgen um sie. Deshalb versuchen Sie, alles unter Kontrolle zu bringen und sie auf diese Weise zu schützen. Zusätzlich haben Sie die Bilder der toten Frau im Kopf, wenn Sie Ihre Tochter sehen, die noch gar nicht weiß, was alles passieren könnte!«

Ich wusste, dass die Erkenntnis über die Ähnlichkeit zwischen den beiden Frauen lediglich ein erster Schritt für die Heilung meines

Klienten war, und es dauerte tatsächlich noch einige Zeit, bis er meine Deutung annehmen konnte. Deshalb vermutete ich, dass sich noch etwas anderes hinter Herrn M.s Verhalten verbergen musste. Etwas, das ihn den Schmerz nicht vergessen ließ.

Eines Tages sprach ich aus, was mir in unseren letzten Sitzungen immer klarer geworden war. Und das anzunehmen würde vermutlich noch komplizierter für meinen Klienten sein als alles Bisherige.

»Herr M., ich bin mir inzwischen nicht nur sicher, dass Sie Ihre Tochter aufgrund des schrecklichen Ereignisses *übertrieben* kontrollieren. Ich vermute auch, und damit komme ich zum entscheidenden Punkt, dass erst durch die andauernde Kontrolle Ihrer Tochter die traumatischen Bilder in Ihrem Kopf erhalten bleiben.«

»Was?«, antwortete Herr M., während sich eine steile Falte zwischen seinen Augenbrauen bildete und sich seine Finger einmal mehr tief ins Leder seines Sessels bohrten. »Was soll das denn?!« Vehement schüttelte er den Kopf. »Unmöglich!«

Es tat mir leid, ihn konfrontieren zu müssen. Ich schätzte diesen gewissenhaften Mann, der aus Liebe zu seiner Familie versuchte, alles richtig zu machen. Zugleich war ich mir sicher, dass ich mit meiner Deutung richtiglag, und erklärte: »Wie gesagt, ich vermute das. Flashbacks nach Traumata sind keine Gemeinheit unseres Unbewussten. Es sind Mahnungen.« Ich machte eine kurze Pause, denn der nächste Satz würde Herrn M. konkret konfrontieren. »Solange Sie Ihre Tochter so extrem kontrollieren, dass sie keine echte Jugend erlebt, ›überfahren‹ Sie Katrin wie Ihr Zug damals die junge Frau. Mit Ihrer Angst überrollen Sie Ihre Tochter immer wieder neu. Und bei ihr laufen Sie Gefahr, tatsächlich zum Täter zu werden!«

Herr M. schwieg. Er blickte aus dem Fenster und wirkte plötzlich wie in eine andere Welt entflohen, als hätte man ihn ausgeschaltet.

Ich fuhr fort: »Ihre Flashbacks tadeln Sie nicht, jemanden überfahren zu haben. Sie mahnen Sie, *künftig* niemanden mehr zu überfahren. Sobald Sie aufhören, Ihrer Tochter das Leben zu verbieten, verlieren die Bilder in Ihrem Kopf ihre Funktion. Ich vermute, dass sie weniger werden, je mehr Leben Sie Ihrer Tochter erlauben.«

Walther M. sah mich mit einer Verzweiflung im Gesicht an, die mich sehr berührte. »Ich kann das nicht glauben«, stammelte er leise und schwieg dann. Schließlich entfuhr ihm ein tiefer Seufzer. »Aber das wäre zumindest eine schlüssige Erklärung, warum die Bilder immer nur zu Hause kommen.«

»Ja«, sagte ich mitfühlend, »weil Sie im verzweifelten Gesicht Ihrer Tochter täglich das Gesicht der jungen Frau sehen.«

Walther M. brauchte noch viele weitere Sitzungen, um seine Ängste mit sich ausmachen zu können beziehungsweise bei mir zu lassen. Doch glücklicherweise löste sich mein Versprechen ein, und die Erinnerungen seines Traumas gingen spürbar zurück, während Katrin an Freiheit gewann.

Welcher Hund?

Ich arbeitete bereits ein halbes Jahr mit einer alleinerziehenden Klientin, als sie mich bat, sie zu einer Helferkonferenz im Jugendamt zu begleiten. Ihr Name war Julia K., eine elegante, selbstbewusste Frau um die vierzig, hinter deren Fassade häufig für kurze Momente eine große Unsicherheit aufschien. Die Gründe hierfür lagen auf der Hand. Ihre bisherige Lebensgeschichte war eine Aneinanderreihung von Gewalterfahrungen, angefangen mit ihrem Vater, der sie unter Alkoholeinfluss regelmäßig grausam zusammenschlug, bis hin zu Erlebnissen mit Männern, die sie behandelten, wie es ihnen gerade passte. Beispielsweise sollte sie ihren vorletzten Freund beinahe jeden Abend, während er auf dem Sofa fernsah, sexuell mit der Hand und dem Mund befriedigen. Danach sei er viel entspannter und netter zu ihr gewesen. Aus einem anfangs einmaligen Angebot ihrerseits, weil er eines Tages so erschöpft von der Arbeit gekommen war, hatte sich in kurzer Zeit ein selbstverständliches Arrangement entwickelt, das Julia K. zunehmend belastete. Als er sich trennte, machte *sie* sich Schuldvorwürfe.

Julia K. fiel es schwer, sich zu wehren. Anstatt für sich einzustehen, geriet sie in eine Starre und hielt aus, was man ihr antat. Immerhin hatte sie es vor ein paar Wochen geschafft, ihren Mann, der nicht der Vater ihrer Kinder war, auf dramatische Weise von einem Tag auf den anderen zu verlassen und mit ihren zwei Töchtern in ein Frauenhaus zu flüchten. Von dort fand sie eine eigene Wohnung. Die Töchter waren vierzehn und zehn Jahre alt. Die Große, meinte Frau K., wäre besonders klug, benehme sich oft jedoch arrogant und aggressiv ihr gegenüber, was ihr manchmal Angst bereite, da sie sich dem Teenagermädchen nicht gewachsen fühle. Trotzdem sei sie stolz auf ihre Tochter, denn sie habe bereits einige Preise in der Schule gewonnen. Die Kleine hingegen, die von einem anderen Vater stammte, habe große Probleme in der Schule. Sie angemessen zu unterstützen, dazu fehle Frau K. einfach die Zeit, und die Große habe keine Lust, sich mit der Halbschwester zu beschäftigen.

»Die beiden verstehen sich leider nicht besonders gut. Das ist mein größter Kummer«, gestand Frau K. mir während einer Sitzung. Als Sekretärin in einem großen Unternehmen war sie äußerst gewissenhaft und anerkannt. »Ich kann nicht anders, als immer mein Bestes zu geben«, sagte sie fast schuldbewusst. »Aber jetzt, wo ich allein mit den Kindern bin, ist es schwer geworden, da ich regelmäßig Überstunden mache.«

Bei der Helferkonferenz im Jugendamt, zu der sie mich hinzubat, ging es um die Unterstützung ihrer beiden Kinder und deren unterschiedlichen Förderbedarf. Da Julia K. befürchtete, dass das Jugendamt grundsätzlich an ihrer Erziehungsfähigkeit als Mutter zweifeln könnte, sagte ich ihr meine Begleitung zu. Das war ungewöhnlich, doch hoffte ich, Frau K. jenseits der oft recht statischen Therapiesitzungen besser verstehen zu lernen.

Wir trafen uns nach der Arbeit an der S-Bahn. Es war ein grauer Novembertag und dämmerte bereits. Als wir in die kleine Straße einbogen, an deren Ende sich das Jugendamt befand, kam uns auf dem schmalen Gehweg ein großer, kräftiger Mann in einer braunen Lederjacke entgegen. An der Leine führte er einen sehr unruhigen Pitbull.

Ich wusste, dass diese Hunderasse zwar darauf trainiert ist, sich dem Menschen unterzuordnen, andererseits je nach Sozialisation aber sehr aggressiv werden kann. Da das Tier beständig an seiner Leine zerrte und der Mann kaum in der Lage schien, es im Zaum zu halten, wurde mir mulmig zumute, und ich spürte, wie sich auch meine Klientin verkrampfte, je näher uns die beiden kamen. Als sie dicht vor uns waren, krallte sich ihre Hand in meinen Arm. Ihr Körper zitterte, und sie atmete heftig. Es war eine Panikattacke. Erst als Hund und Herrchen uns passiert hatten, beruhigte sich Frau K. allmählich.

»Puh, der war ja kaum zu bändigen!«, sagte ich, um die Anspannung noch vor Erreichen des Jugendamtes aufzulockern. »Mir war absolut nicht wohl dabei, denn der Typ hatte seinen Hund offensichtlich nicht im Griff ...«

Julia K. sah mich verblüfft an: »Welcher Hund?«

»Wie, Sie haben den gar nicht gesehen?«

Frau K. schüttelte irritiert den Kopf, und schlagartig wurde mir klar, dass nicht der Pitbull, sondern der Mann ihre Angstreaktion ausgelöst hatte. Da auf dem schmalen Gehweg kaum Platz zum Ausweichen geblieben war und Frau K. sich ohnmächtig einer Gefahr ausgeliefert sah, weckte die Situation Erinnerungen an gewalttätige Männer in ihr und damit Ängste, die sie davor warnen sollten, wie schnell eine scheinbar harmlose Situation jederzeit gefährlich kippen kann – ganz so, wie sie es oft genug erlebt hatte.

Diese Geschichte erinnerte mich an eine Situation, die ich selbst einmal vor vielen Jahren nachts in Köln erlebt hatte. Damals ging ich, müde nach einer Veranstaltung, durch eine schmale Gasse zu meinem Auto, als mir eine Frau von etwa dreißig Jahren entgegenkam, der ich anscheinend große Angst einflößte. Sie starrte mich nicht nur die ganze Zeit misstrauisch an, sondern hangelte sich, als ich in ihre Nähe kam, rücklings an der Hausmauer entlang, als wäre ich ein schreckliches Monster. All dies geschah, obwohl ich weder etwas sagte noch irgendwelche Gesten machte, die sie hätten in Panik versetzen können.

Als die Frau etwa zehn Meter an mir vorbei war, kam plötzlich Wut in mir auf. *Ich* fühlte mich angegriffen und spürte sogar kurzzeitig den Impuls, ihr nachzugehen, um sie tatsächlich zu erschrecken.

Natürlich habe ich das nicht getan. Aber in diesem Moment spürte ich leibhaftig: Misstrauen hat etwas Verletzendes, ebenso wie Unterstellungen. Und auf diese Weise behandelte Menschen richten ihren Ärger darüber gegen den einst von Gewalt Betroffenen, der sich wiederum in seinen Befürchtungen bestätigt sieht. Ein Teufelskreis von Misstrauen und Gewalt, dem nicht leicht zu entkommen ist.

Deshalb hätte auch beim Jugendamt einiges schiefgehen können, wenn Julia K. an jenem Tag den beiden Sozialarbeiterinnen allein gegenübergetreten wäre. Wahrscheinlich hätte sie den beiden Frauen von vornherein misstraut und unterstellt, dass sie ihre Situation gar nicht verstehen wollten oder könnten. Sie hätte die Absichten der Sozialarbeiterinnen, die beiden Kinder kennenlernen und unterstützen zu wollen, als einen Angriff gegen sich selbst aufgefasst. Und womöglich hätte das Misstrauen meiner Klientin genau das von ihr Befürchtete aufseiten der Sozialarbeiterinnen erst geweckt.

Da ich mir dieser Mechanismen bewusst bin, war ich jedoch in der Lage, die Gefahr einer sich selbst verwirklichenden Prophezeiung abzuwenden.

»Lassen Sie uns gemeinsam versuchen, denen vom Jugendamt einmal nur das Beste zu unterstellen. Mal sehen, was dabei rauskommt«, sagte ich zu Frau K., ehe wir den Raum betraten, in dem das Gespräch stattfinden sollte.

Nachdem wir uns an einen Tisch gesetzt hatten und noch bevor meine Klientin etwas sagen konnte, erzählte ich wahrheitsgemäß, dass sie in der Therapie mit ihren Themen gut vorankäme und die Kinder bei ihr als Mutter meines Erachtens gut aufgehoben seien. Die Sozialarbeiterinnen unterbreiteten daraufhin einige Unterstützungsangebote, die anzunehmen ich Frau K. Mut machte. Weil sie mir vertraute, vertraute sie bald auch den Sozialarbeiterinnen. Auf diese Weise verpuffte ihre Neigung zu Angst, Unterstellung und Misstrauen. Ein erster Schritt war getan, auch wenn Frau K. in den meisten Situationen ihres Lebens allein damit zurechtkommen musste.

In den folgenden Sitzungen griffen wir die gemeinsam erlebte Situation mit dem Mann und dem Hund noch einige Male auf. Denn es galt, die in solchen Momenten wiederbelebten Erlebnisse der Vergangenheit genauer zu fassen. Vor allem aber wollte ich herausfinden, was Frau K. in diesen Lagen helfen konnte.

Ich wusste, dass sie sonntags gern mit einer Freundin zusammen *Tatort* schaute. Dieser Abend sei ihr heilig, gestand sie mir. Folgen, in denen Ulrike Folkerts mitspielte, mochte Julia K. besonders.

»Haben Sie *Schatten der Angst* gesehen?«, fragte sie mich. »Diese Frau ist einfach cool.« Sie zuckte mit den Schultern. »Na ja, mit 'ner Knarre in der Hand hat man es eben auch leichter.«

Ich schaute sie an. Das Bild einer toughen Kommissarin wäre eventuell ein Ausweg aus ihrer immer wieder neu erfahrenen Hilflosigkeit. Vielleicht würde ihr genau so etwas helfen. Also schlug ich vor: »Und wenn Sie sich eine Schreckschusspistole kaufen?«

»Na, das wäre was ...« Julia K. lachte auf. »Aber sind die nicht verboten?«

»Der Transport ist erlaubt. Und Sie müssen sie ja niemandem vorführen, fühlen sich aber trotzdem sicherer.«

Zu meiner Überraschung brachte Julia K. zu unserer nächsten Sitzung tatsächlich eine Schreckschusspistole mit, eine 9-mm-Smith & Wesson, die verblüffend echt aussah. Statt mit einer Kugel funktionierte sie mit Pressluft. Wir befühlten die Waffe, auf deren Kauf Frau K. sichtlich stolz war.

»An Silvester sah ich auf der Straße junge Männer damit herumschießen. Und irgendwie hat mich das beeindruckt, obwohl es ja verboten ist und man bis zu zehntausend Euro Strafe zahlen muss. Aber das hat niemanden geschert.«

Sie hatte die Pistole im Internet bestellt und sich bei der Polizei sogar den sogenannten Kleinen Waffenschein dafür besorgt. Mich freute die Energie, die meine Klientin dafür aufgebracht hatte. Das würde sie weiter aus der Ohnmacht gegenüber der Gewalt anderer herausführen.

»Ich trage sie immer in der Tasche meines Mantels.«

»Heute auch?«

»Natürlich!«

»Und wie fühlen Sie sich damit?«

»Etwas sicherer. Trotzdem habe ich immer noch Angst.« Sie seufzte.

Ich betrachtete Julia K., die in einem Sessel mir gegenübersaß, und überlegte, wie sich die beruhigende Wirkung der Waffe unterstützen ließe. Frau K. war in einem Trenchcoat gekommen, der ihr ausgesprochen gut stand und den sie über die Lehne eines zweiten Sessels gelegt hatte. »Wir sind ohnehin fast am Ende der Stunde. Ziehen Sie sich doch schon mal Ihren Mantel an. Vielleicht fällt uns dann noch etwas ein«, schlug ich vor.

Meine Klientin schaute mich ungläubig an, griff dann aber doch zu ihrem Kleidungsstück und schlüpfte hinein. Sie wirkte unsicher, als sie angekleidet vor mir stand. Ihre Hände hingen hilflos herab.

»Und jetzt stecken Sie die Hand in die Tasche mit der Waffe. – Besser?«

Sie lächelte matt und wackelte mit dem Kopf.

Ich dachte an »magische« Rituale, die in solchen Momenten helfen können. »Wir könnten uns einen Spruch ausdenken, der Sie mutiger macht. Haben Sie eine Idee?«

Julia K. überlegte. Sie holte die Pistole aus der Tasche und richtete sie gegen einen imaginären Feind an der Wand über meinem Schreibtisch. Die Wirkung war enorm: Ihr Blick, der sonst oft auf ihren Fußspitzen oder Händen verweilte, richtete sich klar geradeaus, ihre Schultern strafften sich und sie stand aufrechter, als ich es je bei ihr gesehen hatte. »Ich bin Lena Odenthal. Mir kann keiner was!«

»Sehr gut.« Ich klatschte in die Hände. »Üben Sie das zu Hause regelmäßig, sagen Sie den Spruch und prägen Sie sich ein, wie Sie dastehen, während Sie ihn sagen und die Waffe halten. Irgendwann überträgt sich die Haltung dann automatisch auf Ihren Körper, wenn Sie den Satz bloß denken.«

Ein Lächeln huschte über Julia K.s Gesicht. Trotzdem dauerte es noch sehr viele Sitzungen, bis sie zuversichtlicher in neue Begegnungen ging. Wir arbeiteten an ihrer Achtsamkeit, sich von Anfang an respektvoll behandeln zu lassen. Dies ersetzte langsam das alte Muster lähmender Alarmiertheit.

Mit dem Rücken zur Wand

Benedikt N. war es peinlich, mir von seinem Leiden zu erzählen. Offensichtlich war er es nicht gewohnt, über innere Angelegenheiten zu sprechen. Er hatte eine schmale Statur, kurzes Haar und trug eine dunkle Designerbrille. Sein schwarzer Rolli und die engen dunklen Hosen unterstrichen die Zartheit des 28-Jährigen. In allem, was er tat, wirkte er bedacht, als wolle er jeglichen Impuls unter Kontrolle halten. Vor ein paar Jahren war er aus der kleinen süddeutschen Stadt, in der er aufgewachsen war, nach Berlin gezogen. Zusammen mit drei Kolleginnen arbeitete er dort in einem großen Parfümerie- und Drogeriegeschäft.

Während er sprach, blickte er mich nicht an und knetete den Mittelfinger der linken Hand. »Wenn ich im Geschäft bin, muss ich Abstand zu den Wänden halten und darf ihnen nie näher als einen Meter kommen. Die ziehen mich sonst an wie ein Magnet, und ich habe Angst, dass ich dann wieder minutenlang an ihnen festkleben würde.« Seine Stimme wurde mit jedem Satz leiser. So als wollte er Kraft sparen. »Es gibt Tage, da kann ich mich gar nicht mehr bewegen aus Angst, der Wand zu nahe zu kommen. Ich kann dann nicht weiterarbeiten.«

Ich spürte Herrn N.s Ohnmacht in solchen Momenten, seine Scham, wenn er wegen seines Zwanges die Arbeit vernachlässigte.

»Meine Kolleginnen und die Chefin gucken mich komisch an, und ich kann denen das schlecht erklären. Also sage ich meist, dass mir schwindelig ist. Aber das geht ja nicht jedes Mal.«

»Wie lange dauert so ein Zustand denn?«, fragte ich.

»Manchmal fast zehn Minuten, bis ich in der Lage bin, den nächsten Kunden zu bedienen.«

Das war eine lange Zeit im Dienstleistungsbereich, wo man jederzeit freundlich und aufgeschlossen reagieren muss.

»Gibt es Situationen, in denen Ihnen das häufiger passiert?«

»Manchmal wollen viele Kunden gleichzeitig bedient werden oder es war schon lange niemand mehr im Geschäft. Dann wird die Chefin unruhig und blickt uns vorwurfsvoll an, als sei es unsere Schuld.«

Benedikt N. schaute mich verunsichert an. Sein Rücken schien sich gegen die Lehne seines Stuhles zu pressen.

Seine Schilderung deutete darauf hin, dass er unter einer Zwangshandlung litt, durch die er die Kontrolle über eine belastende Situation zurückgewinnen wollte, die in ihm überflutende Ängste auslöste, damit nicht – bildlich gesprochen – die Pferde mit ihm durchgingen. Andere Betroffene waschen sich viel häufiger als notwendig die Hände oder prüfen, bevor sie das Haus verlassen, etliche Male nach, ob der Herd auch wirklich ausgeschaltet ist.

»Sie kennen sicher die Redewendung ›mit dem Rücken zur Wand stehen‹, wenn man überfordert ist oder sich in die Enge getrieben fühlt und keinen Ausweg sieht«, deutete ich meinem Klienten sein Verhalten. »Unbewusst sucht Ihr Rücken deshalb eine Wand, die Ihnen Schutz bietet, denke ich.«

»Wirklich?« Benedikt N. beugte sich vor und schaute mich erstaunt an. »Das wäre ja endlich mal eine Erklärung.« Er wirkte erleichtert.

»Wir sagen aber auch«, fuhr ich fort, »›Da ist mir jemand in den Rücken gefallen.‹ Die Angst davor kann noch dazukommen, wenn man sich eigentlich erhofft, in einer stressigen Situation von jemandem unterstützt zu werden, stattdessen jedoch verraten wird.«

Ich fragte mich, in was für einem Elternhaus Herr N. aufgewachsen war. Gerade in der Kindheit und Jugend können Erfahrungen von nicht erlebter Unterstützung dazu führen, dass die Psyche sich eine Wand als Schutz sucht, besonders wenn zum Beispiel Eltern ihre Kinder in beängstigenden Situationen auch noch beschimpfen, statt ihnen Sicherheit zu geben, und sie damit zusätzlich verunsichern. Das kann bis ins Erwachsenenalter hineinwirken.

Gleichzeitig dachte ich über eine dritte Vermutung nach – Zwangshandlungen dienen nämlich unter anderem dazu, bestimmte verbotene Impulse abzuwenden –, wollte meinen Klienten in diesem Moment allerdings nicht überfordern.

»Wie reagiert Ihre Chefin, wenn Sie sich auf diese Weise zurückziehen?«

»Anfangs hat sie nur die Stirn gerunzelt. Doch seit es häufiger passiert und länger dauert, tritt sie manchmal ganz nah an mich heran und flüstert mir ins Ohr: ›Nun reißen Sie sich mal zusammen! Wir sind hier nicht im Kindergarten!‹« Herr N. zuckte hilflos mit den Schultern. »Vielleicht hat sie ja recht?«

Es fiel mir nicht leicht, die Stunde an diesem Punkt zu beenden. Doch unsere Zeit war um, und draußen wartete bereits die nächste Klientin. Ich bat Herrn N., bis zur nächsten Sitzung darüber nachzudenken, ob er schon öfter mit dem Rücken zur Wand gestanden hatte oder ihm jemand in den Rücken gefallen war.

Als er eine Woche später zu mir kam, wirkte er entspannter als bei der ersten Sitzung, als wäre etwas in Bewegung gekommen in ihm.

»Und, ist Ihnen etwas eingefallen?«, knüpfte ich ohne Umschweife an seine »Hausaufgabe« an.

Leise, aber flüssiger als beim letzten Termin erzählte mir Herr N. aus seiner Schulzeit. »Als ich 14 war, hatte ich in der Schule Probleme mit ein paar Jungs aus meiner Klasse, die ich vorher eigentlich mochte. Zumindest bewundert hatte ich sie. Denn die hatten ganz schöne Muckis, ich ja eher nicht so ...« Er lächelte entschuldigend. »Na ja, bis heute eigentlich. Ich machte auch nicht jeden Mist mit, den sie verzapften. Eines Tages fingen sie an, mich zu hänseln, was ich für ein Weichei sei. Außerdem gaben sie mir Klapse auf den Hinterkopf. Erst nur leichte, doch mit jedem Mal wurden sie härter. Ich hatte solche Angst, in die Schule zu gehen.« Er sprach sehr langsam und knetete wieder den Mittelfinger. »Einmal, als ich es wagte, mich zu wehren, haben mich zwei der Jungs dann richtig verprügelt.« Seine Stimme vibrierte, und er starrte auf seine Hände hinab.

»Da haben Sie ja tatsächlich mehrfach mit dem Rücken zur Wand gestanden. Das war sicher schwer für Sie«, sagte ich mitfühlend.

Wir schwiegen eine Weile.

Ich fragte mich, ob Herr N. damals von jemandem Unterstützung erfahren hatte, und erkundigte mich: »Haben Sie Ihren Eltern davon erzählt?«

»Schon.«

»Und? Haben sie Ihnen geholfen?«

Benedikt N. zögerte einen Moment. Seine Unterlippe zitterte leicht, als er weitersprach. »Nein, ich hätte mich halt wehren sollen. Prügel unter Jungs seien doch normal, sagte mein Vater. Auch jetzt – die verstehen das doch gar nicht, warum mich im Geschäft die Wand so anzieht. ›Was hast du denn schon wieder gemacht, dass die so mit dir umgehen?‹, schimpfte meine Mutter mit mir, als ich ihr davon erzählte, dass mich die Kolleginnen komisch ansehen. ›Sei nicht so zimperlich! Und wenn deine Chefin dich runterputzt, dann mach eben den Mund auf.‹« Herr N. ließ den Kopf hängen. »Hätte ich das bloß gelassen.« Wieder trat Stille ein. Schließlich sah Herr N. auf und suchte meinen Blick. In seinen Augen las ich die Trauer und Enttäuschung eines Kindes.

»Für mich fühlt sich das wie ein Verrat Ihrer Eltern Ihnen gegenüber an«, sagte ich. »Als man Sie angriff, suchten Sie Schutz bei ihnen, und statt dass Ihre Eltern Ihnen halfen, verletzten sie Sie noch mehr.« Ich ermunterte Herrn N. weiterzusprechen, ob es weitere Ereignisse dieser Art gab.

Das Gleiche sei ihm passiert, als er seinen Eltern mit zwanzig offenbart habe, dass ihn Männer mehr anzögen als Frauen, für die er einfach nicht genauso viel empfinde. Damals habe er seine homosexuelle Neigung noch nicht annehmen können, nur gespürt, dass etwas anders mit ihm sei, und gehofft, bei seinen Eltern auf Offenheit und Verständnis zu stoßen. Stattdessen hätten sie ihn mit Verachtung gestraft.

»›Ich habe doch keinen schwulen Sohn!‹, hat meine Mutter gerufen«, murmelte Herr N., und es war ihm anzumerken, wie lebhaft ihm diese Situation bis heute vor Augen stand. »Ich wusste ja, dass das auf dem Dorf nicht so einfach ist. Dass man sich über so was nach wie vor lustig macht oder verächtlich reagiert.« Er seufzte. »Und dass meine Mutter sich Enkelkinder wünscht. Aber was soll ich machen?«

Danach habe er das Thema gemieden und sei nach Berlin gezogen, wo er mit seiner Homosexualität offen umgehen könne. Seit einiger Zeit lebe er sogar in einer festen Beziehung. Aus Angst, dass sie seinen Freund nicht akzeptieren oder schlecht behandeln könnten, habe er ihn den Eltern bisher allerdings nicht vorgestellt. »Am liebsten würde ich sie überhaupt nicht mehr sehen. Aber das schaff ich auch wieder nicht. Sie sind ja schließlich meine Eltern und schon alt.«

Benedikt N.s Erfahrungen von Überforderung, Unverständnis und Verachtung wiederholten sich nun mit seiner Chefin. Wie seine Eltern neigte sie zu Rundumschlägen, sobald sie unter Druck stand.

»Ich nehme an, das Verhalten Ihrer Chefin erinnert Sie an den Betrug Ihrer Mutter und löst deshalb dasselbe Gefühl aus, dass Sie mit dem Rücken zur Wand stehen«, erläuterte ich.

Herr N. reagierte nicht, knibbelte eine Weile lang lediglich an seinen Fingern herum.

»Manchmal will ich einfach nur noch weg«, sagte er plötzlich.

Da war er, der verbotene Impuls.

»Aha, vielleicht hält die Wand Sie also davon ab, einfach abzuhauen«, erklärte ich. »Sie schützt Sie davor, vor Ihrer Chefin zu fliehen. Das wäre dann unsere dritte Deutung für Ihren Zwang.«

Herr N. nickte. »Ja, Sie könnten recht haben.« Kurz war ihm eine gewisse Erleichterung anzumerken, und ein kleines Lächeln huschte über sein Gesicht, bevor es sich schlagartig wieder verdüsterte. »Aber was kann ich dagegen machen? An dem, was in meiner Kindheit passiert ist, ändert sich ja nichts mehr.«

»Das nicht. Aber das zukünftige Geschehen können Sie beeinflussen.« Herr N. zog eine ungläubige Miene, doch ich nickte ihm zu. »Wir überlegen uns etwas. Und wer weiß, vielleicht brauchen Sie ja die Wand irgendwann gar nicht mehr, Herr N.«

In den folgenden Sitzungen suchten wir lange nach Möglichkeiten, den inneren Druck, den Fluchtimpuls und die Erfahrungen von Verrat zu verarbeiten. Zuerst absolvierte Benedikt N. einen Kurs für autogenes Training, der ihm half, in akuten Situationen seinen Atem zu regulieren und ruhiger zu werden. Als Nächstes sollte er lernen, den im Stress aufkeimenden Fluchtimpuls in Ordnung zu finden.

Als er das nach einigen Sitzungen akzeptiert hatte und sich nicht länger schuldig fühlte bei dem Gedanken, davonlaufen zu wollen, schlug ich ihm etwas vor, das ihn in einer realen Situation mit seinem Fluchtimpuls konfrontieren würde.

»Was halten Sie davon, wenn ich in meiner Mittagspause zu Ihrem Laden komme? Ist ja nicht weit von hier, und um die Uhrzeit soll es immer recht voll sein, sagen Sie. Wenn der Druck an jenem Tag wieder zu groß wird und Sie die Wand besonders magisch anzieht oder Sie die Blicke der Chefin oder Ihrer Kollegen nicht aushalten, was meinen Sie, vielleicht trauen Sie sich dann mal tatsächlich abzuhauen? Ich warte draußen auf Sie, wir reden kurz, und dann gehen Sie zurück.«

Es war eine klassische Methode der Konfrontationstherapie, die bei Zwangshandlungen oder Phobien helfen kann. Dennoch kostete es mich einiges an Überzeugungskraft, bis Herr N. sich darauf einließ, doch schließlich stimmte er zu. Wir vereinbarten, dass ich circa hundert Meter vor dem Einkaufscenter, in dem die Parfümerie lag, vor einer Dönerbude warten sollte. Ich wusste nicht, ob Herr N. es wirklich schaffen würde, seinem Fluchtimpuls nachzugeben, oder ob sich die Situation überhaupt so zuspitzte, dass er davonrennen *wollte*, aber einen Versuch war es wert.

Da es ja meine Mittagspause war, kaufte ich mir einen Döner, und als ich ihn aufgegessen hatte, war Benedikt N. noch immer nicht zu sehen. Ich gab ihm, so hatten wir es vereinbart, noch zehn Minuten. Und plötzlich sah ich ihn zügigen Schrittes aus der Schwingtür des Centers kommen. Er war blass und wirkte aufgeregt, als er bei mir ankam.

»Und wie fühlen Sie sich jetzt?«

»Ich weiß auch nicht.« Er zuckte mit den Schultern. »Irgendwie erleichtert.« Er lachte kurz auf. »Mein Gott, haben die geguckt, als ich da einfach so rausgestürmt bin ...«

»Das haben Sie gut gemacht, Herr N.« Ich nickte ihm zu. »Und warten Sie erst ab, was Ihre Chefin für ein Gesicht macht, wenn Sie gleich ganz entspannt zurückkehren, als sei nie etwas gewesen.«

Ein Strahlen glitt über Herrn N.s Gesicht, als er es sich ausmalte. »Danke!« Er wandte sich um und spazierte, die Hände in den Hosentaschen, zum Eingang des Centers.

Nach dieser Erfahrung traten die Situationen, in denen Herr N. den Fluchtimpuls verspürte, deutlich seltener auf. Nach einigen weiteren Sitzungen fasste er schließlich sogar den Mut, mit seiner Chefin zu sprechen. Er erklärte ihr, dass er aufgrund seiner Geschichte in Bedrängnis gerate, wenn er bei Stress oder Leere im Geschäft auch noch mit ihren Attacken rechnen müsse. Doch obwohl sie seine Erläuterungen mit einigem Verständnis hinnahm, änderte sie ihr Verhalten danach kaum.

Trotzdem tat sich für Benedikt N. etwas Entscheidendes: Anders als im Umgang mit seinen Eltern, deren Reaktionen ihn jedes Mal zutiefst enttäuschten und verunsicherten oder verletzten, hatte er sich gegenüber seiner Chefin mutig positioniert. In Situationen, in denen sich Herr N. während der Arbeit ausgeliefert fühlte, wehrte er sich nun und verwies auf das Gespräch. Die reine Wiederholung des Alten war damit aufgebrochen und er konnte lässig an der Wand lehnen, wenn es nichts zu tun gab. Und sie hinter sich lassen, sobald ein Kunde Herrn N.s Aufmerksamkeit verlangte.

Nur zu deinem Besten

Thomas F. saß mit verschränkten Armen vor mir. Seine kleinen braunen Augen unter buschigen Brauen fixierten mich misstrauisch. Er hatte die Lederjacke anbehalten, als wäre er nur auf einen Sprung vorbeigekommen. Seine finstere Miene, so dachte ich sofort, war sicherlich ein Selbstschutz, der ihm aber gewiss jede Kontaktaufnahme erschwerte.

»Meine Freundin wollte, dass ich zu Ihnen komme«, verkündete er mürrisch. Er war ein großer, kräftiger Mann von 55 Jahren. Sein schwarzer Bart, den bereits ein paar graue Haare durchzogen, zwirbelte sich an den Mundwinkeln nach außen. In der Mitte des Kinnes lag ein Grübchen, das seinen insgesamt düsteren Anblick abschwächte.

Zum Einstieg erfragte ich wie üblich erst einmal ein paar biografische Details, die Thomas F. wortkarg preisgab. Immerhin erfuhr ich nach vielen Nachfragen einige mir wichtige Einzelheiten aus der Kindheit und dass er als Architekt eine kleine Firma gegründet hatte, die ihm ein mäßiges Einkommen bescherte. Er wäre gern erfolgreicher gewesen, sagte er. »Aber irgendwie mögen mich die Leute nicht so ...«

»Wenn Sie allen gegenüber so mürrisch sind, kein Wunder«, wäre mir beinahe über die Lippen gekommen. Aber das gehörte sich natürlich nicht für einen Therapeuten, sodass ich seine Äußerung unkommentiert stehen ließ.

Weiter entnahm ich Herrn F.s Worten, dass er nach mehreren Partnerschaften, die mit einer ihm unverständlichen Regelmäßigkeit scheiterten, seit etwas mehr als einem Jahr mit einer zwölf Jahre jüngeren Frau liiert war. Allerdings drohte auch diese Partnerschaft zu zerbrechen.

»Sie sagen, Ihre Freundin hat Sie hergeschickt. Haben Sie denn auch ein eigenes Anliegen, weshalb Sie hier sind?«, fragte ich, nachdem ich die Bestandsaufnahme beendet hatte.

Thomas F. zögerte. »Na ja, meine Freundin wirft mir oft vor, dass ich mich nicht richtig auf unsere Beziehung einlasse«, fing er an zu erzählen wie jemand, der sich etwas vorgenommen hat und das jetzt durchziehen will. »Als hätte ich 'ne dicke Mauer um mich herum, durch die ich sie nicht durchließe. Sie fragt mich immer, ob ich sie überhaupt liebe. Und wenn ich dann sage: ›Na klar!‹, glaubt sie mir nicht.« Er schnaubte und verschränkte die Arme vor der Brust.

»Vielleicht hört Ihre Freundin nicht nur, was, sondern vor allem *wie* Sie es sagen!«, wandte ich ein.

Thomas F. sah mich stirnrunzelnd an. »Wie meinen Sie das: *Wie* ich es sage ...?« Es fiel ihm offensichtlich schwer, meinen Einwand zu verstehen. »Am besten, ich sag ihr lieber gar nichts mehr.«

»Das macht es nicht leichter für Ihre Partnerin.«

Thomas F. lehnte sich nach hinten, löste die Verschränkung seiner Arme und ließ sie über die Lehne herabhängen. Er musterte mich abschätzig. »Sie sind wohl auch so 'n Frauenversteher ...«

Ich verkniff mir eine Erwiderung, was ihn zu verunsichern schien. Draußen rauschte der Feierabendverkehr. Die Uhr tickte. Ich lehnte mich ebenfalls zurück. Manchmal bringt Schweigen etwas in Bewegung.

»Und ich wär nicht zärtlich genug«, unterbrach Thomas F. schließlich die Stille, die ihm wohl peinlich wurde. »Dabei hab ich sie gern ... Sie ist die beste Frau, die ich bisher hatte«, fügte er nach einer weiteren Pause leise hinzu. Er schaute mich mit einem verrutschten

Lächeln an, das mich in diesem Moment so berührte, wie seine Freundin sich das vermutlich oft vergebens wünschte.

»Lassen Sie vielleicht auch andere Menschen nicht an sich heran? Immerhin sitzen Sie hier ebenfalls, als seien Sie nur zufällig auf einen Sprung reingeraten.«

Thomas F. kniff die Augen zusammen, und ich dachte schon, er würde sich nun auch mir gegenüber verweigern. Dann murmelte er: »Eigentlich niemanden ...«

Ich bemerkte ein Zittern, das seinen Körper durchzog, während sich die Hände zu Fäusten ballten, als wollte er etwas bekämpfen. Überrascht, dass er so schnell eine emotionale Reaktion zeigte, sah ich, dass er weinte.

Was hatte das tiefe Misstrauen anderen Menschen gegenüber ausgelöst? Ich wusste, dass Thomas F. auf dem Land in einem kleinen Dorf in Mecklenburg aufgewachsen war, und fragte ihn nach der Atmosphäre in seiner Familie. Seine Eltern seien schon recht alt gewesen, als er geboren wurde, erzählte er zögerlich. In der Kindheit hätten sie ihn und seine 14 Jahre ältere Schwester grob und ruppig behandelt.

»Wie ist das Verhältnis zu Ihrer Schwester?«

Herrn F.s Gesicht leuchtete kurz auf, bevor es wieder zerknitterte. »Die war die Einzige, die mich mochte. Für meine Eltern war ich irgendwie Luft.«

In den nächsten Sitzungen vertiefte ich die Fragen nach Herrn F.s Kindheit und Jugend. Nachdem er mir anfangs mürrisch und knapp antwortete, tat es meinem Klienten zunehmend gut, über diese Zeit zu sprechen. Es schien ihm eine Last von den Schultern zu nehmen. Allerdings bewirkten unsere Gespräche kaum eine Veränderung in der Beziehung zu seiner Freundin. Inzwischen würde er zwar mehr erzählen über sich, meinte er. Aber wenn sie mehr wolle von ihm, ziehe er sich tagelang zurück, was sie sehr verletze.

»So eng, das macht mir Angst«, sagte er hilflos.

Ich sah es als einen ersten Therapiefortschritt, dass er nicht mehr an seinen Gefühlen zweifelte, sondern Angst vor ihnen spürte.

Eines Tages kam Herr F. sehr aufgewühlt in die Therapiesitzung. Er sah blass aus und hatte dunkle Ringe unter den Augen. Offenbar schlief er schlecht. Sein Haar war ungekämmt, und er machte allgemein einen ungepflegten Eindruck.

»Meine Freundin will sich trennen«, sagte er mit brüchiger Stimme und ballte wieder seine Fäuste. »Wieso laufen mir bloß immer alle Frauen davon?«

Wir waren inzwischen zwar ein ganzes Stück weitergekommen, aber die Mauer, die Herr F. um seine Emotionalität errichtet hatte, stand noch. Offensichtlich brauchte mein Klient eine andere Technik als lediglich das Gespräch, um sie zu durchbrechen.

In meinen Interventionen arbeite ich mit verschiedenen Methoden, je nachdem was die Situation oder der Prozess des Klienten erfordert. Bisher hatte ich mich mit Thomas F. auf tiefenpsychologische Techniken konzentriert, fand es nun jedoch angebracht, aus meinem Fundus an verschiedenen therapeutischen Maßnahmen zu schöpfen. Die Möglichkeiten sind vielfältig, und es gibt einige, die über das Reden hinausgehen. Ich beschloss, bei Herrn F. eine Technik anzuwenden, mit der ich schon oft gute Erfahrungen gemacht hatte.

»Könnten Sie sich vorstellen, mit mir und anderen zusammen die emotionale Atmosphäre in Ihrer Familie mit der Methode des Psychodramas noch einmal zu durchleben, anstatt nur von ihr zu erzählen?«, fragte ich ihn. »Dabei verkörpern Sie gemeinsam mit von Ihnen ausgewählten Menschen Personen aus Ihrer Familie und dem Umfeld und stellen belastende Situationen aus Ihrer Kindheit nach. Sie durchleben sie noch einmal«, erklärte ich ihm diese Technik, die ich für seine Thematik für sinnvoll hielt. »Innerhalb des Spieles vollzieht sich eine innere Befreiung, die Sie Belastendes zwar erneut fühlen, aber auch in das erwachsene Ich integrieren lässt.«

Herr F. hatte mir aufmerksam zugehört und sagte, ohne lange zu zögern: »Ich habe Freunde, die für so etwas vielleicht zu haben sind.«

Diese Offenheit und schnelle Bereitschaft, sogar seine Freunde miteinzubeziehen, erstaunten mich. »Kennen die Ihre Geschichte?«

»Nee, warum auch?«

Ich überlegte kurz, ob mit diesem psychologischen Experiment eine Gefahr für den Zusammenhalt des Freundeskreises bestand, glaubte es nach Herrn F.s rascher Zusage jedoch nicht, und vereinbarte einen Termin. Herrn F.s Freundin bezogen wir nicht mit ein.

Einige Tage später trafen wir uns abends in meiner Praxis. Zwei Frauen und ein Mann begleiteten Thomas F. Darunter sein bester Freund, mit dem ihn neben Bowling auch eine Motorradleidenschaft verband. Der Mann hatte ein offenes Lächeln und würde Herrn F. gut unterstützen können, hoffte ich.

Die beiden Frauen waren recht unterschiedlich. Die Jüngere von etwa Mitte dreißig trug einen Pferdeschwanz und machte einen lebhaften Eindruck. Sie trug Jeggins und ein T-Shirt mit der Aufschrift »Mädchen können alles« und begrüßte mich herzlich. Ihr Lächeln hatte etwas Burschikoses. Die Ältere der beiden wirkte mit ihren üppigeren Kurven mütterlicher und trat schüchterner auf.

Keiner aus der kleinen Gruppe hatte bisher mit so etwas wie dem Psychodrama zu tun gehabt. Um die anfängliche Unsicherheit zu überbrücken, stellte ich mich Herrn F.s Freunden kurz vor und erläuterte die Regeln. Anschließend nahmen alle Platz, und ich sagte zu Herrn F.: »Du hast heute deine Freunde hierher eingeladen. Kannst du erläutern, was dich belastet und du dir vom heutigen Abend erhoffst?«

In knappen Worten schilderte Herr F. sein Dilemma und schloss mit dem Wunsch: »Ich will meine Freundin nicht verlieren. Von dem hier«, er machte eine winkende Bewegung in die Runde, »erhoffe ich mir, meine Beziehung zu retten.«

Nach seiner Einführung entschloss ich mich, zur Veranschaulichung seiner Probleme als ersten Akt des Psychodramas eine typische Situation mit seiner derzeitigen Freundin nachzustellen. In diesem Fall hielt ich eine Szene für sinnvoll, in der Herr F. unwirsch einen zärtlichen Annäherungsversuch von ihr abwehrte, obwohl er sie eigentlich liebte.

»Ich weiß nicht, warum ich das mache«, hatte er mir einmal gesagt. »Ich will das gar nicht, sondern freue mich sogar. Aber gleichzeitig habe ich immer Angst, sie meint das gar nicht ehrlich, sondern macht das nur so mechanisch oder um mich zu manipulieren für irgendetwas. Und aus der Nummer komme ich nicht raus.«

Ich beschrieb der Gruppe diese Grundsituation und bat dann die junge Frau mit dem Pferdeschwanz, sich als Herrn F.s Freundin zur Verfügung zu stellen. Er selbst sollte sich in die Mitte des Raumes auf einen Stuhl setzen.

»Stell dich hinter ihn, umarme ihn zärtlich«, wies ich die Freundin an.

Die beiden bezogen Stellung, und schon als die Freundin seine Schultern berührte, zuckte Herr F. zusammen. Er ließ die Umarmung geschehen, saß jedoch wie eingefroren auf seinem Stuhl. Ich hockte mich neben ihn und sagte leise: »Wenn ich hier neben dir bin und mich einfühle, spüre ich deine Zerrissenheit.«

»Ja«, murmelte er dumpf. »Eigentlich fände ich es toll, wenn sie mich mit Zärtlichkeiten überrascht, aber irgendwie werde ich gleichzeitig total misstrauisch und wütend!«

»Und am Ende blockieren sich beide Gefühle in dir, und du erstarrst.«

»Ja!« Er nickte heftig. »Genau so ist es.«

»Kannst du sagen, was dich so wütend und misstrauisch macht? Kannst du es deiner Freundin hier mal an den Kopf werfen?«

Da brach es aus Thomas F. heraus: »Hau ab! Du willst das doch gar nicht! Du liebst mich gar nicht, sondern machst das nur, um deinen Freundinnen sagen zu können, was für 'ne tolle Liebhaberin du bist und wie du mich immer rumkriegst ...«

Die Freundin fuhr zusammen angesichts seiner Heftigkeit, und auch den Zuschauern war Verblüffung anzumerken.

Ich bat Herrn F., die gleiche Szene noch einmal, nun jedoch in der Rolle der Freundin zu durchleben, damit er nachfühlen konnte, wie *sie* sich in solchen Situationen fühlen musste. Nachdem er die Sequenz in ihrer Rolle erlebt hatte, ließ ich Thomas F. den gleichen Dialog vorspielen, als wenn er nur der Zuschauer eines Dramas sei. Während sein bester Freund als er selbst und die Frau mit dem Pferdeschwanz agierten, arbeitete es heftig in Herrn F.s Gesicht. Nach einer gewissen Zeit fragte ich ihn, was er sehe und woran es ihn erinnere.

Thomas F. überlegte nicht lange: »Der traut der Frau ja wirklich nicht über den Weg.« Er schüttelte den Kopf. »Gott, wie misstrauisch er ist, dass alles nur Show sein könnte und sie ihm alles nur vormacht!«

»Und was meinst du, Thomas, wieso ist dieser Mann so misstrauisch? Was hat sich so fest in ihm verankert und ihn derart zweifelnd werden lassen? Woran erinnert dich das?«

Die Antwort kam spontan, ohne nachzudenken: »Bei uns zu Hause war immer nur wichtig, was die Leute denken!«

Die Assoziation zeigte mir, dass wir uns auf dem richtigen Weg befanden. »Okay. Dann schauen wir uns mal an, wie das bei dir zu Hause war.«

Auf den ersten Akt musste nun der zweite folgen, die Aufarbeitung des biografischen Hintergrunds. Dadurch sollte klarer werden, weshalb es einst überlebenswichtig für Thomas F. gewesen war, seine Gefühle abzuspalten. Er erzählte der Gruppe von der emotionalen Grundstimmung in der Familie und lieferte einige biografische Details aus seiner Kindheit.

»Gibt es eine bestimmte Geschichte, die dich vielleicht in der Beziehung zu jemandem besonders erschüttert hat? Wo es gut war, diese Gefühle nicht an dich ranzulassen? Fällt dir da etwas ein?«

Erstaunt bemerkten wir, wie Herrn F.s Augen sich mit Tränen füllten.

»In welchem Alter siehst du dich gerade?«, fragte ich.

»Mit acht. Kurz vor meiner Kommunion«, erwiderte Thomas F. sofort. Dann schilderte er, was ihm damals widerfahren war.

»Gut. Ich würde diese Szene gern nachspielen. Holt einen Tisch und ein paar Stühle in die Mitte des Raumes«, wandte ich mich an die Gruppe, und an Herrn F. gerichtet: »Du wählst die anderen Protagonisten aus.«

Als seine Schwester benannte er die Frau mit dem Pferdeschwanz, die Üppigere sollte seine Mutter darstellen. Sein bester Freund erhielt die Rolle des Vaters. Jedem der drei gab Herr F. ein paar Merkmale über ihren Charakter an die Hand. Er spielte sich selbst.

Die »Eltern«, die »Schwester« und Thomas F. setzten sich an den Tisch. Sie aßen schweigend. Kein freundliches Wort fiel. Als der Sohn aus Versehen ein paar Tropfen Saft verschüttete, fuhr sein Vater ihn grob an: »Du bist einfach nur peinlich!«

Ich sah, wie Herr F. erstarrte und seine Züge sich vor Angst verschlossen. Unter dem Tisch drückte ihm die Schwester heimlich die Hand.

»Übrigens«, sagte die Mutter nach dem Abendbrot, »morgen gehst du zum Pastor, der hat dir was zu sagen.« In seinem Bericht über seine Kindheit hatte Thomas F. angedeutet, dass es bei diesem

Gespräch eine entscheidende Wendung in seinem Leben gegeben habe, der wir uns später nähern wollten.

Nach dem Essen brachte die Schwester Thomas ins Bett, sprach mit ihm über seine Sorgen, umarmte ihn zärtlich und erzählte ihm vor dem Einschlafen ein Märchen. Seine Eltern sagten ihm nicht einmal Gute Nacht. Das liebevolle Verhalten der Schwester, die Zeichen der Verbundenheit, die sie ihm zeigte, berührten Thomas F. sichtlich. Offenbar war sie die einzige Person, die ihm Zuneigung entgegenbrachte, der er vertrauen konnte.

In der zweiten Szene sollte der kleine Thomas, dem die Kommunion bevorstand, zum Pastor gehen und ihm eine Geburtsurkunde vorbeibringen. Die Eltern weigerten sich, ihn zu begleiten. Während in den Familien seiner Freunde freudige Festvorbereitungen liefen, löste das ganze Thema der Kommunion bei ihnen – für ihn unverständlich – keine Vorfreude aus.

In den nächsten Szenen veränderte ich mehrmals das Setting. Zuerst stellten wir nur den Gang zum Pastor dar. Dabei berührte es mich und die anderen Zuschauenden, wie dieser große, kräftige Mann als kleiner Junge mit hängenden Schultern allein und verunsichert auf dem Weg zum Pfarrhaus durch den Raum schritt.

Dann übernahm Herrn F.s bester Freund die Rolle meines Klienten, der selbst den Pastor spielte. Er setzte sich hinter den Tisch und faltete die Hände. Dann blickte er seinen Freund als achtjährigen Thomas ernst an und sagte knapp: »Ich hab dir was zu sagen.«

Wir spürten die Spannung, die von meinem Klienten ausging, und waren neugierig, was als Nächstes kommen würde. In seiner Schilderung hatte Thomas F. das Gespräch lediglich erwähnt, jedoch nichts über den Inhalt gesagt.

Der Pastor schwieg einen Moment, während der Junge den Blick senkte und unruhig auf dem Stuhl hin- und herrutschte.

»Deine Eltern sind in Wahrheit deine Großeltern«, ließ der Pastor plötzlich verlauten. »Deine Schwester ist deine richtige Mutter. Deinen Vater kennen wir nicht.« Er hüstelte und sprach schnell weiter, offensichtlich, um diese unangenehme Sache so schnell wie möglich hinter sich zu bringen. »Es wäre eine zu große Schande für dich und deine Familie gewesen, wenn jeder im Dorf gewusst hätte, dass du das Ergebnis einer flüchtigen Begegnung von einem 13-jährigen Mädchen mit einem Fremden bist. Deswegen war es das Beste für dich zu glauben, dass du ein spätes Kind aus der Ehe deiner Großeltern bist.« Er hüstelte erneut und wich den sich weitenden Augen des Jungen aus, dessen Körper einzufrieren schien.

Der Pastor stand auf. »Das war's. Nun weißt du's.«

Erschüttert spürten wir die Kälte, die sich wie eine Mauer um Thomas F.s Freund als kleinem Jungen von damals und auch um uns im Publikum schloss.

Nach einer Pause ließ ich diese Szene noch einmal spielen, dieses Mal übernahm Herr F. selbst die Rolle des Achtjährigen. Wir konnten sehen, wie er all seine Gefühle von damals wiedererlebte und sein Körper erstarrte. Beim dritten Mal schaute Herr F. lediglich zu, wie sein bester Freund als Pfarrer der Frau mit dem Pferdeschwanz die kalte Tatsache um die Ohren schlug.

Diese verschiedenen Perspektiven im Spiel sind wichtig. Der Erwachsene durchlebt noch einmal die Gefühle des Kindes. Dann sieht er im anderen, der ihn spielt, aus der Distanz die Not des Kindes und kann dadurch die Emotionen der Situation zuordnen.

Während der letzten Wiederholung der Szene sah ich, wie sich Thomas F.s Gesicht rötete und er seine Fäuste ballte. Ich spürte die Wut, die er in diesem Moment erstmals auf seine Großeltern und den Pfarrer zuließ.

Als die Szene vorbei war, fragte ich ihn, wie er sich fühle. Es war wichtig, die Empfindungen zu benennen.

»Was heißt hier, es sei das Beste für mich gewesen?«, brach es aus Herrn F. heraus. »Ich war also ein Schandfleck, ja?! Dreck in der Familie, der vertuscht werden sollte ...! Die haben mich eiskalt abgespeist mit ihrer sauberen Wahrheit. Belogen von vorn bis hinten haben sie mich. Das Beste für mich ...« Er lachte höhnisch. »Denen war scheißegal, wie es mir damit geht. Die wollten nur sauber bleiben!«

Was war wichtiger? Die Wahrheit, der Seelenfrieden eines Kindes oder der vom Rest der Familie im Hinblick auf die Meinung eines Dorfes dazu? Und wie war es Herrn F.s Schwester gegangen, die noch ein Kind gewesen war, als sie Mutter wurde? War sie jemals gefragt worden?

»Was hättest du dir gewünscht, wie die Familie mit deiner Herkunft umgehen soll?«

Thomas F. starrte auf seine Fäuste und schwieg. Plötzlich zitterten seine Schultern, und er schluchzte: »Lieb haben hätten sie mich sollen, einfach nur lieb haben. Und zu der ganzen Sache stehen, auch für meine Schwester.« Tränen liefen ihm über die Wangen und verfingen sich in seinen struppigen Bartzipfeln. Er wischte sich mit dem Arm über die Nase und schaute sich Hilfe suchend um. Die Frau mit dem Pferdeschwanz reichte ihm ein Taschentuch.

»Hast du Mitleid mit dem kleinen Jungen?«, fragte ich ihn. Er nickte.

»Ich hätte ihn vorhin am liebsten in den Arm genommen und nach Hause begleitet.«

Für Herrn F.s Freunde lag es nahe, genau solch eine Szene als positiven Abschluss zu spielen. Doch ich entschloss mich zu einem anderen Vorgehen.

Statt dem kleinen Thomas Trost zu spenden, ließ ich ihn in einer weiteren Szene allein und vollkommen schockiert durch das Dorf nach Hause laufen, wo seine Großeltern auf ihn warteten und ebenso wie der Pfarrer verkündeten: »Jetzt weißt du's. Mach dir nichts draus, so ist es am besten!«

Seine Mutter, die Thomas bisher für seine Schwester gehalten hatte, kam hinzu und wollte ihn in den Arm nehmen. Der große, kräftige Mann stieß sie jedoch barsch zurück.

»Lass mich!« Er konnte ihre Zuneigung, die ihm sonst so wohlgetan hatte, in diesem Moment nicht erwidern.

Ein Psychodrama lässt man stets in der Gegenwart enden. Also bauten wir die Szenerie komplett ab, und der wieder erwachsene Thomas F. sollte im Hier und Jetzt mit seiner neuen Partnerin zusammenkommen. Erneut übernahm die Freundin mit dem Pferdeschwanz die Rolle.

Thomas F. stand in der Mitte des Raumes. Seine Hände hatten sich zu Fäusten geballt. Ohne dass ich ihr wie sonst eine Anweisung gegeben hatte, ging »seine Freundin« auf ihn zu und umarmte ihn. Doch statt die Umarmung zu erwidern, bewegte er sich nicht. Schlaff hingen die Fäuste herunter. Sein Blick war starr auf den Boden gerichtet.

Nicht nur ich, auch die anderen spürten, dass die letzte Szene nicht stimmig war. Deshalb bat ich beide, noch einmal zurückzugehen und nichts zu machen. Thomas F. rührte sich nicht. Es war nach zehn Uhr abends, wir spielten bereits seit drei Stunden. Die mütterliche der beiden Frauen, die momentan nur zuschaute, gähnte verstohlen. Thomas F.s bester Freund hing müde auf seinem Stuhl und rieb sich das Gesicht.

Da löste mein Klient sich aus seiner Erstarrung. Langsam, als wäre jeder Schritt eine Überwindung, ging er auf seine »Freundin« zu und erzählte dabei noch einmal seine Geschichte, wie er sich als Kind gefühlt habe und Unsicherheit und Misstrauen in ihm entstanden seien.

Gebannt schauten wir anderen zu. Unsere Müdigkeit war verflogen. In keiner unserer bisherigen Sitzungen hatte ich Thomas F. so lange am Stück reden hören. Und auch für seine Freunde zeigte sich erstmals ein ganz anderer Mensch. Es dauerte Minuten, bis er die Frau mit dem Pferdeschwanz erreichte. Ein wenig umständlich nahm er sie in die Arme und legte den Kopf an ihren Hals.

»Dir muss ich nicht misstrauen«, flüsterte er.

UNERFÜLLT

Aktive und passive Wünsche

Wir haben Lust, uns in Eigenregie um die Erfüllung unserer Wünsche zu kümmern. So kochen wir uns etwas, wenn wir Hunger haben, gehen unter Menschen, wenn wir uns einsam fühlen. Doch gibt es auch Wünsche, von denen wollen wir, dass sie jemand anderes für uns erfüllt, im besten Falle ohne eigens darum bitten zu müssen. Es sind unsere sogenannten passiven Wünsche.

Jeder hat sie, und sie sind ganz normal. Schwierig wird es erst in Lebenslagen, in denen wir uns unentwegt selbst um alles kümmern müssen. Entweder ist niemand da, der uns hilft oder mal umsorgt, die andere Person hat keine Ahnung oder ist zu einfältig, um unsere mehr oder weniger verborgenen Wünsche nach Unterstützung und Fürsorge zu erahnen. Wenn wir die Erfüllung solcher Wünsche jedoch einklagen müssen, verfehlt das unser Bedürfnis zu erleben, dass sich jemand in uns hineingefühlt hat, weil wir ihm wichtig sind.

Irgendwann gibt es einen problematischen Zeitpunkt, an denen sich die vergeblich nach Einfühlung und Fürsorge sehnenden Wünsche innerlich querstellen und jede eigene Aktivierung sabotieren. So können wir zum Beispiel, nachdem wir über Monate hinweg einzelkämpferisch an unserer Abschlussarbeit geschrieben haben, plötzlich eine massive Arbeitsblockade entwickeln, sollte uns in dieser Zeit zu selten einmal jemand Kaffee kochen, uns bemitleiden oder zu einer kurzen Zerstreuung einladen.

Nie bringt er mir Blumen mit

»Mein Mann hat mir noch nie Blumen mitgebracht.« Angela L. versuchte ein Lächeln. Die anderen hatten sie heute ausgewählt, weil sie bisher in der Gruppe eher still gewesen war und keiner so recht wusste, was sie überhaupt herführte. Sie wirkte schüchtern, aber auch mitfühlend. Sie trug unauffällige Kleidung, ihre Brillen waren farblich darauf abgestimmt. In ihrem warmherzigen Blick fühlte man sich aufgehoben.

Sie sei sehr unglücklich in ihrer Ehe, erklärte sie uns, obwohl es eigentlich keinen Grund gebe. Die Tochter sei aus dem Haus, und materiell gehe es ihr sehr gut. Die gemeinsame Firma, in der sie die Buchhaltung mache, laufe hervorragend. Dennoch fehle ihr etwas. Zum Beispiel bekäme sie an Geburtstagen nie etwas geschenkt. Ein entsetztes Raunen ging durch die Gruppe.

»›Wir haben doch alles‹, sagt er immer.« Frau L. blickte auf ihre Hände hinab, als sei es ihr peinlich, dass ein fehlendes Geburtstagsgeschenk das Glück ihrer Ehe zerstörte.

»Aber doch wenigstens Blumen?«, erkundigte sich ihr Sitznachbar Andreas H.

Angela L. schüttelte den Kopf. »Nein, die gab es in den 27 Jahren unserer Ehe noch nie.« Sie flüsterte fast, und alle in der Gruppe schenkten ihr mitfühlende Blicke.

»Vielleicht müssen Sie ihm das einfach mal sagen«, meinte schließlich Andreas H., dessen Probleme wir bereits in der Runde diskutiert hatten und der während der letzten Wochen immer besser gelernt hatte, für seine Wünsche einzutreten und sie auszudrücken, worin das erklärte Ziel dieser Gruppe bestand.

»Nein, so was kann ich nicht. Ich hab ihn noch nie um Blumen gebeten.« In Angela L.s Stimme schwangen Stolz und Trauer gleichermaßen.

»Und wenn Sie es einmal versuchen?«, hakte Herr H. nach. »Was würde Ihr Mann dann sagen?«

Angela L. dachte kurz nach und wischte dabei mehrfach mit der Hand übers Hosenbein, als würde sie Krümel wegfegen. »Das ergibt einfach keinen Sinn. Wenn ich meinen Mann bitten würde, mir Blumen mitzubringen, würde er nur fragen, welche Sorte ich wolle, und am nächsten Tag stünden sie auf dem Tisch. Aber darum geht es mir doch gar nicht.«

»Ich glaube ebenfalls, dass es Ihnen nicht um die Blumen geht«, sagte ich, »die könnten Sie sich viel gezielter selbst kaufen. Wissen Sie denn, worum es Ihnen tatsächlich geht? Sonst könnten wir das auch im Dienste der Gruppe, der es vielleicht ganz ähnlich geht, gemeinsam ergründen.«

Angela L. musste nicht lange überlegen. »Es geht mir darum, dass er sich endlich mal fragt, was ich eigentlich will und brauche. Immer nur dreht sich alles um ihn oder die Firma. Nie um mich!«, entfuhr es ihr heftiger, als sie offenbar wollte, denn sie zuckte selbst zusammen. Gefasster fuhr sie fort: »Die Blumen kann ich mir tatsächlich selbst besorgen.« Sie seufzte. »Wenn er mich doch nur einmal mit etwas überraschen würde, wonach ich mich schon lange sehne! Aber darauf kann ich bis zum Sankt-Nimmerleins-Tag warten. Da kommt nichts.« Sie öffnete die Hände, als würde sie Luft wegwerfen.

Eine Weile sagte niemand etwas. Dann meinte eine Enddreißigerin, die früh ihre Eltern verloren hatte: »Tja, wenn ich meinem Mann jemals erzählt hätte, wie sehr ich mich danach sehne, dass er mich heiratet, wäre ich vermutlich heute noch ohne Ehering. Ich habe einfach gewartet, jahrelang, und ihm niemals von meinem Wunsch erzählt. Das war echt schwer und tat manchmal auch weh. Und dann machte er mir doch noch eines Tages einen Heiratsantrag. Ich glaube, wenn ich ihn ständig damit konfrontiert hätte, wäre er davongelaufen. Oder ich hätte das Gefühl gehabt, es sei nicht aus seinem eigenen Drang heraus geschehen. Aber ich weiß nicht, ob das für jeden so gilt …«

»Meine Ex-Frau wollte eigentlich gern von mir verführt werden«, sagte ein Mann mit Glatze. »Das hab ich leider zu spät begriffen. Erst als sie weg war. Stattdessen habe ich mich immer von ihr verführen lassen, wenn ich Sex haben wollte. Ich habe mich einfach nicht getraut, die Initiative zu ergreifen.«

Ratlose Stille senkte sich über die Gruppe.

»Es gibt diesbezüglich tatsächlich keine einfache Erklärung oder ein klares Vorgehen«, unterbrach ich das Schweigen, als es allmählich unangenehm wurde. »Fakt ist: Auch als aktive und selbstständige Erwachsene haben wir noch Wünsche und möchten manchmal umsorgt werden wie bei einer guten Mutter, die spürt, was ihr Kind braucht, solange es das noch nicht äußern kann. Das ist die Krux daran, denn wenn wir einen solchen Wunsch nach Fürsorge äußern würden, wäre die Aussicht auf seine Erfüllung zerstört. Schließlich wollen wir ja erleben, dass sich der andere in uns einfühlt und sich engagiert. Die große Frage lautet also: Wie kann man jemanden dazu bringen, solche sogenannten passiven Wünsche in uns zu erfüllen, die wir ausdrücklich *nicht* kommunizieren wollen?«

Der letzte Satz löste eine leidenschaftliche Diskussion in der Gruppe über verschiedene passive Wünsche und mögliche Szenarien aus. Auch in Bezug auf Angela L.

»Wir tun uns alle schwer, wenn es darum geht, für unsere verborgenen Wünsche einzutreten, ohne dass wir sie aussprechen dürfen. Lasst es uns mal probieren!«, schlug ich irgendwann vor.

Wir malten uns aus, wie das Paar L. an einem Blumenladen vorbeigeht und sie beiläufig von den tollen Tulpen schwärmt. Ob es funktionieren würde, ihren Mann insgeheim zum Kauf anzuregen und ihr trotzdem das Gefühl zu geben, es sei seine Initiative gewesen? Jeweils zwei Gruppenmitglieder spielten der Klientin die Sequenz in verschiedenen Varianten vor, während sie selbst nur zuschaute.

Der anfänglich zähe Verlauf dieses Gruppenabends lockerte sich dabei sichtlich auf. Es gab großes Gelächter, zumal ab der Hälfte der Varianten einige aus der Gruppe sich als verlockende Tulpen, Narzissen und Anemonen zur Verfügung stellten. Ich bot mich als winkender Verkäufer an. Mitten im größten Blumenzauber hielten wir jedoch plötzlich betroffen inne, als wir sahen, dass über Angela L.s Gesicht Tränen liefen.

Ich setzte mich neben sie. »Sie werden gerade sehr traurig, oder?! Was von dem, was Sie gesehen haben, hat Sie so traurig gemacht?«

Sie brauchte eine Weile, bis sie sprechen konnte. Umständlich holte sie ein Stofftaschentuch aus ihrer Tasche und wischte sich die Tränen ab. »Eigentlich bin ich nicht diese Frau, die da am Laden vorbeigeht«, sie zeigte auf ihr Double, »sondern ich bin ...« Angela L. schluchzte auf. »Ich bin ...«, mit zitternder Hand zeigte sie auf Ellen H., die eine Margerite spielte, »eine von diesen Blumen ...« Frau L.s Gesicht verschwamm unter den Tränen. Doch sie redete weiter: »Was muss ich eigentlich tun, um von diesem Menschen«, sie deutete auf den Teilnehmer, der ihren Mann verkörpert hatte, »gesehen zu werden, statt dass er einfach immer nur an mir vorbeiläuft?«

Messie auf Zeit

»Es sah schrecklich aus. Sie können sich das gar nicht vorstellen!«, erzählten zwei Familienhelfer, ein Mann und eine Frau, die ich gelegentlich beriet und die mich aufgrund einer akuten Notsituation am Sonntagabend angerufen und um eine außerordentliche Supervision gebeten hatten. Ich lud sie für den nächsten Morgen, noch vor meinen regulären Behandlungen, in meine Praxis ein.

Der Mann, Herr T., war sichtlich erregt, gestikulierte wild beim Sprechen. »Volle, leere oder nur halb ausgepackte Kartons, schmutziges Geschirr mit vergammelten Essensresten, leere Flaschen, ungewaschene Wäsche, Berge von ungeöffneter Post. Alles stapelte sich zu einem einzigen Durcheinander.« Er fuhr sich durch das zu einem Pferdeschwanz zusammengebundene Haar und stieß mit dem Zeigefinger vor sich in die Luft. »Auch die Dusche war vollkommen verdreckt. Und dabei haben wir schon so viel versucht bei dieser Frau!« Bislang hatte er weit vorgebeugt auf seinem Stuhl gesessen, nun ließ er sich zurückfallen und stieß einen frustrierten Laut aus.

Ich hatte bereits ab und zu mit den beiden Familienhelfern zu tun gehabt und Herrn T. und seine Kollegin Frau P., eine drahtige Blonde in Lederjacke, bei einigen scheinbar aussichtslosen Fällen beraten. Meist hatten wir eine sinnvolle Lösung gefunden, und die beiden wirkten stets warmherzig und optimistisch zupackend auf mich.

Für die Betroffenen spielen Familienhelfer eine wichtige Rolle. Sie kümmern sich um die Betreuung und Pflege der Kinder und die Unterstützung der Familien in Krisensituationen. Oberste Prämisse bei ihrem Job ist es, zur Stabilisierung der jeweiligen Situation beizutragen. Hilfe zur Selbsthilfe steht dabei im Mittelpunkt. Den betreuten Familien soll ein möglichst selbstständiges und selbstbestimmtes Leben in ihrem gewohnten sozialen Umfeld ermöglicht werden. Dazu üben Familienhelfer ihren Job direkt vor Ort aus, im Zuhause der Betroffenen. Das erfordert ein dickes Fell, denn nicht immer ist das, was sich innerhalb der Familien abspielt, schön anzusehen. Meist stammen Familienhelfer selbst aus schwierigen Umfeldern und engagieren sich, weil sie ähnliche Erfahrungen wie ihre Klienten gemacht haben und wenigstens deren Situation verbessern wollen. Einen Achtstundentag haben sie selten. Mitunter benötigen die Familien in der Nacht oder zu sehr früher oder sehr später Stunde Hilfe. Wenn die große Tochter randaliert, das Baby schreit, der Vater seit drei Tagen nicht zu Hause war und die Mutter das letzte Geld für Zigaretten statt für Babynahrung ausgegeben hat und nun ins Telefon heult, weil sie nicht weiß, wo ihr der Kopf steht, dann verweist man nicht auf Feierabend.

Manchmal, wenn die Helfer nicht weiterkommen in ihren Interventionen, suchen sie mich als beratenden Supervisor auf. In diesem Fall ging es um eine alleinerziehende Mutter mit zwei Kindern von drei und fünf Jahren, die aus prekären Verhältnissen kam und in einem Supermarkt an der Kasse arbeitete.

»So schlimm haben wir es uns einfach nicht vorgestellt nach all unserem Bemühen bisher. Überall lag Spielzeug herum«, ergänzte Frau P. die Schilderungen ihres Kollegen, »als hätte sie grundsätzlich aufgehört, die Wohnung aufzuräumen. Zigarettenstummel lagen auf Tellern oder in Tassen, von den Kindern ausgeschüttete Nudeln verstreut, benutzte Windeln quollen aus dem Müll. Es stank fürchterlich. Und mittendrin die Kinder ... Wir haben wirklich alles versucht!« Beide Familienhelfer schüttelten ratlos den Kopf.

Ich fragte nach, wie lange sie die Frau schon betreuten. Sechs Monate zuvor habe das Jugendamt sie beide als Familienhelfer eingesetzt, erzählte Herr T., um das Wohl der Kinder zu sichern. Bereits damals sei die Wohnung der Mutter völlig verwahrlost gewesen, und das Jugendamt hatte angekündigt, sie erneut zu begutachten.

»Am Mittwoch, also in zwei Tagen, steht das Jugendamt wieder vor der Tür. Und wenn es immer noch so aussieht, nehmen sie die Kinder sofort mit, kündigte uns die Sozialarbeiterin an.« Frau P. seufzte. »Dabei schien es so gut zu laufen!«

Glaubhaft beteuerten die Familienhelfer, sie hätten in den letzten Monaten alles dafür getan, um im Rahmen der Hilfe zur Selbsthilfe in vielen Gesprächen die Mutter zu größerem Engagement für die Wohnung zu gewinnen.

»Wir haben Listen erstellt mit kleinen Zielen, von denen wir alle glaubten, dass sie sie erreichen könnte. Erst mal nur in einem Raum anfangen oder sich angewöhnen, nach dem Essen direkt zu spülen, damit sich das Geschirr gar nicht erst zu einem Berg auftürmen kann. Solche Sachen«, erläuterte Herr T. »Jedes Mal, wenn wir sie getroffen haben, sind wir die Listen durchgegangen und haben abgehakt, was sie geschafft hatte, und modifiziert, wenn etwas zu viel war.« Herr T. ließ den Kopf hängen. »Sie versicherte uns, dass es klappe.«

»Und wir haben ihr geglaubt. Irgendwie hat sie es geschafft, dass wir uns aus ständig neuen Gründen nur außerhalb der Wohnung mit ihr trafen«, sagte Frau P. verlegen und errötete leicht. »Sie war immer freundlich und zugewandt, wenn sie von den Kindern erzählte. Und manchmal waren die auch dabei, und die Mutter ging fürsorglich und liebevoll mit ihnen um. Auch waren sie ordentlich angezogen und sauber und wirkten weder hungrig noch übernächtigt oder so was.« Frau P. zuckte mit den Achseln.

Herr T. fuhr fort: »Allerdings wich sie uns zunehmend aus, wenn wir sie nach Fortschritten in ihrer Alltagsbewältigung befragten, und wirkte von Treffen zu Treffen verzagter.«

»Wir haben es nett versucht und ungeduldiger«, warf Frau P. ein. »Aber auf Druck reagiert sie nicht.«

Herr T. nickte. »Erwähnten wir die Drohung des Jugendamtes, machte sie völlig dicht. Gestern haben wir sie unangekündigt in ihrer Wohnung überraschen können, und nachdem sie uns erst den Weg versperrte, ließ sie uns schließlich rein. Tja, da haben wir gesehen, dass sich rein gar nichts geändert hat und die Wohnung genauso verwahrlost ist wie vor einem halben Jahr.« Er stöhnte resigniert auf.

»Ist die Mutter Alkoholikerin oder drogenabhängig?«, fragte ich, denn das ist der häufigste Grund, weshalb Menschen ihr Leben nicht mehr in den Griff bekommen. Entzug und die zeitweilige Trennung von Kindern und Eltern sind in einem solchen Fall oft der einzige Weg, um für das Wohlergehen der Kinder zu sorgen.

»Nein, nein«, sagte die Frau sofort. »Das ist es ja gerade. Die Frau geht wirklich sehr liebevoll mit ihren Kindern um. Sie will, dass es ihnen gut geht, und die Kinder machen einen ausgeglichenen und herzlich behandelten Eindruck.«

»Ja, es ist wirklich merkwürdig«, meinte Herr T. und schlug seine Fäuste aufeinander, sichtlich entnervt von der Situation. »Sie vernachlässigt ausschließlich die Wohnung, sonst bekommt sie alles hin. Das passt nicht zusammen! Wir haben sogar schon überlegt, ob sie es insgeheim darauf anlegt, die Kinder zu verlieren, und deshalb die Wohnung so verlottern lässt. Aber dafür ist sie viel zu liebevoll mit ihnen verbunden. Oder sie packt es einfach nicht.« Er zog die Schultern nach oben und ließ sie seufzend wieder fallen.

Welche psychische Dynamik ging wohl in der beschriebenen Frau vor, fragte ich mich. Innerlich zählte ich mir noch einmal alle Details des Gesagten auf und vermutete, dass es sich in diesem Fall um das Phänomen »passiver Wünsche« handelte. Während ich als Psychologe in verschiedenen Kliniken arbeitete, wo man einen Patienten lediglich für eine kurze Dauer betreut, statt ihn mit einer Langzeittherapie über Monate oder sogar Jahre zu begleiten, war mein Gehirn regelrecht darauf trainiert worden, schnell die unbewusste Dynamik des Patienten zu erfassen und gezielte Kurzzeitinterventionen anzuwenden. Das hilft mir bis heute, gerade auch in meiner Rolle als Supervisor für Sozialträger oder sozialpsychiatrische Dienste.

»Hilfe zur Selbsthilfe ist eine gute Sache«, erklärte ich den beiden Familienbegleitern. »Und meist ist das auch der richtige Weg. Und doch gibt es Ausnahmen, die die Regel bestätigen, und ich denke, bei dieser Frau könnte es so sein. Wenn ich mich in die Klientin hineinversetze, so muss sie sich seit Jahren um alles allein kümmern, das

Geld, die Kinder, die Wohnung ... Dann schickt das Jugendamt auch noch Mitarbeiter, die ihr jede Woche Druck machen, darum müsse sie sich aber bitte auch noch kümmern, sonst, sonst, sonst ... Was meinen Sie, passiert dadurch in ihr?« Ich sah Herrn T. und Frau P. an, die einen Blick wechselten und schließlich die Achseln zuckten. »Das innere Kind in ihr sehnt sich danach, selbst umsorgt zu werden, es schreit geradezu danach. Das hört aber niemand. Deshalb funktioniert nach so vielen Jahren dieses ›Kümmere dich doch endlich mal darum!‹ manchmal einfach nicht mehr. Ehe diese Frau nicht ebenfalls mal umsorgt wird, indem jemand hineinfühlt, was *sie* braucht, wird sie nicht anfangen, zu Hause aufzuräumen.«

»Sie meinen, wir sollen die Wohnung für sie sauber machen?«, fragte Frau P. und machte ein ungläubiges Gesicht. »Noch ehe das Amt übermorgen kommt?«

»Das wäre schon wieder zu viel«, erwiderte ich. »Wenn Sie Menschen ihre Aufgaben komplett abnehmen, macht das schnell passiv.«

Herr T. fuhr sich nachdenklich über das Kinn. Dann sagte er: »Also sollten wir mit ihr zusammen die Wohnung in Ordnung bringen, denken Sie?«

»Ja, das könnte ein einmaliges Experiment werden.«

»Hm.« Herr T. blieb skeptisch. »Kürzlich halfen wir einer Frau, die ihre Miete nicht mehr bezahlen konnte und den Kopf in den Sand steckte, statt den Umzug zu organisieren. Sie ist dann einfach bei einer Freundin abgestiegen und kümmert sich seitdem um gar nichts mehr. Seit Monaten hockt die nun schon bei ihrer Gönnerin, der das gar nicht guttut, und steckt wieder den Kopf in den Sand und sagt: ›Ick hab's doch jut hier!‹ ...«

»Ja, das ist ein gutes Beispiel für falsche Erfüllung von passiver Erwartungshaltung. Gehen Sie den mittleren Weg, indem Sie zu Ihrer Klientin sagen: ›Wir machen das alle zusammen. Sie und wir. Dann können wir uns gegenseitig anfeuern!‹«

Die beiden Familienhelfer sahen sich an. »Tja, einen Versuch wäre das zumindest wert«, sagte schließlich seufzend Herr T.

Seine Kollegin nickte. »Vielleicht ist das unsere letzte Chance.«

Sie verabredeten sich daraufhin mit der verblüfften Mutter für die nächsten zwei Abende, um nach der Arbeit zusammen die ganze Wohnung aufzuräumen und zu reinigen.

»Gott, war die dankbar!«, berichtete Frau P. mir danach. Endlich sei einmal richtig Grund in die Wohnung reingekommen, und sie habe Land gesehen. Als am Folgetag zwei Sozialarbeiterinnen des Jugendamtes erschienen und die Wohnung inspizierten, hätten sie nichts zu beanstanden gehabt, und die Kinder durften bei ihrer Mutter bleiben.

Das wirklich Spannende, ja sogar Spektakuläre an diesem Fall war aber, dass die Frau seitdem ihre Wohnung nie mehr verwahrlosen ließ. Es klingt banal, ist jedoch unglaublich elementar: Manchmal müssen Menschen nur einmal wieder selbst umsorgt werden, und schon löst sich die Blockade, die den eigenen Einsatz verhinderte.

Diese Geschichte zeigt sehr plastisch, wie radikal der Wunsch, selbst einmal Fürsorge zu erfahren, das eigene Tun blockieren kann. Zwar haben viele in dieser Weise Betroffene eine dauerhaft »passive Erwartungshaltung«, das heißt, wenn es nach ihnen ginge, würden sie jede Initiative und Mühsal anderen überlassen und grundsätzlich vollversorgt werden wollen. Doch gibt es eben auch Ausnahmen, die man im Blick haben sollte.

Lange Zeit hatte die alleinerziehende Mutter in ihrem einsamen Alltagskampf von allen Seiten immer nur Druck erfahren und sich im Stich gelassen gefühlt, bis sie die Fähigkeit verlor, für Ordnung zu sorgen. Wie sich herausstellte, brauchte sie nur einmal die Erfahrung, dass sich jemand ungefragt um sie kümmerte und sich hemdsärmelig für sie einsetzte, damit sie selbst wieder aktiv werden und sich um sich kümmern konnte.

Mein Aufgebot vor ihrer Tür

Suizidgefährdete KlientInnen sind oft eine besondere Herausforderung für PsychotherapeutInnen, da wir eine gewisse Verantwortung für sie tragen, unsere Eingreifmöglichkeiten gleichzeitig jedoch begrenzt sind. Wir können sie ja nicht rund um die Uhr betreuen.

Antje M., eine 55-jährige Köchin und Mutter von fünf Kindern, war seit Beginn der Therapie latent suizidal. Nach dem Auszug des letzten Kindes hatte sie sich mit fünfzig Jahren vom Kindsvater getrennt, um endlich frei von allen Zwängen zu sein und ihre Träume wahr werden zu lassen, wie sie mir im ersten Gespräch erzählte. Sie war rundlich mit rosigen, glatten Wangen und trug ihr blondes Haar meist zu einem kleinen Dutt hochgebunden. Auf ihren Pullovern glitzerte über dem üppigen Busen stets irgendein Satz oder Wort. Sie wirkte auf mich wie ein fröhlicher, unternehmungslustiger Mensch, der im Leben allerdings zu kurz gekommen war.

»Ich hab mir nie was gegönnt«, sagte sie vorwurfsvoll. »Erst hatten wir wegen der Kinder sowieso kein Geld, und als die raus waren, habe ich mich mit meinem Mann zu Tode gelangweilt, da er wegen eines Rückenleidens Frührentner war und immer nur vor der Glotze hockte. Groß reisen wollte er nicht, zum Tanzkurs, was seinem Rücken gutgetan hätte, auch nicht. Nur in den Garten ließ er sich bewegen, aber dazu hatte ich irgendwann keine Lust und auch keine Kraft mehr. Zu viel Arbeit. Ich dachte, ich könnte einfach noch mal von vorne anfangen, frei sein und machen, was mir gefällt. Hatte sogar einige Treffen mit Männern aus dem Internet. War aber irgendwie anstrengend. Die meisten um die siebzig, als müssten die Weiber für sie grundsätzlich zwanzig Jahre jünger sein. Auf Krankenschwester hatte ich keine Lust, und mit den paar Kerlen in meinem Alter lief es nicht. Ja, und irgendwann haben die Nerven nicht mehr mitgespielt, wurde mir in der Küche alles zu viel, diese ständige Hektik immer ...«

Keine ihrer Vorstellungen eines neuen Lebens hatte sich für Frau M. erfüllt. Obendrein verschlechterte sich ihr Gesundheitszustand drastisch, und sie bildete zahlreiche psychosomatische Symptome aus. Sie litt unter chronischer Gastritis, hörte permanent ein Fiepen im Ohr, hatte diffuse Schmerzen in den Muskeln, gegen die nur noch starke Schmerztabletten halfen. Wenn Konflikte im Kollegenkreis auftraten, zitterten ihre Beine so stark, dass sie sich setzen musste – in einer Küche, in der alles Hand in Hand läuft und einer hektischen Choreografie folgt, ein Unding. Außerdem schlief Frau M. sehr schlecht. Deshalb lief bereits ein Antrag auf Frühberentung, als sie in die Therapie kam. Die zu erwartende Bewilligung war allerdings keine Aussicht auf Befreiung für meine Klientin, sondern ließ das Leben in ihren Augen sinnlos erscheinen.

»Wenn ich nicht mal mehr koche, was bin ich denn dann noch?«

Ihre sozialen Kontakte hatten sich auf ein Minimum reduziert, und nicht einmal die Kinder kümmerten sich um sie.

»Die melden sich nur, wenn sie selbst Hilfe brauchen und ich auf die Enkel aufpassen soll oder so«, sagte Frau M. verbittert und kaute eine Weile lang auf ihrer Unterlippe herum. Es sei ihr alles einfach zu viel geworden. Selbst ihre erste eigene Wohnung, in die sie nach der Scheidung gezogen war, ließ sie zunehmend verlottern. »Meinen Haushalt habe ich längst nicht mehr im Griff«, gab sie resigniert zu. »So, wie's da manchmal aussieht ... das hätt's in der Küche nicht gegeben.«

»Und wenn Sie eines Ihrer Kinder bitten, mal vorbeizukommen und Sie zu unterstützen?«, fragte ich.

»Nee, lassen Sie mal.« Sie winkte ab. »So weitt kommt es noch, dass ich um Hilfe bitte. Auf so 'ne Idee muss man schon selbst kommen.«

Wie früher ihr Mann saß nun Frau M. tagsüber stundenlang vor dem Fernseher und verschuldete sich durch Einkäufe im Werbefernsehen. Obwohl sich viele äußere Strukturen geändert hatten, war ihr Unglück das gleiche geblieben. Die Antidepressiva, die sie einnahm, wirkten nur marginal, und ihre körperlichen Symptome blieben. Obendrein nahm sie dramatisch zu, was ihren Frust verstärkte.

Ich richtete daher meine Arbeit auf ihre innere Welt. Ich sah, wie sie sich über jeden Termin bei mir freute, meine ungeteilte Aufmerksamkeit genoss und zumindest in der Therapiestunde ihre Augen manchmal leuchteten oder wir sogar gemeinsam lachten. Das tat ihr gut und stiftete eine große Vertrauensbasis.

Trotzdem wich ihre Suizidalität nicht, was mich zunehmend beunruhigte. Nach einigen Stunden brachte ich Antje M. dazu, einen schriftlichen Suizidvertrag abzuschließen. Er sah vor, dass sie unbedingt ein Gespräch mit mir führen müsse, bevor sie sich das Leben nahm.

»Das verspreche ich zusätzlich auf die Hand«, sagte sie und grinste mich an.

Natürlich hoffte ich, dass es nie dazu kommen würde. Manchmal reicht allein schon so ein Vertrag, damit Patienten ihre Selbsttötungsabsichten nicht wahr machen.

Doch eines Tages erhielt ich abends um halb zehn eine SMS von Frau M.: *Lieber Herr Rauh-Köpsel, nun ist es so weit. Ich sehe endgültig keinen Sinn mehr in meinem Leben. Danke für all Ihr Bemühen. Es waren die schönsten Stunden in den letzten Monaten für mich. Ich mache Schluss.*

Ich war höchst alarmiert. Als Erstes versuchte ich, sie anzurufen. Sie ging nicht ran. Auch auf SMS reagierte sie nicht. Es war also ernst. Sollte ich zu ihr fahren? Sie wohnte am anderen Ende der Stadt. Das könnte zu lange dauern. Außerdem wäre es eine Form der Zuwendung, die dazu führen könnte, dass Frau M. meine Fürsorge zukünftig manipulativ abriefe. Daher rief ich erstmals in meinem Leben die Polizei an, las die SMS vor und bat darum, eine Streife bei Frau M. vorbeizuschicken, die versuchen sollte, äußerst behutsam mit ihr Kontakt aufzunehmen.

Mein Herz klopfte schnell, und ich spürte Schweiß auf meinen Handflächen. Hatte ich die richtigen Schritte eingeleitet? Für einen Suizid, der nicht absehbar ist, werden wir Therapeuten juristisch nicht belangt. Sonst würde sich niemand mehr trauen, schwere Fälle anzunehmen. Jedoch gehört es zu unseren Pflichten, die Suizidalität unserer Klienten zu erwägen, beispielsweise ob es nur einzelne Gedanken sind, die schnell wieder weggehen. Oder ob jemand konkrete Absichten und vorbereitende Schritte vollzieht. Spätestens dann handelt es sich um akute Selbstgefährdung, die uns in die Pflicht ruft, mithilfe des Sozialpsychiatrischen Dienstes oder der Polizei einzugreifen.

Eine halbe Stunde später klingelte das Telefon. Ein Psychiater war dran. »Ich bin in der Wohnung Ihrer Klientin.«

»Wie sieht es aus?«

»Alles gut«, beruhigte mich der Mann. »Ich wollte mit Ihnen besprechen, ob ich nicht abrücken soll, denn ich kann – jedenfalls im Moment – keine Suizidalität feststellen. Aber vielleicht reden Sie mal selbst mit ihr.«

Ich hörte ein Lachen im Hintergrund. Dann Antje M.s merkwürdig unbeschwert klingende Stimme, die sofort lossprudelte: »Hallo, Herr Rauh-Köpsel. Na, da war ja was los bei mir! Polizei, Feuerwehr und Rettungswagen, alle standen vor meiner Tür. Neun Leute! Und ich hab erst gar nichts gehört. Die wollten schon die Tür aufbrechen ...«

»Hatten Sie Schlaftabletten genommen?«

»Nee«, lachte sie. »Nachdem die SMS an Sie raus war, habe ich mir Ohropax ins Ohr gesteckt und bin ins Bett gegangen.«

»Wie –?«, unterbrach ich sie fassungslos. »Sie schreiben mir, dass Sie mit allem Schluss machen wollen und gehen dann gemütlich ins Bett?!«

»Na ja, ich war schon ganz schön verzweifelt gestern Abend ...«

»Na, Sie sind ja 'ne Marke!« Ich stieß ein erleichtertes Lachen aus.

Dann war wieder der Psychiater am Hörer. »Machen Sie sich keine Sorgen, Frau M. ist wirklich okay.«

»Ja, das scheint mir auch so.« Die ganze Aufregung war mir sehr peinlich, und ich entschuldigte mich, dass ich ein solches Aufkommen ausgelöst hatte.

»Alles in Ordnung«, meinte der Psychiater. »Ich habe mir die SMS an Sie von der Polizei vorlesen lassen. Sie haben korrekt gehandelt. Und lieber einmal zu viel Alarm geschlagen, als einmal zu wenig. Also, gute Nacht!«

»Ja, gute Nacht. Und danke.« Erleichtert legte ich mich schlafen.

Zwei Tage später erschien Antje M. zu ihrem regulären Termin bei mir. Ich wusste nicht, was mir bevorstand, denn ich konnte mir vorstellen, dass ihr das Großaufgebot im Nachhinein gegenüber der Nachbarschaft ebenfalls peinlich gewesen war und unser enges Vertrauensverhältnis durch die Aktion Schaden genommen hatte. Dementsprechend unruhig sortierte ich meine Unterlagen, während ich darauf wartete, dass Frau M. eintrat.

Es kam verblüffend anders. Strahlend rauschte sie zur Tür hinein, warf sich in den Sessel und dankte mir lachend für das »tolle Aufgebot«, das ich für sie hatte vorfahren lassen. »Alle haben sich Sorgen um mich gemacht«, erzählte sie begeistert.

Nach diesem Ereignis lief die zuvor so schleppende Therapie plötzlich wie geschmiert. Erneut musste ich die Erfahrung machen, dass Menschen, die sich in der Regel sehr viel kümmern, zwischendurch Erfahrungen brauchen, selbst umsorgt zu werden, damit sie ihr

Leben wieder selbst in die Hand nehmen können. Es ist wie eine Tankstelle, die wir nur wahrnehmen, wenn wir Benzin brauchen. Und wir dürfen nicht vergessen, dass ab und zu auch die Zapfsäule aufgefüllt werden muss.

Abgefangen im freien Fall

Vor knapp dreißig Jahren erlebte ich eine ungewöhnliche Geschichte. Ich war gerade mit meinem Studium fertig geworden und absolvierte in Köln mein erstes Klinikpraktikum. Abends saß ich nach den recht erschöpfenden Tagen oft in meiner Lieblingskneipe Downtown, um runterzukommen, immer am selben Tisch am Fenster. Einzelne Schicksale meiner KlientInnen schwirrten durch meinen Kopf. Nicht nur die Dynamiken, die dahintersteckten, wollte ich komplett verstehen, wenn jemand beispielsweise seit drei Jahren seinen rechten Arm nicht mehr heben konnte, obwohl es keinen somatischen Befund dafür gab. Genauso sehr beschäftigte mich die Frage, ob ich alles richtig machte in diesem Fall und das Beste aus den Sitzungen rausholte. Zu gern hätte ich mal eine Woche bei meinen sieben KollegInnen hospitiert und mir angesehen, wie die an ihre Fälle herangingen.

Eines Abends war nicht viel los in der Kneipe. Dafür war es noch zu früh, und lediglich ein paar Stammgäste wie ich hockten vor ihrem Getränk, lasen oder stierten vor sich hin. Am Nebentisch saßen drei junge Männer und spielten Skat. Sie kamen jeden Mittwoch. Medizinstudenten, eine lustige Truppe. Als einer der drei einmal fehlte, war ich als Partner eingesprungen.

Ich trank mein Bier und schaute aus dem Fenster. Der vorbeiziehende Strom mir unbekannter Menschen beruhigte mich. Irgendwann fiel mir in der Scheibe die Spiegelung einer jungen Frau am Tresen auf, die dort schon seit einiger Zeit allein vor sich hinstarrte, und ich drehte mich zu ihr um. Ab und zu nippte sie an ihrem Bier. Auch sie kannte ich vom Sehen. Für gewöhnlich saß sie mit einer Freundin zusammen; so allein machte sie einen verlorenen Eindruck. Eine weiße Baseballkappe verdeckte ihre Augen. Über ihrem kurzen roten Rock leuchtete weiß ihr Bauch unter einem Batikshirt hervor, darunter trug sie pinkfarbene Leggins, die Füße steckten in den damals üblichen Plateauschuhen. Alles in leuchtenden Neonfarben. Den schlanken Hals umschnürte eine schmale schwarze Schockkette.

Als sie kurz den Kopf hob, streifte mich ein ratlos verzweifelter Blick, der mich sehr berührte. Was war los mit ihr? Gerade sie und ihre Freundin palaverten und giggelten sonst immer endlos, wenn sie sich in der Kneipe trafen. Mein Helferinstinkt schlug Alarm.

Als die Frau erneut herüberschaute, beschloss ich, sie anzusprechen. Ich trank den letzten Schluck meines Bieres aus, bestellte ein neues und setzte mich neben sie an den Tresen, unschlüssig, ob ich als Mann oder Psychologe auftrat. Schließlich siegte der Psychologe, und ich sagte: »Du wirkst bedrückt. Kann ich irgendwie helfen?«

Sichtlich dankbar, dass sie nicht mehr allein mit ihren Gedanken war, erzählte sie mir daraufhin folgende Geschichte: »Meine beste Freundin hat mich heute Morgen absolut verzweifelt angerufen. So habe ich sie noch nie erlebt. Ihr Freund – und der ist ihre erste große Liebe – ist aus ihrem Bett aufgestanden und hat gesagt: ›Ich gehe jetzt, und ich komme nicht wieder. Das, was wir haben, ist nicht das, was ich suche.‹ Daraufhin ist sie völlig zusammengebrochen und hat nur noch geheult, und ich weiß einfach nicht, wie ich hier helfen kann.« Wieder traf mich der ratlose Blick aus großen graugrünen Augen, um die ein dicker schwarzer Lidstrich gezogen war. »Sorry, dass ich dich damit zutexte, aber ich bin einfach total durch den Wind deswegen. Und irgendwas muss ich einfach unternehmen.« Sie nippte an ihrem Bier und versuchte ein kleines Lächeln. »Ich bin übrigens Veronique. Hi.«

»Hi. Martin.« Ich hob mein Bierglas, und wir prosteten uns zu. »Deine Freundin – ist das die mit der Lederjacke, mit der du sonst immer hier sitzt?« Veronique nickte. »Und wo ist sie jetzt?«

»Bei der Arbeit.« Sie seufzte. »Malou sagte, sie könne um keinen Preis in die Wohnung gehen, wo er sie verlassen hat. Aber sie kann doch auch nicht die ganze Zeit im Büro bleiben. Was soll ich bloß machen?«

»Wie gut kennst du sie?«

»Na, sie ist meine beste Freundin!«

»Okay. Was, meinst du, braucht sie jetzt bzw. was sollte sie in dieser Situation unbedingt vermeiden?«

Veronique antwortete prompt. »Sie darf nicht allein sein, auf keinen Fall! Zu Hause erinnert sie doch alles an die gemeinsame Zeit mit dem Freund, immerhin waren sie mehr als ein halbes Jahr zusammen!« Sie wandte den Kopf zum Fenster und dachte kurz nach. »Malou könnte natürlich für ein paar Tage in meine WG ziehen. Aber ob das hilft? Liebeskummer vergeht ja nicht mal eben.«

»Du hast recht«, erwiderte ich. »Wenn sie zu dir kommt und sozusagen aus ihrem Zuhause flieht, lenkt sie das vielleicht ab, ändert jedoch nicht viel an ihrer Verzweiflung. Denn wenn sie nach ein paar Tagen in ihre Wohnung zurückkehrt, überschwemmen sie die alten Erinnerungen an ihren Freund, und sie bricht vermutlich erneut zusammen.«

Ein paar neue Gäste betraten die Kneipe, begrüßten lautstark die Skatspieler und bauten auf dem Nebentisch Backgammon-Spiele auf.

»Was wäre, wenn du bei *ihr* einziehst und noch ein paar Freundinnen mitbringst? Am besten sogar Freunde. Ihr lenkt Malou ab, bringt sie zum Lachen und lasst einfach keine dummen Gedanken aufkommen. Das entschärft ihre eigenen vier Wände.«

»O Gott, das wird ihr doch peinlich sein!« Veronique warf mir einen prüfenden Blick zu, wie um festzustellen, ob das mein Ernst war. Ich hob die Schultern und breitete meine Arme aus. Ja, das war mein Ernst. Veronique schüttelte den Kopf. »Bestimmt nimmt sie das nicht an.«

»Vielleicht ja doch.« Ich ließ die Hände wieder sinken. »Vielleicht wünscht sie sich insgeheim genau das. Viele Verlassene sind nicht in der Lage, andere um so etwas zu bitten. Dann kann es sinnvoll sein, ungefragt zu handeln und damit unausgesprochene oder unbewusste Wünsche zu erfüllen«, dozierte ich.

Veronique wippte unschlüssig mit ihren Beinen. »Hm, keine Ahnung.«

Die Jungs am Nebentisch warfen die Karten auf den Tisch und lachten. Mir kam eine Idee.

»Je verrückter die Aktion ist, umso eher ist sie geeignet, die Verzweiflung deiner Freundin erst mal auszuhebeln.« Ich zeigte auf die Skatspieler. »Nimm doch die da drüben mit.«

Jetzt lachte Veronique. »Na, du hast Einfälle!« Als ich nicht mitlachte, hielt sie inne und blickte mir in die Augen. »Du meinst das ernst, oder?«

Ich nickte. »Wieso nicht? Es sind nette Jungs.«

Veronique machte ein nachdenkliches Gesicht, und es freute mich, dass sie nicht gleich »Nein« sagte.

»Das wäre wirklich ziemlich verrückt«, murmelte sie. »Aber ob die da mitmachen ...?«

»Das wissen wir gleich ... He, Jungs«, rief ich rüber zum Skattisch, »habt ihr Lust auf ein Abenteuer für eine verlassene Frau? Ihr seid doch Mediziner.«

Die drei blickten überrascht auf.

»Was für 'n Abenteuer?«, fragte der dünne Blonde mit randloser Brille im schwarzen Rolli.

»Veroniques beste Freundin Malou, ihr habt sie doch auch schon gesehen, die sitzt hier immer am Tresen und trägt eine Lederjacke.« Die Skatspieler nickten, wussten, wen ich meinte. »Sie wurde gerade von ihrem Typen verlassen, und man kann sie jetzt unmöglich allein in der Bude lassen. Ich hab da als Fachmann so meine Erfahrungen. Habt ihr nicht Lust, mit Veronique für ein paar Tage bei Malou einzuziehen, um sie abzulenken – so aus reiner Nächstenliebe?«

Der Blonde stand auf und kam zum Tresen. »Coole Idee. Also ich bin dabei. Hab das auch schon mal durch und hätte mich gefreut, wenn ich damals nicht allein gewesen wäre.« Er hieß Ralf und hatte gerade das Physikum hinter sich gebracht, wie er erzählte. Das müsse er feiern, und warum nicht auf diese Weise. »Kommt ihr auch mit?«, fragte er seine Kumpels.

Doch die beiden anderen schüttelten nur lachend den Kopf. »Mach du mal.«

Ein Mann, dachte ich, wäre zu wenig, denn dadurch entstünde schon wieder eine Art Paarsituation, die Malou belasten könnte. Es müssten mindestens zwei Kerle sein. Sollte ich ebenfalls mitmachen? Eigentlich war ich ja eher schüchtern in solchen Sachen. Doch schließlich siegte meine Neugier. »Okay, dann bin ich ebenfalls dabei.«

»Ihr seid ja cool!« Veronique strahlte uns an.

Wir verabredeten uns in einer Stunde vor dem Haus, in dem Veroniques Freundin wohnte, und gingen unterdessen das Nötigste von zu Hause holen. Wir hofften, dass Malou inzwischen nicht doch von der Arbeit heimgekehrt war, denn wir wollten unbedingt vor ihr da sein, um sie zu empfangen, ehe sie ihre Wohnung betrat.

Wir waren ziemlich aufgeregt, als wir uns vor dem schon etwas in die Jahre gekommenen Hochhaus aus den Siebzigern trafen, grinsten uns an und schoben die Riemen unserer Rucksäcke und Taschen von einer Schulter auf die andere. Um unsere Entschlossenheit zu demonstrieren, hatten wir noch schnell Bier, Sekt und Snacks gekauft.

»Dann mal los.« Veronique klingelte an einem teils überklebten Klingelbrett, auf dem an die zwanzig Namen standen.

Niemand meldete sich. Wir warteten eine Weile, da kam Malou um die Ecke. Wir drei schauten uns an und holten tief Luft. Würde sie uns in ihre Wohnung lassen? Plötzlich spürte ich eine gewisse Peinlichkeit aufkommen, weil die ganze Aktion bei Tage betrachtet ganz schön übergriffig war, und ich merkte, dass den anderen ähnliche Zweifel durch den Kopf gingen.

»Entweder es klappt, oder es klappt nicht. Einen Versuch ist es allemal wert,« machte ich uns Mut.

Ralf nickte zuversichtlich: »Wird schon.«

»Hallo Malou!«, flötete Veronique ihrer Freundin entgegen. »Ich hab ein paar Freunde mitgebracht. Wir wollen dich ein bisschen ablenken.«

Malou starrte uns entgeistert an. Sie sah verquollen aus, die aufgerissenen Augen verschmiert von zerlaufener Schminke, was nicht zu dem förmlichen Büro-Outfit passte, das sie trug.

»Wer ist das?«, fragte sie Veronique und zeigte auf uns. Verwirrt musterte sie unsere Rucksäcke und Flaschen in der Hand.

»Du kennst sie, Malou. Aus'm Downtown. Die sind da genauso oft wie wir.« Veronique lächelte aufmunternd. »Weißt du, Malou, wir haben uns gedacht, dass wir für eine Woche bei dir einziehen. Weil, wer so etwas erlebt hat wie du, der darf nicht allein sein. Dafür sind Freunde da!«

Malous Gesicht hellte sich ein wenig auf. »Aber ich ...«

»Wir kommen mit. Keine Widerrede!«

Wir Männer grinsten und schwenkten die mitgebrachten Partysachen. Malou stand etwas verloren in der Tür und betrachtete uns wie ein Kind, das unverhofft ein Spielzeug bekommt, von dem es noch nicht weiß, ob es damit spielen soll.

»Los, lass uns rein!«, wiederholte Veronique bestimmt.

»Okay.« Ohne weiter zu zögern, winkte Malou uns hinter sich her ins Haus, das Treppenhaus hinauf und in ihre Wohnung hinein. »Ich habe aber nicht aufgeräumt.«

Wir blieben tatsächlich eine geschlagene Woche. Wie ein Fallschirm fingen wir Malous Absturz auf, kochten gemeinsam, schauten Videos und Serien, sangen Karaoke und spielten Twister. Nachts schliefen wir zusammen in ihrem großen Bett.

»Kein Wort über die Trennung!«, hatte ich Veronique und Ralf vorher eingeschärft. »Und wenn sie darauf zu sprechen kommt, ablenken.«

Wir hielten uns daran, und es funktionierte. Als wir uns sieben Tage später verabschiedeten, war Malou sehr gerührt und deutlich stabiler als zuvor.

Jeder von uns dreien kehrte zurück in sein Leben, als wäre nie etwas gewesen. Ich hatte inzwischen an den Wochenenden zusätzlich zur Klinik meine erste Selbsterfahrungsgruppe übernommen, 18 Teilnehmer, die alle älter waren als ich, was mich an die Grenzen meiner Belastbarkeit brachte. Meine Lieblingskneipe besuchte ich dadurch erst ein paar Wochen später wieder.

Veronique, Malou und Ralf waren zufällig auch da. Wir sahen uns an, lächelten – und verloren kein Wort über unser gemeinsames Abenteuer. Weder an jenem Abend noch später.

MUSTERUNTERBRECHUNG

Eingefahrene Wege verlassen

Nicht selten leidet jemand, der sich in eine Therapie begibt, unter wiederkehrenden, mal harmlosen, oft aber auch bedrohlichen Mustern, aus denen sich der oder die Klientin, einmal bewusst gemacht, schließlich befreien möchte. Etwa wenn die Betroffene bei Einsamkeit beispielsweise zu Alkohol greift, sich der Patient in Beziehungen regelmäßig von ungeeigneten Menschen angezogen fühlt oder jemand auf unberechtigte Attacken stets mit kleinlauter Rechtfertigung reagiert. Solche Muster sind in der Regel Teufelskreise von übermäßigen Gefühlen, unangemessenen Handlungen und entsprechenden Reaktionen aus dem Umfeld. Als Therapeuten suchen wir daher in Zusammenarbeit mit unseren Klienten die richtige Passage, wo sich der immer gleiche Verlauf optimal unterbrechen lässt. Denn auf sich allein gestellt, versuchen Betroffene bei ihren Bemühungen meist an viel zu später Stelle im Prozess, ihr Muster noch abzuwenden.

So kam einmal eine Frau zu mir, die von morgens bis abends über ihre Schulden grübelte und darüber, wie sie eines Tages sterben würde. Erst als sie sich darauf einließ, jeden Dienstag von elf bis zwölf Uhr über das Geld und am Freitag von zwei bis drei Uhr über den Tod aktiv nachzudenken, und sich verpflichtete, dabei jeden Gedanken aufzuschreiben, hörte ihr Grübelzwang auf. In der ersten Woche füllte jedes Thema mehr als zwei Seiten. Doch bereits an den anschließenden Tagen fiel ihr immer weniger ein. Nach fünf Wochen machte sie sich gar keine Gedanken mehr, die verabredeten Zeiten wurden ihr sogar lästig. Der »Unterbrecher« hieß in diesem Fall: zeitliche Verabredung und Verschriftlichung der Gedanken.

Wenn ich warte, muss ich essen

»Gérard Depardieu«, dachte ich unwillkürlich, als ich Leo S. zur Begrüßung die Hand reichte. Er musste an die 150 Kilo wiegen. Das Gesicht aufgeschwemmt, ein wenig griesgrämig. Auch die Knollennase und die etwas längeren aschblonden Haare erinnerten an den in die Jahre gekommenen Schauspieler.

Herr S. schnaufte vom Treppensteigen und schaute schuldbewusst auf seinen Bauch hinunter. »Ja, da sehen Sie das Problem: 170 Kilo, und das wird jedes Jahr mehr. So kann das nicht weitergehen.«

Unwillkürlich schoss mir der frivole Satz eines Freundes durch den Kopf, der mir einmal sagte: »Wenn ich meinen erigierten Schwanz nicht mehr sehe, muss ich abnehmen.«

Er versuche seit Jahren abzunehmen, erzählte mir mein neuer Klient, nachdem er sich vergeblich abgemüht hatte, sich in den Therapiesessel zu quetschen, und ich ihm einen Stuhl aus dem Gruppenraum hingestellt hatte. »Stattdessen nehme ich stetig zu.« Leo S., der um die vierzig war, litt unter regelrechten Essattacken. »In nur einer Stunde verputze ich den Einkauf für mehrere Tage.« Er klang, als könne er diese Tatsache selbst kaum glauben, dabei konzentrierten sich diese Fressattacken auf eine bestimmte Zeitspanne und wiederholten sich nahezu täglich.

Bevor Herr S. morgens ins Büro ging, wo er von halb neun bis fünf Uhr nachmittags als technischer Zeichner arbeitete, frühstückte er zu Hause ganz normal. Er nahm ein kleines Lunchpaket mit, das er mittags, anstatt mit seinen Kollegen essen zu gehen, lieber allein verzehrte.

»Dicke werden beim Essen doch bloß blöd angestarrt«, erklärte er das.

Nach der Arbeit kaufte er für das Abendessen mit seiner Frau ein. Da er bis dahin schon recht hungrig war, fiel der Einkauf entsprechend üppig aus.

»Man soll ja eigentlich nicht mit leerem Magen einkaufen«, entschuldigte sich Herr S. »Aber was soll ich machen? Vorher ist einfach keine Zeit.«

Gegen sechs war er zu Hause, packte alles in den Kühlschrank und wartete auf seine Frau, die in einem Verlag arbeitete und nie vor sieben nach Hause kam. Gewöhnlich kochte sie dann.

Während dieser einen Stunde hielt Herr S. den zunehmenden Hunger und Frust eine kurze Spanne aus, bis er sich »nur mal ein Häppchen vorher« gönnte nach dem Motto »Einmal ist keinmal!«.

Leider war es nach diesem ersten Bissen meist um Herrn S. geschehen. Er beschrieb, wie der Automatismus des Musters ablief: »Ich kann einfach nicht mehr aufhören, esse eine Scheibe Brot nach der anderen, verfresse eine ganze Salami, Leberwurst, mehrere Stücke Käse, manchmal 'ne ganze Dose Eiersalat oder Heringshäppchen und eine Packung Lachs. Und immer wenn ich denke: ›Jetzt ist aber genug!‹, gehe ich nach ein paar Minuten wieder an den Kühlschrank und fresse weiter. ›Noch ein bisschen was Süßes, nur ein bisschen ...‹«

»O Gott!«, entfuhr es mir. Allein vom Zuhören wurde mir schlecht.

»Hinterher stopfe ich ein paar Joghurts und Mousse au Chocolat in mich hinein – die liebe ich so. Dazu zwei bis drei Bier. Und noch ein Brot danach, und alles geht von vorn los ... Bis meine Frau kommt, ist der Kühlschrank meist leer. Es ist furchtbar! Aber ich kann nicht anders ...« Leo S. schlug die Hände vors Gesicht und schüttelte verzweifelt den Kopf.

Ich hatte tiefes Mitgefühl mit ihm. So ging es wirklich nicht weiter. Warum konnte er nicht warten und nicht mehr aufhören, bis wirklich alles aufgegessen war? Was ging da in ihm vor? Gab es Defizite in der Kindheit, die an einem bestimmten Punkt stets ein

Mangelgefühl in ihm aktivierten, das mit aller Macht sofort befriedigt werden musste?

Als ich Leo S. nach seiner Kindheit und Jugend befragte, stellte sich tatsächlich schnell ein biografischer Zusammenhang zu seinen Fressattacken her. Er war fünf Jahre alt gewesen, als seine Eltern sich trennten. Die Mutter verbot ihm jeglichen Kontakt zu seinem Vater, was damals, anders als heute, noch möglich war. Versuchte er als Heranwachsender den unermüdlichen Bemühungen seines Vaters nachzugeben und ihn dennoch zu sehen, strafte ihn die Mutter mit Liebesentzug.

»Sie sprach tagelang kein Wort mit mir. Knallte mir meine Mahlzeiten auf den Tisch und verließ das Zimmer, während ich aß. Sagte nicht Gute Nacht, nicht Guten Morgen. Und immer drehte sie mir den Rücken zu.« Eine tiefe Traurigkeit klang aus Herrn S.' Stimme, die mich erschütterte.

Nach einiger Zeit gab der Vater auf und meldete sich nicht mehr. Im Alter von 16 Jahren lernte die Mutter einen neuen Mann kennen, mit dem sie in eine andere Stadt zog, um endlich ein neues Leben anzufangen. Den Sohn wollte sie nicht mitnehmen. Als Leo S. sich daraufhin an seinen Vater wandte, ob er ihn bis zum Abitur aufnehmen könne, wies der ihn ab. Er habe inzwischen eine neue Familie und wolle seine alten Wunden nicht wieder aufreißen, ließ er Leo S. wissen. »Du störst da nur.«

Ohne eigenes Dazutun hatte mein Klient nicht nur keine Familie mehr, sondern von seinen nächsten Menschen nichts als verletzende Abschiebung erfahren. Er zog in eine Studenten-WG und ging seinen Weg allein weiter.

Als Leo S. seine Frau kennenlernte, wog er bereits über einen Zentner. Anfangs hatte sie kein Problem damit. Mittlerweile jedoch wirkten sich seine Fressattacken und seine enorme Leibesfülle zunehmend auf seine Ehe aus.

»Haben Sie noch Sex?«, fragte ich geradeheraus.

Er verneinte und seufzte. »Früher war ich immer ihr Gérard Depardieu.«

Ich lächelte, da dies ja auch mein erster Eindruck gewesen war.

»Heute sagt sie nur: ›Mein Fettklops, nimm erst mal ab!‹« Eine neue Welle von Scham verfärbte Herrn S.' Gesicht. »Dabei hatten wir früher viel Spaß miteinander.« Die verlorene Libido seiner Frau wurmte ihn sehr, denn diese Art von Nähe und Zuwendung fehle ihm besonders.

In den folgenden Therapiestunden ließ ich mir viele weitere Details aus dem Leben meines Klienten erzählen und genau beschreiben, wie es sich damals und heute anfühlte. So durchlebten, sortierten und interpretierten wir gemeinsam seine Geschichte neu.

»So hätte mal einer mit mir reden müssen, als ich klein war«, sagte er eines Tages. »Das hab ich mir immer gewünscht. So wie Sie hat mich da niemand wertgeschätzt.«

Ich schenkte ihm ein Lächeln. »Deshalb holen wir das jetzt nach, Herr S., denn es gibt vieles, das man an Ihnen wertschätzen kann.«

Dieser Prozess, das nie Erfahrene zu spüren, war sehr wichtig und ein großer Schritt. Allerdings reichte er noch nicht, um das Muster des derzeitigen Essverhaltens aufzulösen.

»Wenn Sie einmal etwas in den Mund genommen haben, ist bei Ihnen jede Kontrolle aufgehoben«, fasste ich zusammen. »Wer Mangel erlebt und bis heute Verlustängste hat, wird unbewusst immer versuchen, sich etwas Gebotenes einzuverleiben. Denn was einmal verschlungen ist, kann ihm nicht mehr weggenommen werden.«

Herr S. nickte, und ich fuhr fort: »Im hungrigen Zustand auf Ihre Frau zu warten, überfordert Sie. Warten weckt in Ihnen innere Leere, Wut und Verlassenheitsgefühle, gespeist aus den Erfahrungen in Kindheit und Jugend. Mehr noch, das tägliche Scheitern Ihrer

Disziplin verstärkt die alte Selbstentwertung und befeuert den Teufelskreis dadurch.« Ich blickte ihn an und fügte hinzu: »Genauso wie etwas abgeschwächt auch die Ablehnung durch Ihre Frau.«

Herr S. ließ meine Worte ein paar Minuten sacken, bevor er erwiderte: »Ja, aber was mache ich dagegen? So, wie Sie es darstellen, habe ich gar keine Chance, da rauszukommen.« Der große, unförmige Mann war in sich zusammengesackt und gab ein herzzerreißendes Bild der Hoffnungslosigkeit ab.

»Kein Sorge, Herr S., Sie sind nicht mehr allein – gemeinsam schaffen wir das.« Das zaghafte Lächeln, das sich auf meine Worte hin auf seinem Gesicht andeutete, war Gold wert.

Im Folgenden dachten wir darüber nach, an welcher Stelle sich das wiederholende Muster unterbrechen ließ. Sollte Herr S. zukünftig mit seinen Kollegen zum gemeinsamen Mittagessen gehen? Dann hätte er eine vollwertige Mahlzeit unter sozialer Kontrolle und unter dem Erleben von Zugehörigkeit zu sich genommen, ehe er später auf seine Frau warten würde, und wäre überdies vielleicht auch weniger hungrig. Oder sollte er vor oder nach dem Einkauf etwas anderes tun und erst nach Hause kommen, wenn seine Frau bereits heimgekehrt war?

Wir sprachen mehrere Varianten durch, und zu meinem großen Erstaunen entschied Leo S. sich schließlich ganz anders. Und es klang wie ein Schwur, als er verkündete: »Ich werde keinen Supermarkt, keinen noch so kleinen Laden mehr betreten, in dem ich mir etwas zu essen kaufen könnte, bis ich meine Essstörung überwunden habe.«

Es sei ihm eine schreckliche Vorstellung, jeden Tag mit seinen Kollegen essen zu müssen oder in der Stadt Aktionismus aufzubringen, nur um nicht vor seiner Frau zu Hause zu sein. Er lächelte matt. »Vielleicht sieht meine Frau dann ja irgendwann wieder den knackigen Leo in mir – und nicht den Fettsack von heute.«

»Na, wenn das kein Ziel ist!«, lachte ich und nahm ein Blatt Papier zur Hand, auf das ich sein Gelübde notierte. Ich reichte es ihm und sagte: »Bitte unterschreiben Sie das.«

Leo S. nahm mir das Blatt wortlos ab und setzte das Datum und schwungvoll seine Unterschrift darunter. »Das hänge ich mir an den Kühlschrank.«

Von nun an wartete er abends mit noch größerem Leeregefühl auf seine Frau, doch hatte Herr S. nichts zu essen im Haus, das er hätte verschlingen können. Ab diesem Zeitpunkt nahm er etwa zehn Kilo pro Jahr ab. Auch wenn ihm das nicht schnell genug ging, würdigte ich den Fortschritt vor dem Hintergrund, dass mein Klient ja die Jahre zuvor stetig zugenommen hatte. Auch seine Frau sah den Erfolg, obwohl sie etwas genervt war, da nun sie alle Lebensmitteleinkäufe übernehmen musste.

Eines Tages betrat Herr S. strahlend meine Praxis und sagte: »Ich bin wieder Gérard!«

Wir lächelten uns an und wussten beide, was es bedeutete.

Die schlafenden Hunde in mir

Wadim L. kam zu mir, nachdem er bereits mehrmals wegen Körperverletzung im Gefängnis gesessen hatte. Diese Erfahrung war so traumatisch für ihn gewesen, dass er nie wieder dorthin wollte. Dabei sollte ich ihm helfen. Er war Autohändler und hatte Männer, die ihn beleidigt oder um sein Geld geprellt hatten, krankenhausreif geschlagen. Er wisse auch nicht, wie das immer passierte. Aber er könne es einfach nicht ab, wenn ihn jemand hinterging oder beleidigte. »Dann steigt so eine Wut in mir auf. Ein Wort gibt das andere, und ich habe einen Hass in mir, dass ich total ausraste.«

Schon als er den Raum betrat, spürte ich eine unglaubliche Spannung in Herrn L. Alle Muskeln seines gut durchtrainierten Körpers wölbten sich deutlich und schienen jederzeit zum Angriff bereit. Sein Kiefer schob sich wie ein Bulldozer vor. Während Herr L. mir ein Beispiel nach dem anderen erzählte, wer ihm irgendwann dies oder jenes angetan habe, ballten sich seine Fäuste, traten die Adern an seinem Hals hervor, begannen seine Kaumuskeln zu mahlen. Als würde jede Erinnerung eine neue Zündschnur in ihm anzünden. Seine Augen weiteten sich, der Atem wurde hektischer, seine Stimme immer lauter und aggressiver. Wadim L. redete sich in einen Film hinein, in dem er offensichtlich von lauter Feinden umzingelt war. Mich sah er gar nicht mehr, fürchtete ich, und es war nur noch eine Frage der Zeit, bis die Lunten in ihm zur Explosion führten.

Mir wurde unwohl. Ein Satz von mir, und er schlägt zu, dachte ich. Besonders die hoch erregte Stimme meines Klienten, die jetzt in ein Kreischen überging, machte mir Angst. Sie schien ihn aufzupeitschen, als hätte er die schlafenden Hunde, die er in sich trug und die schon oft zugebissen hatten, mit seiner eigenen aufgebrachten Tonlage geweckt. Er wollte um jeden Preis angesichts von Provokationen seine Selbstachtung verteidigen, verachtete sich am Ende jedoch immer wieder für seinen eigenen Kontrollverlust.

Um ihn von den Situationen abzulenken, die seine Ausbrüche provoziert hatten, fragte ich ihn nach seiner Zeit im Gefängnis. Die Erfahrungen dort seien sehr hart für ihn gewesen, wie er daraufhin eindrücklich schilderte. »Das alles war ... war so demütigend«, knurrte er am Ende seines Berichtes. »Das will ich nie wieder erleben.«

Ich nickte. Die Haftstrafe hatte ihren Zweck erfüllt und Wadim L. ausreichend abgeschreckt, dass er sein Verhalten ändern wollte. Doch wie konnten wir es schaffen, dass nicht jede neue Gemeinheit die unerträgliche Summe aller erlebten Gemeinheiten weckte, sodass ihm seine eigene alarmierte Stimme nahelegte, es sei das Beste, sofort um sich zu schlagen? Es dauerte eine Weile, bis in mir der

Verdacht keimte, dass Herr L. so autosuggestiv war, dass in seiner Stimme der Trigger lag, der seine Gewaltausbrüche auslöste.

Während ich darüber nachdachte, redete Wadim L. weiter, hochrot im Gesicht, sodass sein glatt rasierter Schädel einem Feuerball glich. Plötzlich sprang er auf. Ich hielt den Atem an, und ein Adrenalinschuss ließ auch meine Muskeln sich anspannen. Ich bin zwar ein guter Tischtennisspieler und flink im Reagieren, allerdings nicht besonders stark. Hier half also nur eins. Gelassene Autorität.

»Wir machen mal einen Stopp«, sagte ich so ruhig und bestimmt, wie ich konnte, während mir die Beine zitterten. »Setzen Sie sich bitte. Ich kann Ihre Wut verstehen. Sie ertragen Ungerechtigkeit nicht, und jedes neue Erlebnis weckt alte, die sich in dem Moment summieren und Ihre Wut höher peitschen, als der einen Sache angemessen ist. Aber wie Sie ja wissen, ist Gewalt keine Lösung.«

Als hätte ich den Filmprojektor ausgeschaltet und damit alle Feinde verschwinden lassen, ließ Herr L. die Fäuste sinken, schaute mich verunsichert an und setzte sich wieder.

Natürlich hätte ich jetzt mit ihm recherchieren können, welcher biografische Hintergrund ihn bis heute so schnell aggressiv werden ließ. Ich entschied mich jedoch, ihm lieber von meinen Eindrücken der ersten 15 Minuten unserer Begegnung zu erzählen.

»Mir kam es so vor, als hätten Sie sich mit Ihrer eigenen Stimme in einen Alarmzustand versetzt, von dem es nicht viel braucht, um auszurasten.«

»Meine Stimme?«

»Ja, Ihre Stimme. Sie war nicht nur erregt und laut, sie hat auch den bissigen Hund in Ihnen geweckt. Und dann kann ein Wort reichen, das Ihnen nicht gefällt, und Sie verlieren die Kontrolle über sich.«

»Sie meinen, ich raste nicht aus wegen dem, was der andere gemacht hat oder sagt, sondern davon, wie ich selber rede?«

»Ja, so ungefähr. Die Sache ist etwas komplizierter. Ich versuche mal, die innere Dynamik, die Sie erleben, zu erklären: Sie stecken in einem Teufelskreis, der vier Phasen hat. Erstens: Sie erleben eine Gemeinheit von außen. Zweitens: Das ruft Ohnmachtsgefühle in Ihnen wach, die Sie bei früheren Erlebnissen empfanden, zum Beispiel im Gefängnis, wo man Sie schlug und demütigte. Drittens: Da Sie innerlich so aufgebracht sind und sich regelrecht bedroht fühlen, bekommt Ihre Stimme etwas Alarmierendes. Sie ist quasi der Ausdruck des Gefühls bei Ihnen. Viertens: Ihre Stimme animiert Sie, um sich zu schlagen – wie eben ein schwer körperlich wie seelisch Bedrohter.« Während ich sprach, wich sämtliche Spannung aus Herrn L., bis er in sich zusammengesunken vor mir saß und jede Bedrohlichkeit verloren hatte. Der Effekt war verblüffend.

»Das ist die Teufelsspirale«, fuhr ich fort. »Ich bin mir sicher, dass es ohne die dritte Phase, also Ihre Stimme, nicht von zwei nach vier kommt. Wie bei einem Computerspiel, wo man erst eine Kiste herschieben muss, damit die Figur auf ein Plateau klettern kann. Wie Sie mir erzählten, haben Sie schon einiges unternommen, um diesen Teufelskreis selbst zu unterbrechen. Allerdings nur zwischen Phase drei und vier, also zwischen dem Schreien und dem Zuschlagen. Das funktioniert aber nicht. Es ist aussichtslos, denn als Bedrohter muss man mutig handeln, wenn man sein Gesicht nicht verlieren will.«

»Ja, das stimmt. Sonst machen die, was die wollen mit einem.« Herr L. richtete sich wieder auf, und ich war froh, dass er meinen Erläuterungen bis hierhin folgen konnte.

»Sehen Sie, bei Phase eins, der Ungerechtigkeit, die der Auslöser von außen ist, und bei Phase zwei, dem Hochkommen alter schlimmer Erlebnisse, liegt es nicht in Ihrer Hand, sie abzuwenden. Sie passieren, und weder Sie noch ich können kontrollieren, was ein anderer sagt oder tut. Genauso wenig liegt es in meiner oder Ihrer Macht zu ändern, was Sie tun, wenn Ihr Fass voll ist ...« Ich machte eine kleine Pause, um ihm Zeit zum Verdauen des Erklärten zu geben. Doch Herr L. schien meinen Gedankengang weiterhin nachzuvollziehen, wie ich seinem Gesichtsausdruck entnahm, und so setzte ich zum entscheidenden Punkt fort: »Einzig zwischen Phase zwei, also der Wiederbelebung von Erlebnissen, in denen Sie sich bedroht und verletzt fühlten, und drei, dem Hochschrauben Ihrer Stimme, gibt es meines Erachtens eine Chance, diesen Teufelskreis zu unterbrechen. Indem Sie zum Beispiel ...«

»... cool und leise bleiben«, vervollständigte Herr L. meinen Satz und brachte damit genau meinen Gedanken zu Ende.

Ich atmete auf, erfreut, dass er mich tatsächlich so schnell verstanden hatte. »Genau. Wenn es uns gelingt, dass Ihre Stimme gelassen bleibt, egal mit wem Sie über was reden, könnte ich wetten, dass es gleichgültig ist, welche Gemeinheit Ihnen jemand an den Kopf wirft – Sie werden nicht mehr zuschlagen.«

Herr L. machte ein ungläubiges Gesicht, als könne er nicht fassen, dass sich sein großes Problem tatsächlich »so einfach« lösen ließ. »Mein Job ist also, meine Stimme ruhig zu halten, sonst nichts?«

»Ja, nur das. Dann kann der Rest nicht mehr laufen wie bisher.«

Wir vereinbarten, dass er in den nächsten Wochen genau dann seine Tonlage herunterdimmte, wann immer sich eine brenzlige Situation auch nur andeutete. Es gelang ihm, und diese Musterunterbrechung bewährte sich.

Zunächst.

Doch eines Tages kam er ungewöhnlich zerknirscht in die Therapiestunde. Sein Gesicht war unrasiert. Die Kiefermuskeln arbeiteten. Ich ahnte Schlimmes, und er erzählte, dass er am Abend nach einer heftigen Auseinandersetzung um die Kinder seine Frau geschlagen habe.

»Wir kriegen uns oft wegen der Kids in die Haare, aber noch nie habe ich sie geschlagen.« Er mied meinen Blick und fuhr sich über die Glatze. »Ich meine, so einer bin ich doch gar nicht. Frauen sind tabu für mich.« Er sah auf und machte ein verzweifeltes Gesicht. »Sie ist noch in der Nacht mit den Kindern zu Lena, ihrer Schwester ...« Bislang hatte er ruhig gesprochen, doch jetzt nahm ich ein alarmierendes Vibrieren in seiner Stimme wahr. »... und heute Morgen schrieb sie mir per WhatsApp, dass sie sich scheiden lassen wolle, wenn das noch mal passiert. Das ... das ... verkrafte ich nicht ...« Herr L. keuchte. Anders als sonst schaukelte sich seine Stimme allerdings nicht weiter hoch. Sie zitterte. Erstaunt sah ich, dass Wadim L. weinte.

Ich wusste, dass er und seine Frau Larissa sich regelmäßig um die Kinder stritten, dass die Ehe allein schon wegen der Gefängnisaufenthalte nicht unbelastet war. Doch Wadim L. liebte seine Frau und war ihr zutiefst dankbar, dass sie bisher alles mitgetragen und ihn nicht verlassen hatte.

»Warum kann ich mich bei anderen mittlerweile regulieren, aber bei ihr nicht? Larissa und die Kids sind alles, wofür es sich für mich zu leben lohnt und warum ich all das hier mache mit Ihnen«, sagte er. Das war eine enorm wichtige Motivation, die es zu erhalten galt.

»Ihre Frau ist Ihnen wichtiger als irgendein unverschämter Kunde, deshalb ruft ein Konflikt mit ihr natürlich auch heftigere Emotionen in Ihnen wach«, erklärte ich. Dann schlug ich vor: »Bitten Sie Ihre Frau doch mal, dass sie zur nächsten Sitzung mitkommt. Dann schauen wir uns die Sache an.«

Wadim L. war unsicher, ob sie sich darauf einlassen würde. Doch Larissa erklärte sich tatsächlich bereit und begleitete ihn sogar mehrmals. Sie war eine selbstbewusste Frau, die zu wissen schien, was sie wollte.

Zu dritt wollten wir die aktuellen Probleme besprechen, ich fungierte quasi als Moderator. Damit Herr L. stets erkannte, wenn er in Phase drei geriet, vereinbarte ich mit ihm ein Zeichen, das Larissa nicht mitbekommen würde. Bei vielen KlientInnen schnipse ich meist leicht mit den Fingern. Daraufhin sollte sich Herr L. innerlich sagen: »Ich bin ein Motherfucker, meine Stimme bleibt definitiv cool.«

Oft sind mehr als ein halbes Dutzend solcher Situationen nötig, bis eine Klientin oder ein Klient sofort reagiert und kein Therapeut mehr zugegen sein muss, weil der Betroffene gelernt hat, sich vor solchen Gesprächen selbst zu instruieren.

Auch bei Wadim L. funktionierte die Musterunterbrechung in den Sitzungen nicht sofort. Anfangs eskalierten die Konflikte noch, zumindest verbal. Nach und nach jedoch gelang es ihm, nach einigen Minuten und Wiederholungen meinerseits sein Muster aufzugeben.

Wadim L.s Frau war schon beim ersten Treffen sichtlich beeindruckt, dass das funktionierte. Insgesamt begleitete sie ihn zu fünf Therapiestunden, und wir arbeiteten jedes Mal aktuelle Konflikte auf. Drei Wochen später kehrte sie mit den Kindern zu ihm zurück. Nach einigen weiteren Sitzungen, die er danach allein bei mir wahrnahm, schaffte Wadim L. es schließlich, das alte Muster nicht nur in meiner Praxis, sondern auch zu Hause zu durchbrechen. Er blieb ein impulsiver, schnell erregbarer Mensch, aber schwerwiegende Impulsausbrüche gegen Kunden, die ihn juristisch in Bedrängnis hätten bringen können, oder gegen seine Frau gehörten der Vergangenheit an. Das Gefängnis ist für ihn seither Geschichte.

Das ist deine tierische Natur!

Einmal suchte mich ein altes Ehepaar auf, das seit 41 Jahren miteinander verheiratet war. Beide hatten die siebzig erreicht, was selten ist – meist sind meine Klienten jünger. Von allein wären sie vermutlich nie zu einem Psychotherapeuten gegangen. Ihre Kinder hatten sie zu mir geschickt, da sie die aggressive Spannung, die zwischen ihren Eltern herrschte, nicht länger ertrugen und gedroht hatten, sie mit den Enkeln nicht mehr zu besuchen, wenn das Sticheln so weiterginge.

Alois T., ein ehemaliger Kapitän, kerzengerade in blauem Jackett und etwas mürrisch, und seine Frau Mathilde, die, nachdem die Kinder aus dem Haus waren, noch zehn Jahre in einer Boutique gearbeitet hatte, mit kleinen ruhig blickenden Augen in blauem Rock und weißer Bluse. Beide schienen mir bereit, etwas zu verändern.

Wir planten sechs Doppelsitzungen. Beide glaubten, dass die Ursache der aggressiven Grundspannung in ihrer Ehe von den vielen Sorgen herrührte, die es in ihrem großen familiären Umfeld gab und die beide belasteten. Deshalb betrachteten wir in den ersten Stunden dieses Beziehungsgeflecht mit seinen Konflikten. Ich half dem Ehepaar dabei, es zu sortieren und die einzelnen Kombattanten besser zu verstehen. Interessanterweise gingen die beiden bei diesen Themen erstaunlich partnerschaftlich miteinander um. Nur eines fiel mir auf: Zwei- bis dreimal pro Sitzung attackierten sie sich zu unterschiedlichen Zeitpunkten für wenige Sekunden gegenseitig mit gemeinen Worten und einem Mienenspiel tiefer Verachtung. Es waren kleine verbale Giftpfeile, die sie gegen offensichtliche Eigenarten des anderen abschossen.

Er ganz nebenbei, leise und boshaft lächelnd zum Beispiel: »Na, so was muss gerade eine wie du behaupten, die sich nie was traut.«

Oder sie mit Verachtung in der Stimme: »Da hattest du ja wieder deine Bühne, auf der du nach Bewunderung heischen konntest.«

Nie reagierte der andere darauf, doch die Stimmung brach stets für einige Zeit ein.

Lag hier das Problem? Beide Partner besaßen ein höchst unterschiedliches Naturell. Während sie eher ängstlich und zurückhaltend war, musste ich ihn vielmehr stoppen, damit seine Frau genauso zu Wort kam. Alois T. war offensichtlich sehr unternehmungsfreudig, mischte sich überall ein und tat sich gern mit etwas Besonderem hervor. In den Augen seiner Frau stets ein bisschen zu viel. Und er sei streitlustig, wie sie betonte. Wohingegen sie sich, seit sie nicht mehr arbeitete, sozial lieber zurückzog und leicht misstrauisch gab.

»Ich liebe meine Ruhe und kann auch gut allein für mich sein«, meinte sie. »Lese gern, löse Kreuzworträtsel oder schaue abends Fernsehen. So kann ich mir doch auch die Welt ins Wohnzimmer holen, statt groß auszugehen, zu verreisen oder mich mit anderen Leuten treffen zu müssen, oder?«

Die Giftpfeile, die beide Ehepartner abschossen, waren sehr intelligente, flüchtig eingebrachte Entlarvungen. Von ihm hörte ich in solchen Attacken Sätze wie »Keiner weiß, wie einsam du oft bist, aber das nimmst du ja in Kauf. Hauptsache, du musst nichts riskieren.«

Von ihr hingegen: »Vor den anderen produzierst du dich als großer Neinsager und bist dagegen. Und zu Hause erzählst du mir dann, dass du eigentlich gut fandst, was die wollten. Alles nur Profilierung, damit du als was Besonderes dastehst.«

Als ich dem Paar meine Wahrnehmung spiegelte und die Vermutung äußerte, dass die permanente Aggression zwischen beiden vielleicht deshalb bestünde, weil unklar war, wann die nächste Attacke käme, bestätigten sie dies sofort. Und sie gaben zu, dass sie mit ihren Provokationen noch nie eine Veränderung beim anderen erreicht hätten, wohl aber viel Kränkung erführen. Ebenso konnten sie annehmen, dass die Diskriminierung des anderen seit Jahrzehnten ein oder zwei grundlegende Charaktereigenschaften oder Verhaltensweisen des Partners betraf. Das Ehepaar hatte es in all den Jahren ihres Zusammenlebens nicht geschafft, diese Macken wohlwollend zu akzeptieren, sondern einander beständig abgewertet. Das erzeugt selbstverständlich Wut, denn natürlich konnte keiner der beiden aus seiner Haut.

Wie konnte eine Unterbrechung dieses Musters aussehen? Alois und Mathilde T. schlicht zu empfehlen, solche Attacken zu lassen, hielt ich für aussichtslos. Was also tun?

Da fiel mir ein Phänomen ein, das mir einige Monate zuvor im Zoo mit meinen Kindern aufgefallen war. Vor dem Paviangehege hatten wir beobachtet, wie mehrere Tiere verschiedenen Artgenossen ihre rot geschwollenen Hinterteile präsentierten und teilweise dicht vors Gesicht hielten. Es sah sehr lustig aus, und wir sahen den Tieren eine Weile lang zu. Auf der Schautafel lasen wir schließlich, dass dieses Verhalten sowohl eine Geste der Unterwerfung sein kann als auch ein Signal der Paarungsbereitschaft. Obwohl es wirklich komisch aussah, kam niemand auf die Idee, die Affen auszulachen. Warum auch?

Gegenüber den eigentümlichen Naturen wilder Tiere bringen wir Menschen eine viel größere Akzeptanz mit gegenüber der Natur unserer Mitmenschen, obwohl sie oft gleichermaßen unveränderlich sind. Bei Wildtieren verspüren wir keinen Impuls, ihnen ihre Eigenarten abzutrainieren oder sie dafür zu verachten. Was, wenn es mir gelänge, den Ehepartnern dieselbe Akzeptanz füreinander nahezubringen, wie sie sie vermutlich gegenüber einem Wildtier zeigen würden?

»Angenommen, der andere wäre ein wildes Tier«, fragte ich das Paar in der nächsten Therapiestunde lächelnd, »welches wäre er dann wohl, wenn wir mal nur auf seine unschönen Eigenarten schauen?«

Die beiden schauten erst mich verblüfft und dann lange einander an.

»Hm«, begann wie immer, wenn ich eine Frage stellte, Alois T. Seine grünen Augen funkelten spöttisch unter den weißbuschigen Augenbrauen. »Also, Mathilde wäre ein Feldhase. Auf jeden Fall. Ein Tier, das bei Gefahr im Zickzack übers Feld davonläuft und sich im Zweifelsfall sofort in seinen Bau zurückzieht. Genauso scheu und ängstlich.«

»Ein Feldhase also. Okay«, nickte ich. »Und was wäre Ihr Mann?«

Mathilde T., deren Kopf leicht zitterte, wie ich es schon häufig an ihr bemerkt hatte, wenn sie aufgeregt war, betrachtete ihren Mann intensiv. Dann sagte sie leise und zögernd: »Alois wäre ein Herdentier, eins, das sich wichtig findet ... vielleicht ein Gorilla, ein Silberrückengorilla. Ja, du siehst toll aus, bist aber schrecklich geltungsbedürftig und machst dich gern zum Affen.« Sie seufzte.

Wir schwiegen eine Weile. In den Mienen der beiden arbeitete es.

»Haben Sie sich schon einmal über einen Feldhasen oder einen Silberrückengorilla lustig gemacht?«, unterbrach ich schließlich die Stille.

Beide schüttelten einträchtig den Kopf. »Über Tiere macht man sich doch nicht lustig, oder?«, meinte Frau T. bestimmt.

»Hm«, brummte ihr Mann. Mehr fiel ihm dazu erst mal nicht ein. Ich nahm es als Zustimmung und hoffte, dass die beiden nun auch zum nächsten Schritt bereit waren.

»Na, damit können wir doch arbeiten«, sagte ich. »Und nun hätte ich gern, dass Sie beide in den Flur zur Garderobe gehen und den Mantel Ihres Partners herholen.«

»Aber die Stunde ist doch noch gar nicht um!«, warf Alois T. enttäuscht ein.

»Holen Sie die Mäntel«, wiederholte ich, »und dann schauen wir weiter.«

Als beide zurückkamen, sie seinen Trenchcoat, er ihre Kostümjacke über dem Arm, bat ich sie, nacheinander langsam den Mantel wie ein Fell um die Schultern des anderen zu legen. »Und nun sprechen Sie sich gegenseitig so an, als wäre der andere das entsprechende Tier. Versuchen Sie ihm so eindringlich wie möglich zu vermitteln, dass es ein besonderes Tier ist, dass es Eigenheiten aufweist, die eben seinem Naturell entsprechen und ihn auszeichnen!«

Verunsichert schwiegen beide eine Weile. Nach ein paar Minuten legte zuerst Alois T. seiner Frau die Jacke um, sagte aber nichts. Dem sonst so redseligen Kapitän hatte es die Sprache verschlagen. Tatsächlich sah dieser Hüne von Mann mit dem vollen schlohweißen, nach hinten gekämmten Haar, dessen Hemd sichtlich über dem mächtigen Bauch spannte, in diesem Moment für mich wie ein Silberrückengorilla aus. Daneben wirkte seine um zwei Köpfe kleinere Frau schutzbedürftig.

»Bück dich mal«, forderte sie ihn auf, als er immer noch nichts sagte. Es klang ungewöhnlich liebevoll. »Sonst brauch ich noch einen Hocker!«

Alois T. klappte ächzend nach vorn und ließ sich von seiner Frau den Mantel umlegen.

»Na, du Silberrückengorilla!« Prüfend schaute Mathilde T. zu ihm auf. »Du großer Anführer. Ich habe ganz schön Respekt vor dir, wie du alle beieinander hältst, wie du auch drohen kannst, wenn jemand dein Revier infrage stellt! Dir entgeht einfach nichts. Weißt, wer welche Sorgen hat und was braucht. Du bist zwar nervig, aber immer Teil einer großen herumwuselnden Gemeinschaft ... wirst akzeptiert, hast deine feste Rolle und ... bist einfach ein imposantes und stolzes Tier!« Sie betrachtete seinen Bauch und schlug leicht mit der Hand dagegen. »Und kannst einiges ab.« Sie zögerte kurz, bevor sie hinzufügte: »Und du kannst mich beschützen.«

Während sie sprach, war Alois T. rot geworden. Verlegen blinzelnd zupfte er an seinem Bart. Seine grauen Augen glänzten feucht. »Und du, kleiner Feldhase«, murmelte er schließlich, »siehst toll aus. Deine Haut ist kuschelweich. Ich freue mich, wenn ich dich auf den Feldern sehe, wie du deine tollen Haken schlägst. Und du buddelst riesige Höhlengänge. Darin bist du sicher, wenn du dich da draußen ängstlich fühlst!« Er hielt inne.

»Fällt Ihnen vielleicht noch etwas ein?«, ermutigte ich ihn weiterzusprechen.

»Hm. Ich fühle mich einsam, wenn ich allein bin. Sie nicht. Deshalb bin ich froh, dass sie uns zu Hause so eine schöne Höhle gebaut hat …«

An diesem Punkt beendete ich die Sitzung, und wir verabschiedeten uns. Würde das Paar das soeben Erlebte in seinen Alltag übernehmen können? Bisher hatten die beiden nie Kosenamen füreinander verwendet.

Drei Wochen später, in der letzten Sitzung, erzählten sie, dass sie den anderen nun öfter einmal als »du Silberrückengorilla« oder »du Feldhase« neckten, wenn er ihnen auf die Nerven ging. Sie fänden das inzwischen ziemlich lustig und es hätte schon so manche brenzlige Situation entspannt.

Diesmal kaufst du die Möbel

Ayatu P., ein kleiner, drahtiger Mann von Mitte vierzig, stammte aus Tunesien und war schon früher einmal bei mir gewesen. In der damaligen Phase unserer therapeutischen Zusammenarbeit plagten ihn schlimmste, vorwiegend religiöse Skrupel, weil er aufgrund seiner sieben Liebhaberinnen unentwegt lügen musste. Er konnte einfach kein sexuelles Angebot ablehnen, selbst wenn er gar keine Lust auf Sex hatte. Während der Therapie lernte er endlich, Nein zu sagen. Das befreite ihn, wie er beschrieb, von all den vielen Frauen, und er heiratete eine von ihnen, Irina, eine zehn Jahre jüngere Russin.

Doch dann tat sich ein neues Problem auf. Er war bereits zwei Jahre mit Irina liiert, als er erneut zu mir kam und diesmal seine Partnerin mitbrachte. Ayatu P. hatte inzwischen ein paar graue Haare bekommen und trug eine randlose Brille, die ihm etwas

Intellektuelles verlieh. Irina überragte ihn um einige Zentimeter, trug einen straff nach oben gebundenen Pferdeschwanz und stakste auf hohen Absätzen in die Praxis.

Sowohl Ayatu als auch Irina P. waren äußerst impulsiv und aggressiv, wie sich schnell herausstellte. Außerdem stießen beider Kulturen regelmäßig unversöhnlich aufeinander, zusätzlich zu der Konfrontation mit den deutschen Gegebenheiten, in denen sie lebten. Binnen weniger Minuten schaukelte sich jeder kleine Zwist zu einem heftigen Streit mit Gewaltausbrüchen hoch. Sie reizte ihn unentwegt verbal und manchmal bis aufs Blut oder attackierte ihn mit Fäusten, während Ayatu P., dem es nicht gelang, seiner Frau Grenzen zu setzen, dann vor allem Möbel zerschlug. Oft arteten diese Streite so aus, dass die Nachbarn die Polizei riefen. Immer wieder musste das Ehepaar neues Mobiliar anschaffen.

Was lief da zwischen den beiden ab? In unseren therapeutischen Sitzungen zeigte sich rasch, dass sich beide nicht in der Lage sahen, auf eine unerhörte Provokation des anderen nicht sofort selbst Unerhörtes folgen zu lassen. Beide hatten regelrechte »psychische Allergien«, die der jeweils andere im Streit punktgenau bediente, um möglichst heftige Affekte zu wecken und dadurch zu erleben, wie stark und überlegen er dem anderen gegenüber war. Wobei ich eher glaubte, dass Ayatu P. grundlegende seelische Bedürfnisse seiner Frau ignorierte, wie das Gefühl, geliebt und gebraucht zu werden und ein wichtiger Mensch für ihn zu sein, sodass sie ihn unablässig provozierte, um auf diese Weise an seine Gefühle ranzukommen. Natürlich mit dem gegenteiligen Ergebnis. Gab es ein »Antiallergikum«, das diese Ausbrüche wirksam unterbrechen konnte?

Da Ayatu P. meist als Erster ausrastete, schlug ich dem Paar vor, er solle sofort, wenn sich der Streit zuspitzte und er die Wut in sich hochkochen spürte, die Wohnung verlassen. Nach etwa einer halben Stunde solle er wiederkommen, aber auch nicht deutlich später. Ich hoffte, das wäre genug Zeit, damit das ausgeschüttete Adrenalin, das jedes differenzierte und maßvolle Handeln bei beiden verhinderte, bis dahin abgebaut war. Gleichzeitig durfte Herr P. nicht so spät zurückkehren, dass das Warten bei seiner Frau neue, destruktive Gefühle weckte.

Das Konzept ging bestens auf, und alle waren glücklich, einschließlich der Nachbarn.

Ungefähr sechs Monate später kam es jedoch zu einem besonders heftigen Rückfall. Als sich erneut eine Eskalation zwischen dem Paar anbahnte und Ayatu P. auf dem Weg war, wie verabredet die Wohnung zu verlassen, stellte sich seine Frau von innen vor die Wohnungstür und schloss sogar ab. Man kann sagen, sie unterbrach unseren Unterbrecher, und zum ersten Mal rastete er wieder aus. Tobend vor Wut zerschlug er das Mobiliar, worauf die Nachbarn ein weiteres Mal die Polizei riefen. Als die Beamten die Wohnung betraten, schilderte Irina P., was ihr Mann wieder einmal angerichtet hatte. Minutenlang überschütteten die Polizisten Ayatu P. daraufhin mit Mahnungen und Drohungen. Bis er endlich einhaken konnte und von unserer therapeutisch verabredeten Vereinbarung berichtete, die sich ja bisher hervorragend bewährt hatte. Es brauchte einige Erklärungen von seiner Seite, bis die Beamten verstanden, was diese Vereinbarung bedeutete und wie wichtig sie war. Dass Irina die Tür nicht hätte abschließen dürfen, leuchtete ihnen dann ein. Zu Ayatu P.s großem Erstaunen attackierten die Männer seine Frau infolgedessen verbal so heftig, dass sie ihm nie wieder den Ausgang bei einem beginnenden Streit verwehrte.

Dennoch blieb das Paar nicht zusammen. Ayatu P. verließ Irina zehn Monate später. Er kam mit einer gutmütigen und sehr ausgeglichenen Frau aus Düsseldorf zusammen, zu der er nach einiger Zeit hinzog. Ich fragte mich damals, wie lange er wohl ein Leben ohne dauerndes Drama, das wie eine Droge wirken kann, aushalten würde.

Kürzlich erhielt ich eine Karte von ihm. Er wundere sich über sich selbst, doch noch immer klappe seine neue Beziehung bestens. »Bei ihr kann ich sogar bleiben, wenn's mal eng wird zwischen uns!«, schrieb er mit seiner kleinen, feinen Handschrift und machte mir abschließend ein schönes Kompliment: »Und für Sie steht ›die Tür jederzeit offen‹ für ein Abendessen.«

TRAUER UND TRENNUNG

Einfach nicht loslassen können

Wenn ein geliebter Mensch stirbt oder uns in anderer Weise verlässt, so gelingt es uns mitunter über Jahre nicht, ihn los- und zurückzulassen. Besonders wenn jene Person eine wichtige Funktion in unserem Leben hatte oder sogar teilweise stellvertretend für uns lebte.

Wenn beispielsweise die Ehefrau verstirbt, die stets den Garten pflegte und ganzjährig für eine grüne Oase sorgte, so geht ihrem Witwer nicht nur sie als Mensch verloren, sondern auch der Garten mit seiner beruhigenden Ausstrahlung und der blühenden Sinnlichkeit. Er liebte den Duft ihrer Rosen, den Schatten der Bäume, das Grün der Wiese. Weil er jedoch selbst kein Händchen für Pflanzen besitzt, überwuchert der Garten nach dem Tod seiner Frau, wird welk, verdorrt. Mit ihr hat der Mann auf diese Weise also auch den grünen Teil seines Lebens verloren.

Andere sind plötzlich vom Humor abgeschnitten, wenn die verlorene Person diejenige in der Beziehung war, die für Heiterkeit sorgte. Es kann die Vernetzung mit anderen sein, der Zugang zur eigenen Sentimentalität, zur Wildheit usw. Wenn wir nicht ewig trauern wollen, müssen wir uns daher nicht nur um den Verlust des geliebten Menschen kümmern, sondern genauso um das, was wir in uns *verloren haben. Das ist besonders schwierig, denn oftmals ahnen wir gar nicht, dass es bei unserem Schmerz gar nicht mehr um den verlorenen Menschen geht.*

Als er starb, bin auch ich gestorben

Helene S. war eine wohlhabende Frau von Mitte fünfzig und entstammte einer Hamburger Reeder-Familie. Sie hatte zwar eine Ausbildung zur Bürokauffrau gemacht, ging aber keinem Beruf nach, nachdem sie aus Liebe zu ihrem Mann, den sie einst gegen den Willen der Eltern geheiratet hatte, nach Berlin gezogen war. Dass er während ihrer Ehe alkoholkrank wurde, ertrug sie still, litt jedoch sehr darunter. Trotzdem kam es für sie nicht infrage, ihren Ehemann zu verlassen, denn in ihrer Ursprungsfamilie war Helene S. rigide auf die Einhaltung ihrer Rollen erzogen worden, so auch der als Ehefrau.

In den ersten Jahren ihrer Ehe hatte sie ihren Mann, der ebenfalls aus einer Industriellenfamilie stammte, oft auf seinen beruflich bedingten Reisen begleitet und das Herumkommen sehr genossen.

Als sein Alkoholkonsum zunahm und er anfing, Schulden zu machen, musste er sich auf Druck seiner Familie mit einer großen Abfindung aus dem Geschäft zurückziehen. So lebten die beiden schon in jungen Jahren als Rentiers.

»Ich habe mich damals schrecklich gelangweilt«, verriet sie mir in unserer ersten Sitzung. »Mein Mann hat sich immer mehr zurückgezogen und ließ mich allein.« Anfangs traf sie sich noch regelmäßig mit Freundinnen, allerdings nahmen ihre sozialen Kontakte immer mehr ab. »Ich habe mich einfach zu sehr für ihn geschämt«, murmelte sie, den Blick auf ihre Hände gesenkt. »Weil ich nie wusste, wann er mal wieder die Kontrolle über sich verlor.«

Erst als sie endlich schwanger wurde, habe ihr Leben einen Sinn bekommen. Von da an richtete Frau S. all ihre Liebe und Aufmerksamkeit auf ihren Sohn. Ein temperamentvolles, aufgewecktes Kind, das früh künstlerische Neigungen zeigte, malte und mehrere Instrumente spielte. Er sei in der Trostlosigkeit ihres Ehelebens ihr einziges Glück gewesen, erzählte sie mit einem traurigen Lächeln. Als er erwachsen wurde, bezahlte sie ihm eine eigene Wohnung, kaufte ihm ein Auto und alles, was er sonst noch brauchte. Sie ermutigte ihn, etwas aus seinem Leben zu machen und alles mitzunehmen, was sich ihm bot. Er besuchte teure Privatschulen und sollte sich nach dem Abitur erst einmal in der Welt umschauen, bevor er entschied, welchen Weg er einschlagen wollte.

»Ich wollte ihm alles ermöglichen. Und manchmal habe ich ihn auf seinen Reisen begleitet.« Ein kurzes Strahlen huschte über Helene S.' Gesicht, als sie davon sprach. Ihren Sohn und sie verband eine sehr innige Beziehung, und selbst als er in seine eigene Wohnung zog, besuchte er sie fast täglich. Allerdings machte sie sich große Sorgen um ihn, denn ähnlich wie der Vater begann auch der Sohn schon früh zu trinken, zog von einer Party zur nächsten und hatte sein impulsives Temperament oft nur schwer unter Kontrolle. Eines Tages, wenige Tage nach seinem zwanzigsten Geburtstag, fuhr Helene S.' Sohn nach einer Party bei Freunden auf dem Land betrunken gegen einen Baum und starb. Die Welt von Helene S. brach zusammen.

Als sie in meine Praxis kam, hatte sie bereits sieben Jahre mit verschiedenen Therapien hinter sich. Trotzdem war es ihr bisher nicht ansatzweise gelungen, den Tod ihres Sohnes zu überwinden. Eine befreundete Therapeutin, bei der sie zuletzt gewesen war, hatte mich ihr empfohlen. Meine Kollegin hatte nicht viel Hoffnung, dass eine weitere Intervention helfen könnte, wollte es jedoch mir überlassen, noch einen Versuch zu wagen.

Ich sagte zu, obwohl es vermutlich nicht einfach sein würde, mit dieser Klientin eine erneute Vertrauensbasis aufzubauen und weiterzukommen, zumal ihre Stimme auf dem Anrufbeantworter nicht allzu motiviert geklungen hatte.

Während der ersten drei Sitzungen richtete ich mich gezielt an die Mutter, die ihren geliebten Sohn verloren hatte. Doch wie bereits bei den vorherigen Therapien half Helene S. diese Perspektive nicht in ihrer Trauer. Noch immer weine sie zu Hause täglich und denke über den Verlust ihres Sohnes nach, meinte sie enttäuscht. Von über fünfzig Fotos, die sie in der Wohnung verteilt hatte, blicke er ihr entgegen. Sogar wenn sie den Küchenschrank aufmache, denn selbst in der Innenseite der Tür habe sie Bilder von ihm angebracht. Sein Zimmer im Haus, das er nach seinem Auszug nicht aufgegeben hatte, sei unverändert. Die Gitarre mit der abgerissenen Saite läge noch immer auf dem Bett, als könne er plötzlich wiederkommen.

»Ich rede mit ihm, als wäre er noch immer da, und heule und heule ... das ist doch kein Leben mehr!« Frau S. schaute mich aus ihren großen blauen Augen matt an. Ihre Mundwinkel zuckten. Schmal und zerbrechlich saß sie vor mir, das graue Haar in einem Kurzhaarschnitt wie eine Kappe am Kopf klebend. Sie versuchte, Haltung zu bewahren. »Nach außen zeigt man als Hamburgerin nicht, wie man sich innerlich fühlt«, hatte sie mir einmal gesagt. Sie weinte nie vor mir.

Die Trauer hatte diese große, einst attraktive, wohlgeformte Frau, die sich aufregend schminkte, verändert. Auf einem Foto von ihr und ihrem Sohn kurz vor seinem Tod, um das ich sie gebeten hatte, sprühen ihre Augen förmlich vor Glück. Übermütig ist ihr orangefarbener Seidenschal auch um den Hals ihres Sohnes geschlungen, der lächelnd den Arm um sie legt. Sie hätten Geschwister sein können.

»Ja, ich bin einst eine attraktive Frau gewesen«, sagte Frau S. fast schuldbewusst, als sie meinen Blick spürte. »Aber ich habe keine Kraft mehr, mich für dieses Leben schön zu machen ...«

Hatte ich sie verletzt? Manchmal fällt es mir nicht leicht, den Mann in mir vom Therapeuten zu trennen. »Sie sind noch immer schön«, erwiderte ich. »Nur müssen Sie den Schlüssel zu Ihrem Leben wiederfinden.« Darin sah ich den entscheidenden Punkt, in dessen Richtung die Therapie weitergeführt werden musste. »Es ist nicht nur ihr Sohn gestorben, auch Sie sind gestorben! Ihr Sohn hat Ihnen eine Brücke zu einem lebenswerten Leben gebaut. Und Sie selbst besitzen offensichtlich keine eigenen Stege. Mit seinem Verlust sind Sie unerreichbar fern von Ihrer Lebendigkeit, sogar vom Leben selbst. Als er noch lebte, gab es aus meiner Sicht einen unbewussten Pakt: Ich stelle dir alles zur Verfügung, damit du ein spannendes Leben führen kannst. Dafür kommst du täglich zu mir und lässt mich daran teilhaben, als wenn ich es selbst erlebte. Jetzt ist Ihr Sohn tot, und Ihre Brücke …«

»… ist zerstört«, ergänzte sie leise meinen Satz.

Ich nickte. »So ist es.« Dann konfrontierte ich sie mit meiner nächsten Deutung. »Könnte es sein, dass Sie all ihre unerfüllten Wünsche und Sehnsüchte, die in *Ihnen* schmorten, alles Expressive in Ihnen, das, was nach Ausdruck drängte, an Ihren Sohn delegierten, weil Sie aus Ihrem inneren wie äußeren Gefängnis damals nicht herausgekommen sind? Vielleicht war dies ein Pakt, der Sie damals befreite, heute aber in Ihrer Trauer gefangen hält?«

Helene S.' Unterlippe zuckte. Plötzlich schluchzte sie auf. Es klang wie ein Aufschrei. Dann weinte sie hemmungslos, minutenlang. Es war das erste Mal in einer Therapiestunde. Ein Dammbruch, den ich nicht unterbrechen durfte, weil er den Weg freimachte zu ihrer wichtigen Erkenntnis, dass sie wahrscheinlich deshalb ihren Sohn und all die vielen Fotos brauchte, um auf diese Weise wenigstens ihre Erinnerungen an ein pralles, ereignisreiches Leben wachzuhalten.

Wir arbeiteten ein paar Sitzungen lang an dieser Erkenntnis, und uns beiden war klar, dass sie die Trümmer der alten Brücke beseitigen musste, um neue Entwürfe für eine eigene Brücke zu ihrem Leben zu gestalten.

Als Erstes reduzierte Frau S. die Anzahl der Fotos ihres Sohnes zu Hause, entfernte vor allem das aus dem Kühlschrank, wozu ich ihr dringend geraten hatte in der Hoffnung, dass sie dann auch wieder lustvoller essen würde. Etwas später gelang es Frau S. sogar, die Sachen aus dem Kleiderschrank ihres Sohnes wegzugeben. Sein Zimmer einem neuen Zweck zuzuführen, war ihr allerdings noch nicht möglich.

Dennoch tat sie wichtige Schritte, die zu einem nächsten, noch entscheidenderen führten: der Überwindung ihrer eigenen Hemmungen, sich ins Leben zu stürzen. Helene S. hatte begriffen, dass dies – und nicht der Tod des Sohnes – die größte Hürde war. Damit erreichten wir in unserer gemeinsamen Therapie eine neue Runde.

Nach einiger Zeit stellte sich heraus, dass Frau S. für den Bau eigener Brücken Unterstützer brauchte. Da sie keine engen Freundinnen hatte, hoffte ich, dass ihr Mann vielleicht hilfreich sein könnte, und schlug ihr vor, ihn einmal mitzubringen. Sie hatte bisher nie von ihm erzählt, und ich wollte mir ein Bild von ihm machen. Um Familiendynamiken besser zu verstehen, ist es manchmal sinnvoll, den Partner dazuzuholen. Frau S. war nicht begeistert von dieser Idee, ich spürte förmlich, wie sich um ihre beginnende Lebendigkeit erneut eine Mauer schloss, sobald sie über ihren Mann sprach. Ich bestand nicht weiter darauf, fürchtete aber, dass ihre Aufbruchsenergie wieder verloren gehen könnte.

Als wir uns das nächste Mal trafen, trug Helene S. zu dem üblichen Schwarz jenen orangefarbenen Schal, den ich auf dem Foto gesehen hatte. Es war das erste Mal, dass ich Farbe an ihr sah. Auch ihre Lippen hatte sie geschminkt. Etwas musste sich verändert haben in ihrem Leben. Und dann überraschte sie mich gleich im ersten Satz mit einer Entscheidung, die ich ihr nicht zugetraut hatte:

»Ich habe mich von meinem Mann getrennt.« Ruhig schaute sie mich an.

Für einen Moment verschlug es mir die Sprache, was wirklich selten passiert. Ein leichtes Lächeln zog wie ein Hauch über ihr Gesicht, als sie meine Verblüffung bemerkte.

»Allein die Vorstellung, meinen Mann hierher mitzubringen, hat mir nach unserer letzten Stunde auf dem Weg nach Hause klargemacht, wie wenig er mir noch bedeutet, wie sehr wir uns entfremdet haben, wie sehr er mich in allem hemmt. Ich habe einfach keine Lust mehr, seine Sauferei zu ertragen!«

Bei dem Wort »Sauferei« musste ich nun auch lächeln, denn so ein Wort aus dem Mund der strengen Hamburgerin war quasi unerhört.

»Außerdem will ich wieder malen, was ich in meiner Ehe aufgegeben hatte«, fuhr sie fort. »Ich habe mich für einen Aquarell-Kurs in der Volkshochschule angemeldet und im Oktober einen einwöchigen Malurlaub auf Sylt gebucht.« Sie strahlte mich an. »Und ich habe eine Privatlehrerin zur Stimmbildung engagiert. Irgendwann möchte ich in einem Chor singen, trau mich aber noch nicht. Ist einfach zu lange her.«

Mit jedem Satz erstaunte Helene S. mich mehr. Die Deutung des Paktes zwischen ihr und ihrem Sohn war wirklich ein Dammbruch gewesen und hatte ihr Leben wieder in den Fluss gebracht, was sich in den nächsten Monaten mehr und mehr zeigte.

Ein Jahr später machte Helene S. in ihrer Stadtbezirksbibliothek eine Ausstellung. Die erste in ihrem Leben. Neugierig folgte ich ihrer Einladung. Kunst ist meine zweite große Leidenschaft neben der Psychologie, und beinahe hätte ich selbst Malerei studiert, bevor ich mich dann doch für die Erforschung der menschlichen Seele entschied.

Die Farbwucht der Bilder war überwältigend. Solch eine Kraft des Ausdrucks hatte ich Frau S. nicht zugetraut. Bereits am selben Abend verkaufte sie eins ihrer Werke, und noch Jahre nach der Therapie schickte sie mir Einladungskarten zu ihren Ausstellungen. Helene S. hatte ihre Brücke gebaut.

Crowdsurfing für die Seele

»Die Ohnmächtigen verbeugen sich vor der Vergangenheit.«
Francis Picabia

Ich muss zugeben, anfangs hatte ich ihn nicht gemocht. Das passiert mir sehr selten, denn ich finde, dass unsympathische Menschen, die oft von einem Therapeuten abgewiesen werden, gleichermaßen die Chance brauchen, von einer Betreuung zu profitieren. Vielleicht sogar noch viel mehr, denn wenn ihnen geholfen wird, haben auch andere etwas davon. Und so nahm ich ihn auf. Was genau an Andreas H. mein Unbehagen auslöste, konnte ich nicht genau benennen, es war eine seltsame Mischung aus rationaler Unzugänglichkeit, extremer Sensibilität und Selbstmitleid.

Er war Ende dreißig und in der Computerbranche tätig. Er hatte etwas Unscheinbares an sich, ein Mann, den man gern übersah. Der einzige Hingucker an ihm war eine tief in die linke Augenbraue eingegrabene Narbe. Als Kind, hatte mir Andreas S. erzählt, wollte er sich von einer Treppe herab in die Arme seiner Schwester fallen lassen, doch sie hatte es nicht bemerkt und war zur Seite getreten, sodass er ins Leere stürzte.

Ihn hatte das Leiden unter einem ihn extrem belastenden Verlust zu mir geführt. Er verstand einfach nicht, wie ihn sein ehemaliger Partner hatte verlassen können. Schließlich hätten sie beide eine so einzigartige, unvergleichliche Beziehung gehabt.

In der Intensität ihres Ausdrucks hatte Andreas H.s Trauer über die Trennung etwas ungewöhnlich Maßloses. Nach einigen Stunden in Einzeltherapie beschlich mich das deutliche Gefühl, dass wir nicht weiterkamen. Die endlose Trauer musste noch eine andere Ursache haben, die sich in einem anderen Setting eventuell eher zeigen würde, und so empfahl ich ihm die Teilnahme an einer Gruppentherapie.

In dieser Gruppe, die ich wöchentlich über einen Zeitraum von einem Jahr begleitete, kamen zwölf TeilnehmerInnen zusammen, die aus sehr verschiedenen beruflichen Umfeldern stammten und unterschiedliche Themen mitbrachten, die sie bearbeiten wollten. Es war ein geschützter Raum für die KlientInnen. Unter Einhaltung von ein paar Regeln konnte jeder frei über seine Probleme reden. Nichts, was in der Gruppe besprochen wurde, durfte weitergegeben werden. Am Anfang jeder Stunde schilderten alle ihren Bedarf. Anschließend legte jeder die Hand auf die Schulter desjenigen, dessen Thema er begleiten wollte. Derjenige mit den meisten Händen auf den Schultern kam dran.

Aufgrund seiner hemmungslosen Trauer nahm Andreas H. mit der Zeit eine gewisse Sonderrolle ein. Denn egal wer dran war, irgendwann begann er hemmungslos zu weinen, und die Gruppe sah sich gezwungen, sich wenigstens kurz um ihn zu kümmern.

Irgendwann wählten die anderen einstimmig ihn zum Mittelpunkt der neunzigminütigen Therapiestunde; vielleicht aus dem unbewussten kollektiven Wunsch heraus, Andreas H.s Trauer endlich in eine Bahn der Bewältigung zu lenken.

Wir saßen in einem Stuhlkreis. Andreas H. weinte erneut heftig. Er geriet in einen regelrechten Sog der Verzweiflung, und eine Beschreibung von Einzelheiten seines Leidens folgte der nächsten. Die Gruppe hörte ihm zu, ließ ihn reden und tröstete ihn. Sicherlich erinnerten sich Einzelne an ihre eigenen schmerzlichen Verluste im Leben. Nach einer Weile schwiegen alle und blickten verunsichert auf den Boden. Nur Andreas H.s verzweifeltes Schluchzen war zu hören. Rotz lief ihm aus der Nase, ohne dass er etwas unternahm, was überhaupt nicht zu seinem sonst gepflegten Auftreten passte. Trotz der gezeigten Empathie war die Stimmung angespannt, als läge eine unausgesprochene Wut in der Luft. Auch ich spürte einen

Unmut Andreas H. gegenüber, der nicht zu meinem Bild eines Therapeuten passte.

Eine schon etwas ältere Teilnehmerin mit sportlichem Kurzhaarschnitt, die bisher kaum etwas gesagt hatte, reichte ihm schließlich ein Taschentuch. »Wie lange ist das jetzt her?«, wollte sie wissen.

Andreas H. schnäuzte sich ausgiebig, bevor er antwortete. »Siebzehn Jahre.«

»Was?«, entfuhr es der Frau entgeistert. Auch die anderen starrten Andreas H. erstaunt an. An ihren Gesichtern konnte ich ablesen, dass niemand aus der Gruppe vermutet hätte, das Ereignis könne länger als zwei, maximal drei Wochen zurückliegen. Zu offen waren die seelischen Wunden des Mannes und so drängend seine unbeantworteten Fragen.

»Aber wenn man Sie so hört«, sprach ich nun offen aus, was sich jeder im Raum dachte, »glaubt man, es sei gerade erst passiert.«

Alle stimmten mir zu, und die Frau mit dem Taschentuch ergänzte, als Andreas H. erneut in Tränen ausbrach: »Und für dich fühlt es sich wahrscheinlich auch genauso an.«

An diesen Punkt zu kommen, war mir wichtig für die Gruppe gewesen. Denn nun konnten wir uns als modifiziertes Thema auf die vielen Jahre nach dem Verlassenwerden konzentrieren.

»Ich weiß ja auch nicht, warum. Aber ich denke noch jeden Tag an ihn«, erzählte Andreas H. »Sehnsüchtig und verzweifelt zugleich.«

»Wie lange hat denn die Beziehung gedauert?«, fragte ein junger Mann mit blank polierter Glatze, der von seiner Frau nach fünf Jahren Ehe verlassen worden war.

Andreas H. seufzte. »Ganze sieben Wochen.«

»Wie, so kurz nur?«, entfuhr es dem Glatzkopf. Wieder waren alle verblüfft.

»Ja, doch es waren die schönsten meines Lebens. Jan war alles für mich. Jeder Tag schien mir wie ein Geschenk. Mit ihm war mein

Leben bunt. Er nahm mich in die verrücktesten Klubs mit, in die ich mich allein nie getraut hätte. Einmal waren wir sogar im KitKat beim CarneBall Bizarre. Mein Gott, ging das ab.« Andreas H.s Augen leuchteten. »Was ich da alles gesehen hab, ganz schön heftig – gleichzeitig auch toll, die haben sich für nichts geschämt. Jan ging da oft hin. Die haben es sogar vor den anderen getrieben. Jan wollte das auch mit mir, aber nein ...« Er schüttelte den Kopf. »So was kann ich nicht, dafür bin ich viel zu schüchtern. Ihr könnt euch das gar nicht vorstellen, was da so alles rumlief! Schillernde Typen, an die ich mich nie rangetraut hätte. Die hatten überhaupt keine Hemmungen! Und viele kannte Jan, und er stellte mich ihnen vor.« Andreas H.s Blick nahm einen verklärten Ausdruck an, und er starrte ins Leere. »Mit ihm habe ich all die Schwere, die auf mir lag, bevor ich ihn kennenlernte, von mir geworfen ... Manchmal schleppte er mich in die Oper mit, in die ich ohne ihn nicht gegangen wäre. Er nahm Gesangsstunden, da er meinte, eines Tages könne er ja ebenfalls auf der Bühne stehen. Ich lachte ihn aus, bewunderte aber, dass er so überzeugt von sich war.« Andreas H. drehte an einem goldenen Ring mit einem schlicht eingefassten Rubin an der linken Hand. »... den hat er mir nach 14 Tagen geschenkt.« Er schwieg, und keiner der Anwesenden unterbrach ihn. Wir ahnten, dass hier etwas Tieferes passierte. »Mit ihm schien alles leicht«, fuhr Andreas H. schließlich fort, »... zumindest wenn er bei mir war ... Und ich habe ihm alles gegeben, was man einem Menschen, den man liebt, nur geben kann. All meine Liebe und Zärtlichkeit, hab ihm schöne Sachen gekauft, morgens Frühstück gemacht, seine Lieblingsessen gekocht. Auch beim Sex ließ ich irgendwann alle Tabus fallen und machte alles, was er wollte. Vielleicht kann das ja keiner verstehen, aber nie habe ich so intensiv diese Lust auf Leben, diese Freude beim Aufstehen, diese tägliche Begeisterung gespürt.« Er breitete seine Arme aus, und ein schüchternes Lächeln huschte über sein gerötetes Gesicht. »Es war wie Fliegen ... Doch dann ...«, Andreas H.s Arme fielen herab, »war er einfach weg. Von einem Tag auf den anderen, ohne Nachricht. Ich wachte auf ... und er war nicht mehr da.« Er schaute den Mann mit der Glatze an. »Warum? Es gab doch keinen Grund!« Erstmals hörten wir so etwas wie Wut in Andreas H.s Ton. Bis er von Neuem losschluchzte. »Was nur habe ich falsch gemacht? Wieder und wieder frage ich mich das. Immer und immer wieder, es ist die Hölle.«

Eine Weile lang war es still im Raum. Bis ein kleiner rundlicher Handwerker, der unter Depressionen litt, das Wort ergriff. »Vielleicht waren Sie beide einfach nur verliebt«, sagte er. »Und dann war die rosarote Zeit bei Ihrem Freund vorbei, und er sah die Sache anders. Die meisten verschwinden doch dann. Mir ist das schon oft so mit Frauen gegangen. Über die Verliebtheit ging das nie hinaus. Manchmal endete es nach ein paar Wochen, manchmal nach ein paar Monaten. Länger als ein Jahr hielt das nie.«

»Oder deine Liebe war ihm zu viel«, ergänzte eine jüngere grazile Frau, die soziale Ängste plagten. »Und er fühlte sich erdrückt von ihr und zog sich zurück.«

»Aber kann man denn zu viel geliebt werden?«, fragte der Handwerker in die Runde.

»Kommt drauf an, wie man liebt«, warf die etwas ältere Frau mit dem Taschentuch ein, die in der vergangenen Woche über ihren Burn-out gesprochen hatte. »Und was man von der Liebe erwartet. Manche sehen sie als Leistung, die eine Gegenleistung erwartet, wie bei der Arbeit. Man gibt und gibt, und irgendwann ist man unattraktiv für den ›Arbeitgeber‹ und wird ausrangiert wie ein ausgedienter Kopierer. Mir hat unsere letzte Sitzung sehr geholfen, das zu erkennen. Man muss für sich selbst sorgen.«

Während Andreas H. erneut an seinem Ring drehte, spürte ich plötzlich eine Zärtlichkeit für ihn, da ich ihn endlich zu verstehen glaubte. Ich war mir sicher: Seit 17 Jahren hatte er alle unangenehmen Gefühle auf die Trennung zurückgeführt, sodass sie gar nicht verarbeitet werden durfte! All seine sehnsüchtigen Fantasien, von irgendjemandem aus der Einsamkeit und Ereignislosigkeit seines Lebens errettet zu werden, koppelten sich an den idealisierten Freund von damals.

»Das wären mögliche Deutungen«, schaltete ich mich in den allgemeinen Austausch ein. »Ich denke: Wahrscheinlich haben Sie gar nichts falsch gemacht, Herr H. Sicher ist: Die Psyche mag keine offenen Fragen wie ›Was habe ich falsch gemacht?‹. Denn dadurch kann ein Verabschiedungsprozess ins Stocken geraten.«

Andreas H. schaute mich zweifelnd an. Die kleine Narbe an seiner Augenbraue vertiefte sich. »Ich weiß seit 17 Jahren nicht, warum er gegangen ist.«

»Möglich«, pflichtete ich ihm bei. »Der große Zeitraum legt in Ihrem Fall aber noch eine andere Schlussfolgerung nahe: Es kann sein, dass Sie, seitdem Jan verschwunden ist, unter einer unerfüllten Sehnsucht und diffusen Melancholie leiden. Die Psyche hält in so einem Fall an dem konkreten Ereignis der Trennung fest, damit alle unklaren Gefühle von Schmerz, Verzweiflung, Sehnsucht, Zweifel und Überdruss in Ihrem Leben eine greifbare Anbindung finden.«

»Wie, Sie meinen also, ich will gar nicht von meiner Trauer loslassen?«

»Ich habe etwas Ähnliches erlebt«, schaltete sich erneut der junge Mann mit der Glatze ein. »Ich habe von meiner damaligen Freundin insgeheim erwartet, dass sie mich bemuttert und alles für mich tut, ja mich regelrecht von meinen Problemen errettet, die ich mit mir herumschleppte. Und vermutlich hat sie mich deshalb irgendwann verlassen.«

Die Stimmung in der Runde entspannte sich allmählich. Auch andere aus der Gruppe ergänzten nun eigene Erfahrungen. Da es um Liebe ging, hatte fast jeder etwas beizusteuern. Andreas H. hörte zu, ohne etwas zu sagen, manchmal nickte er stumm, schwieg jedoch. Etwas war in Bewegung gekommen.

Nach einer Weile ergriff er schließlich das Wort und erzählte aus seiner Kindheit, was er bisher vermieden hatte. »Mich haben zu Hause immer alle übersehen. Jeder dachte nur an sich. Als jüngstes von sieben Kindern. Ungewollt ... Einmal vergaßen sie mich sogar auf dem Spielplatz. Abends im Dunkeln brachten mich Nachbarn nach Hause. Keiner hatte mein Heulen gehört. Meine Mutter hatte mit den anderen genug zu tun und arbeitete ja auch noch. Ich war einfach zu viel für sie und ihr nicht wichtig. Mein Vater war immer unterwegs, um die Kohle für die ganze Meute ranzuschaffen. Da hab ich mich kleingemacht. Und als ich irgendwann entdeckte, dass ich schwul bin, hab ich das natürlich erst recht niemandem gesagt. Ich komme aus einem bayerischen Dorf, da versteht das doch keiner. Ich glaube, ich war schon als Kind zu viel traurig und träumte von einer anderen Familie, in der ich Einzelkind wäre und alle mich verwöhnten.«

Andreas H.s Reflexionsfähigkeit erstaunte mich. Damit ging er weit über das hinaus, was ich ihm nach unserer bisherigen Zusammenarbeit zugetraut hätte. Das ist oft ein Vorteil der Gruppentherapie, die eigene Dynamiken entwickelt und Prozesse beschleunigen kann. Seine Erläuterungen ermöglichten es den anderen TeilnehmerInnen endlich, Andreas H.s Gefühle nachzuvollziehen. Durch seinen Freund Jan war er der großen Traurigkeit und dem Verlorensein seiner Kindheit eine kurze Zeit entkommen. Der Verlust dieses Freundes belebte diese Gefühle, die vor der Begegnung mit Jan längst in ihm geschlummert hatten, sodass sie nach der Trennung mit noch größerer Wucht über ihn hereinbrachen. Seine vielen Tränen schienen uns plötzlich berechtigt. Der Ärger auf das scheinbar Theatralische seines Verhaltens wich allgemeiner Empathie.

Die anderthalb Stunden waren um, und ich beendete die heutige Runde. Wir erhoben uns bereits von den Stühlen und griffen nach unseren Jacken, als Andreas H. plötzlich sagte: »Vielleicht war ja auch ich irgendwann wie ein Ziegelstein für meinen Freund. Einfach zu schwer.«

Ich ließ das so stehen. Es war eine weitere wichtige Erkenntnis, um Andreas H. aus seinem Trauertunnel hinauszuführen.

Viele Wochen später streifte der Gruppenprozess ein weiteres Mal das Thema von Andreas H. An diesem Tag stand die junge Frau mit den sozialen Ängsten im Mittelpunkt, und sie berichtete über ihre Beziehung zu einem früheren Partner. Dieser Mann, so erzählte sie, sei sehr selbstverliebt gewesen.

»Ein charismatischer, charmanter und anregender Typ, aber auch extrem eitel, arrogant und egozentrisch.« Er habe Klubs nur aus dem Grund besucht, um sich spiegeln zu lassen, wie begehrenswert er sei, und um abgeschleppt zu werden. Sie habe ihm lange nachgeweint, doch heute sei sie froh, ihn losgeworden zu sein.

»Immer nur ging es um ihn, seine Probleme, wie andere ihm Steine in den Weg legten, obwohl er doch so ein besonderer Typ sei. Beruflich fühlte er sich ebenfalls von allen in seinen Fähigkeiten verkannt, und ich bin auch auf ihn reingefallen. Täglich hat er mir eine Karte mit wundervollen Worten der Liebe auf den Tisch gestellt, bevor er morgens ins Büro ging. Ich sei für ihn die beste Frau, die er je gehabt habe, und solche Dinge. Wir verreisten viel, und er öffnete mir die Welt, vor der ich bis dahin immer Angst hatte, sodass ich ihm total verfallen war und mein Leben für ihn gegeben hätte. Bis er eine andere fand, die ihn noch mehr idealisierte … Er ließ mich fallen wie eine heiße Kartoffel. Ich glaube, er hat mich nur benutzt …«

»Der Mann hatte meiner Ansicht nach eine narzisstische Persönlichkeitsstörung«, erklärte ich. »Alle Kriterien sprechen dafür. Betroffene halten sich für etwas Besonderes, sind überzeugt von ihrer eigenen Wichtigkeit und benötigen exzessive Bewunderung. Ständig müssen sie die eigenen Fähigkeiten betonen. In zwischenmenschlichen Beziehungen verhalten sie sich ausbeuterisch.«

Andreas H. hatte aufmerksam zugehört. »So war auch mein Jan«, rief er dazwischen. »Eigentlich nicht besonders sympathisch ...«

»Und wieso trauerst du ihm dann so lange nach?«, fragte die grazile junge Frau.

Andreas H. zuckte mit den Schultern.

Ich unternahm einen Versuch, ihm seine Beziehungsdynamik, die ihm bereits zu dämmern schien, theoretischer zu erklären: »Wir verlieben uns in unser Gegenüber oder fühlen uns magisch angezogen, wenn der andere das auslebt, was auch ein Teil von uns ist, jedoch bisher ungelebt blieb. Deshalb stimmen beide Sätze: ›Gleich und gleich gesellt sich gern‹ und ›Gegensätze ziehen sich an‹. In der Partnerschaft lebt der jeweils andere jenen Teil aus, den wir in uns selbst unterdrücken.«

»Aber das hieße dann ja«, ergänzte der Mann mit der Glatze, während er Andreas H. direkt ansprach, »dass du insgeheim genauso gern ungeniert selbstverliebt wärst wie dein Jan. Ist das so?«

Andreas H. zögerte. »Eigentlich finde ich es entsetzlich, und ich halte mich lieber zurück. Bin einer, der es vorzieht, in der zweiten Reihe zu stehen. So wichtig bin ich ja nicht. Und all das, was Jan gemacht hat, nein, das würde ich mir nie erlauben. Zuschauen ja, aber machen ... nein!« Er hielt kurz inne und errötete leicht. »Aber irgendwie ... ist es auch bewundernswert und anziehend ... Ich weiß auch nicht ...«

»Dann lernen Sie, sich toll zu finden und anhimmeln zu lassen«, resümierte ich. »Willst du von einer Person loslassen, dann versuche das Faszinierende an ihr in dir selbst zu entdecken.« Ich konnte zusehen, wie die Runde darüber nachdachte, bevor ich Andreas H. fragte: »Gäbe es irgendeine Szenerie, die das beinhaltet, wenn Sie es zulassen würden?«

Er überlegte lange. Gespannt wartete die Gruppe, ob ihm etwas einfallen würde. Dann seufzte er tief auf und sagte leise: »Ich träume manchmal davon, mich von der Bühne in die Zuschauermassen fallen zu lassen und Crowdsurfing zu erleben.«

Ich lächelte breit. »Na dann ...!«

In kürzester Zeit waren die Tische verschoben und ein Konzert inszeniert. Die Musik kam aus einem Mobiltelefon. Andreas H. stieg auf die selbst gebaute Bühne und streckte die Arme in die Höhe. Nach kurzem Zögern ließ er sich rücklings in die ausgestreckten Hände der Teilnehmer fallen ... Wildes Gebrüll und überschäumendes Lachen erfüllte meine Praxis, als er über den Köpfen der Gruppe von Hand zu Hand übergeben durch den Raum getragen wurde. Andreas H. hatte die Augen geschlossen, und ein seliges Lächeln lag auf seinem Gesicht.

Er brauchte noch viele Stunden, um seine Wünsche und Sehnsüchte zu akzeptieren und damit die Trauer allmählich zu verarbeiten. Doch ein Anfang war gemacht.

Einfach so zurückgelassen

Ich schwitzte. Es war die letzte Stunde an einem jener zunehmend heißen Tage in Berlin, an denen das Straßenpflaster dampft und der Verkehr einem die letzte Luft zum Atmen nimmt. Meine Praxis liegt zur Straße nach Süden hin, und trotz des kleinen Wintergartens vor meinem Zimmer herrschten fast dreißig Grad. Eine über die Jahre immens gewachsene Palme und ein paar weitere Grünpflanzen ersparten mir einige unerträgliche weitere Plusgrade.

Es fiel mir schwer, mich zu konzentrieren, denn in der Nacht hatte ich wegen der Hitze schlecht geschlafen. Meiner Klientin Sabine M. schienen die tropischen Temperaturen hingegen nichts auszumachen. Klein und von zarter Statur trug sie sogar eine dünne graue Jacke, die sie mit beiden Armen um ihre schlanke Taille zog, als würde sie frieren.

Es war ihre erste Sitzung bei mir, und sie berichtete, wie schwer es ihr falle, ihren 23-jährigen Sohn, der mit seiner Freundin zusammenleben wollte, ausziehen zu lassen. Sie selbst war 54 Jahre alt und dreimal verheiratet gewesen. Ihr Sohn stammte aus der letzten Ehe, die kaum ein paar Jahre gehalten hatte.

»Ich habe ihn quasi allein großgezogen«, erklärte sie. »Er war mein Epizentrum. Als er andeutete, dass er auf Wohnungssuche gehe, bin ich zusammengebrochen.« Sie sprach ruhig und gefasst, fast teilnahmslos monoton. Ich unterdrückte ein Gähnen, was mir peinlich war, denn sie bemerkte es. Sie sprach weiter, ohne darauf einzugehen.

Statt sich auf neue Freiräume zu freuen, die es mit sich bringt, wenn Kinder ihre eigenen Wege einschlagen, löse die Vorstellung, ohne den Sohn leben zu müssen, regelrechte Panikzustände bei ihr aus.

»Regelmäßig bekomme ich Herzrasen und Atemnot, und mein Körper zittert. Ich sitze dann oft stundenlang auf dem Sofa und kann mich nicht bewegen.«

Seine erwachsen gewordenen Kinder gehen zu lassen, ihnen eigene Wege zuzugestehen, nicht mehr erster Ansprechpartner zu sein oder ihrem Auszug zuzustimmen, ist nicht selten ein schwieriger und einschneidender Prozess für Eltern. Ich dachte an meine eigenen drei Söhne, die einer nach dem anderen das Haus verlassen und viel Lebendigkeit mit sich genommen hatten.

Während Sabine M. mir von ihren drei Ehen erzählte, betrachtete ich ihr blasses, nahezu faltenloses Gesicht mit den hohen Wangenknochen und die leicht aufgerissenen blauen Augen hinter der randlosen Brille. In ihnen lag eine große Traurigkeit, zugleich aber auch etwas kindlich Fragendes, Erstauntes. Ihre nach unten zuckenden Mundwinkel verliehen ihr einen Hauch Verbitterung.

Für mich lag es auf der Hand, dass Frau M.s Angst unbegründet war. Selbst wenn ihr Sohn bald auszöge, blieben ihr immer noch ein großer Freundeskreis, ein befriedigender Job und viele Hobbys, kurzum ein erfüllter Alltag.

In diesem Moment fiel es mir schwer, den therapeutischen Prozess nach vorn zu bringen. Nicht nur wegen der Hitze, sondern auch aufgrund der Emotionslosigkeit, mit der Frau M. ihre Situation schilderte. Als ginge es sie gar nichts an. Manchmal hilft es in solchen Momenten, einfach zu warten, bis der Klient oder die Klientin eine Aussage macht, die uns weiter in die Tiefe führt. Das Gute ist, die Psyche will von dem, was sie belastet, erzählen, selbst wenn wir es zu vermeiden suchen. Also wartete ich. Und dann kam es:

»Und ich bleibe dann wieder zurück und muss sehen, wie ich allein zurechtkomme!«

Ich horchte auf. In dieser Aussage steckte mehr Vorwurf als Trauer und Angst. »Wenn Sie so sprechen, wirken Sie verletzt«, spiegelte ich Frau M. meinen Eindruck. »Es klingt, als ob Ihr Sohn Sie regelrecht verraten und im Stich lassen würde. Und was meinen Sie damit, ›*wieder*‹ zurückzubleiben? Ich ahne, dass hier etwas ganz Altes hochkommt.«

Als hätte ich einen Wasserballon angestochen, brach plötzlich ein Strom Tränen aus Sabine M. hervor. Aha, dachte ich, hier also liegt der Knackpunkt. Vergessen war die Hitze, ich fühlte mich hellwach.

Frau M. erzählte, während sie ununterbrochen weinte. Sie kam in der ehemaligen DDR, in Dresden, zur Welt und lebte bis zu ihrem dritten Lebensjahr mit ihrer Mutter und der ein Jahr jüngeren Schwester zusammen. Der Vater sei ihr unbekannt. 1960 lernte die Mutter, eine Malerin, die an der Kunsthochschule studierte, bei einer Ausstellungseröffnung einen Galeristen aus Braunschweig kennen, der sie im Folgenden einmal pro Monat besuchte und ein paar Tage bei ihnen übernachtete.

»Jedes Mal brachte er sehr schöne Kunstbände mit«, sagte Frau M. »Daran erinnere ich mich noch, weil meine Mutter mit mir oft darin geblättert hat. Sie hat diesen Mann sehr geliebt. Immer wenn er wieder zurückmusste, war sie sehr unglücklich. Irgendwann wurde ihr klar, dass sie weg und mit ihm leben wollte.« Sabine M. stockte. Ihr Weinen wurde heftiger. Ich unterbrach sie nicht.

»Ein Jahr, nachdem sie sich kennengelernt hatten«, fuhr sie schließlich fort, während sie ein Taschentuch hervorzog und sich schnäuzte, »eröffnete er meiner Mutter, dass er sie mit in den Westen nehmen könne. Noch gab es ja keine Mauer. Aber ...« Wieder konnte Sabine M. nicht weitersprechen, und es dauerte ein paar Minuten, ehe sie weitersprach: »... aber zwei fremde Kinder seien ihm zu viel; sie müsse sich für eines von beiden entscheiden. Sie stritt sich nicht mal mit ihm deswegen – meine Mutter gab mich ins Kinderheim und zog mit meiner Schwester nach Braunschweig.« Frau M. schwieg, atemlos, als hätte sie einen Marathon hinter sich gebracht. Ihre Finger kneteten das zerknüllte Taschentuch.

»Wie alt waren Sie damals?«

Sie holte tief Luft und zog die Jacke fester um den Körper. »Vier. Drei Monate später wurde die Mauer gebaut.« Es klang abschließend sachlich, wie ein Fakt, der unter die glückliche Zeit ihrer Kindheit einen Schlussstrich zog.

In der darauffolgenden Stunde erzählte Sabine M. von ihrer Zeit im Kinderheim. Ich war auf Schlimmstes gefasst, denn ich hatte schreckliche Berichte über die Zustände in DDR-Heimen gelesen. Sie habe andere Erfahrungen gemacht, sagte sie jedoch. Die Erzieherinnen seien äußerst liebevoll mit ihr umgegangen, wohl weil sie besonderes Mitleid mit ihr gehabt hätten und sie sehr lange dort gewesen war. Sie wusste, dass sie damit eher eine Ausnahme darstellte. Dennoch habe sie beständig unter großer Sehnsucht nach ihrer Familie gelitten.

»Wie konnte meine Mutter mir nur so etwas antun?«, fragte sie immer wieder. »Gott, wie sehr habe ich meine Schwester beneidet, die Auserwählte?!« Sabine M. stieß ein frustriertes Seufzen aus. »Sie, die in einer innigen Familie groß werden durfte. Jahrelang habe ich mir ausgemalt, was sie alles erlebte, wie sie mit meiner Mutter und ihrem Freund Geburtstag feiert, in den Urlaub fährt, ein eigenes Zimmer hat ... Kleider gekauft kriegt, die sie sich selbst aussuchen durfte. Tja.« Es habe lange gedauert, bis sie diese Fantasien fallen lassen konnte.

Nach der Schule begann Sabine M. ein Architekturstudium, währenddessen sie geheiratet habe, erzählte sie weiter. »Allerdings haben wir uns bereits nach fünf Jahren wieder getrennt. Wir waren ja noch halbe Kinder damals. Diese Ehe war ziemlich chaotisch, mein damaliger Mann und ich hielten einander nicht gerade die Treue, hatten aber trotzdem viel Spaß miteinander.« Danach sei sie drei Jahre mit einem anderen Mann zusammen gewesen. Kinder habe sie keine haben wollen und zweimal abgetrieben. Erst als sie ihren dritten Mann kennenlernte, den sie anfangs für ihre große Liebe hielt, habe sie ein Baby gewollt. Doch auch dieser Mann habe sie kurze Zeit später sehr enttäuscht und sie schließlich verlassen. So habe sie ihren Sohn allein großgezogen. In der DDR sei das ja einfacher gewesen.

»Doch nun, wo mein Sohn mich verlassen und mit dieser Freundin zusammenziehen will, dreh ich durch. Kann nicht mehr schlafen, habe nachts Schweißausbrüche, zittere nur beim Gedanken daran am ganzen Körper und muss ständig heulen. Das ist kein Leben mehr. Ich weiß ja, dass das so sein muss, es der Lauf der Dinge ist. Aber ich verkrafte es einfach nicht und weiß nicht, wie mein Leben ohne ihn weitergehen soll ...«

Der Bezug der Verlustangst zu den traumatischen Erlebnissen in Frau M.s Kindheit war nicht schwer herzustellen. »Sie haben an

Ihrem Sohn vielleicht das gutzumachen versucht, was Ihre Mutter versäumt hat, als sie Sie zurückließ, und sich selbst in Ihrem Sohn gesehen und damit zu heilen versucht. Nun, da er Sie verlässt, kommt all der Schmerz von damals wieder hoch«, erklärte ich.

Wir verbrachten mit dieser Aufarbeitung einige Stunden. Aber da war noch etwas, das uns an einem bestimmten Punkt nicht weiterkommen ließ. Immer wieder hörte ich, sobald das Gespräch auf die Freundin ihres Sohnes kam, Neid aus Sabine M.s Stimme heraus, was sie auf meine Nachfrage hin schließlich zugab. Beneidete sie in dieser jungen Frau vielleicht indirekt ihre Schwester?

Meine Klientin hatte ihre Mutter und die Schwester seit ihrem Wegzug in den Westen nicht mehr gesehen. Nach der Wende wollten beide Kontakt zu ihr aufnehmen, doch habe sie sich ihnen verweigert. Zu groß sei die Wut auf beide gewesen. Dennoch wusste Sabine M., dass die Schwester in Frankfurt am Main lebte.

Zwei Sitzungen später fragte ich: »Sie stellten sich immer so ein schönes Familienleben für Ihre Schwester vor, das Sie selbst gern gehabt hätten. Aber wissen Sie denn überhaupt, ob das Leben mit der Mutter und dem neuen Mann für Ihre Schwester überhaupt so beneidenswert gewesen ist? Schließlich hatte auch sie ihre Schwester verloren und verbrachte ihre Kindheit mit einer Mutter, die in der Lage war, eine ihrer Töchter ohne Not wegzugeben. Und das für einen Mann, der so etwas Liebloses von ihr verlangt hatte, wenn sie mit ihm mitgehen wolle. Meinen Sie nicht, es wäre ratsam, doch einmal Kontakt mit ihrer Schwester aufzunehmen, darüber zu sprechen und die getrennten Schicksale wenigstens im Nachhinein intensiv miteinander zu teilen?«

Mein Vorschlag löste große Aufregung bei Sabine M. aus.

»Auf gar keinen Fall!«, wehrte sie ab, aus Angst, eine solche Begegnung könne eine neue Welle von Schmerz auslösen. »Das halte ich nicht aus, ich heule schon genug.«

Doch schließlich sagte sie zu. Sie war extrem nervös bei dem Gedanken, ihre Schwester zu kontaktieren, und zögerte lange. Nach ein paar Wochen dann schrieb sie ihr einen Brief. Wie erstaunt war sie, als die Schwester sofort antwortete und nach Berlin kommen wollte. Es wurde also ernst.

Vor lauter Aufregung vor diesem Treffen hätte meine Klientin es kurz vorher beinahe wieder abgesagt. Ich empfahl ihr, es auf jeden Fall zu versuchen und sich auf alles einzustellen, im schlimmsten Fall auch auf eine Bestätigung ihres jahrzehntelang gehegten Neides. So hätte sie wenigstens Gewissheit.

In solchen Fällen ist es gut, den sogenannten Worst Case vorher durchzuspielen. Also malten wir uns den schlimmstmöglichen Verlauf dieses Treffens aus und stellten ihn in der Praxis nach. Mehrfach wechselten wir die Rollen zwischen ihr und der Schwester. Als Erstes trumpfte Sabine M. als Schwester auf, wie gut sie es als Kind mit ihrer Mutter im Westen gehabt habe, danach übernahm ich die Rolle. Haarklein beschrieben wir uns alle möglichen Details, toppten uns dabei gegenseitig mit beneidenswerten Schilderungen wie zum Beispiel der, es habe ihr an nichts gefehlt und der Mann sei ein richtig guter Vater für sie gewesen. Zwischendurch konnten wir sogar lachen.

Schwieriger war es, wenn wir den Fokus auf Frau M.s Situation des zurückgelassenen Kindes im Heim abwechselnd durchspielten, das sich unentwegt fragte: »Warum ich!?« In dieser Rolle zu agieren, ging mit großem Schmerz einher. Dennoch spürte ich deutlich, wie meine Klientin allmählich sicherer wurde im Aushalten der jeweils emotional belastenden Momente.

Dann war es so weit. Nach fünfzig Jahren würde sie ihre Schwester wiedersehen. Mit Spannung erwartete ich unsere nächste Sitzung.

Als Sabine M. nach dem Treffen zum ersten Mal in meinem Sessel Platz nahm, strahlte sie. Ich spürte, dass sie es kaum erwarten konnte zu erzählen. In ihren Augen lag ein Glitzern, das ich bisher nie an ihr gesehen hatte. Sie trug einen orangefarbenen Pulli, was ebenfalls sehr ungewöhnlich für ihre sonst eher dezente Kleidung war. Ich atmete erleichtert auf. Offensichtlich hatte sie es geschafft und die Situation gemeistert, egal wie es konkret ausgegangen war. Schon das war ein Therapiefortschritt.

»Und?«, fragte ich. »Wie war's?«

»Unfassbar schön!« Die Worte sprudelten nur so aus Frau M. heraus. »Wir haben vom ersten Moment an miteinander reden können. Den ganzen Tag lang. Unglaublich. Sie ist mir so nah! Ich hätte das nie vermutet. Und wir sind uns so ähnlich – stellen Sie sich vor, meine Schwester ist ebenfalls Architektin!« Sie lachte. Dann zögerte sie kurz. »Aber sie sieht viel älter aus als ich ... obwohl sie doch jünger ist ... Und glücklich wirkte sie auch nicht. Sie hat keine Kinder und mit den Männern ständig Pech. Auch sonst hat sie kaum Freunde. Sie tat mir richtig leid.«

Ich horchte auf. »Hat sie Ihnen aus ihrer Kindheit erzählt?«

»Natürlich habe ich sie nach all dem, was wir hier durchgespielt haben, gefragt! Es sei überhaupt nicht so schön gewesen, sagte sie. Mit unserer Mutter komme sie bis heute nicht gut klar. Sie sei sehr hart zu ihr gewesen, da sie es immer dem Mann recht machen wollte, vor dem sie Angst hatte. Meine Schwester habe stets funktionieren müssen und selbst große Angst gehabt. Der Stiefvater habe sie nie gemocht und sie manchmal sogar geschlagen. Unsere Mutter besucht sie heute selten und nur, wenn er nicht da ist. Immer gebe es Streit. Und das habe sie satt.« Meine Klientin seufzte. »So seltsam es klingt, aber da habe ich wohl von meinen Erzieherinnen mehr Liebe bekommen und selbst mit meinen drei gescheiterten Ehen ein bunteres Leben gehabt. Vor allem aber das Glück, einen Sohn zu haben ...«

Der Realitätscheck hatte viel bewegt in Sabine M. Trotzdem belasteten sie weiterhin gelegentliche Panikattacken, wenn es um den bevorstehenden Auszug ihres Sohnes ging. Um seine Mutter zu schonen, hatte er ihn bereits einige Male verschoben, was jedoch das Verhältnis zu seiner Freundin zunehmend belastete und damit gleichermaßen die Beziehung zur Mutter. Dies führte erneut zu einer tieferen Krise bei Sabine M., und ich dachte an eine weitere Intervention, die ihr helfen könnte, ihre Verlustangst zu reduzieren.

»Weiß Ihr Sohn eigentlich von Ihrer Schwester?«, fragte ich sie eines Tages.

»Nein!« Sabine M. schüttelte energisch den Kopf.

»Auch nicht von Ihrem Treffen jetzt?«

Sie schwieg eine Weile. »Vielleicht später einmal«, sagte sie dann langsam. »Jetzt kann ich das noch nicht.«

»Hat Ihr Sohn denn nie nach Ihrer Mutter gefragt?«

»Doch, schon. Sie hätte es als ledige Mutter allein nicht geschafft mit dem Kind und mich deshalb weggegeben, habe ich ihm erzählt. Das war ja nicht ungewöhnlich in der DDR damals. Dass ich im Heim war, weiß er also. Wir haben aber nie groß darüber gesprochen. Und schon gar nicht, weshalb es dazu gekommen war. Ich wollte das nicht. Seine Fragen hätten alles nur noch schlimmer gemacht für mich. Womöglich hätte er versucht, Kontakt aufzunehmen!« Ein bitterer Zug legte sich um ihren Mund.

»Wären Sie vielleicht jetzt dazu bereit? Ich denke, es könnte Ihren Konflikt mit ihm entlasten.«

Es dauerte ein paar Stunden, bis Sabine M. sich dazu entschloss. Ich schlug vor, das anstehende Gespräch mit dem Sohn und seiner Freundin in den geschützten Raum meiner Praxis zu verlegen und durch meine Anwesenheit zu begleiten, was sie dankend annahm.

Als die drei schließlich zu mir kamen und Sabine M. den beiden von ihren frühen und jüngsten Erlebnissen mit ihrer Ursprungsfamilie erzählte, waren beide sehr berührt. Zu Frau M.s Überraschung zeigten sie großes Verständnis für ihren Wunsch, den geliebten Sohn festzuhalten, und versprachen, oft vorbeizukommen.

Am Ende sagte Sabine M. lächelnd und unter Tränen: »Warum soll nicht auch ich all das zugemutet bekommen, was Eltern nun mal ertragen müssen, wenn ihr Kind auszieht? Geh, mein Sohn, geh ...«

Was wurde aus meiner Tochter?

Ich hatte einen Klienten in einer sogenannten Re-Therapie, das heißt, er kam einige Jahre nach Beendigung einer Therapie erneut zu mir in Behandlung. Beim ersten Zyklus wies sein Äußeres noch zweifelsfrei alle Merkmale einer Frau auf. Bei der zweiten Behandlung erinnerte hingegen absolut gar nichts mehr an sein damaliges Geschlecht. Er hatte sowohl eine chirurgische als auch eine hormonelle Geschlechtsumwandlung vollzogen und präsentierte sich nun mit mächtigen Oberarmmuskeln, einem Vollbart, Brusthaaren, einer tiefen Stimme und einem sehr männlichen Auftreten.

Der Hintergrund seines erneuten therapeutischen Bedarfs war jedoch ein anderer: Innerhalb weniger Monate waren seine türkischen Eltern verstorben, zu einer Zeit, in der mein Klient Herr Y. zudem seine Arbeit verloren hatte. Er kam zu mir, um den Halt, der ihm durch beide Ereignisse genommen war, zurückzugewinnen.

Der Verlauf der Therapie soll hier nicht vorgestellt werden, sondern ein Aspekt, der mich noch einige Zeit nach der erfolgreichen Behandlung beschäftigte. Denn erneut ging mir auf, dass manche Erwartungen unserer Klienten nur von einer speziellen Person auf befriedigende Weise erfüllt werden können und eben nicht ersatzweise von uns Therapeuten.

Mein Klient fuhr etwa zweimal im Jahr in die Türkei zu seinen damals noch lebenden Eltern, Verwandten und Schulfreunden. Nach seiner Geschlechtsumwandlung brauchten die Freunde wenige

Wochen, die Verwandtschaft einige Monate, die Mutter ein knappes Jahr, um sich auf das neue Äußere meines Klienten einzustellen. Das verwunderte mich wenig. Immerhin gebar Herrn Y.s Mutter einst ein Mädchen, und auch die Freunde tauschten sich als Jugendliche entweder als Freundinnen untereinander aus oder schauten als Jungs auf das aufblühende Mädchen, das Herr Y. war, als er im Alter von 18 Jahren zu mir kam.

Der Einzige jedoch, der selbst fünf Jahre nach der Geschlechtsumwandlung mit Herrn Y.s Präsenz als Mann nicht zurechtkam, war sein Vater. Er sprach, völlig unabhängig davon, wem er gegenüberstand, und selbst in Gegenwart seines Sohnes, nach wie vor von seiner Aische. Niemand schaffte es, ihn auch nur ansatzweise davon abzubringen, so zu tun, als sei nichts geschehen. Auch neu Dazugekommenen stellte er seinen offensichtlichen Sohn als seine Tochter Aische vor.

Einige Verwandte hielten ihn deshalb für dement. Herrn Y. selbst verletzte es sehr, weiterhin vom Vater wie eine Frau behandelt zu werden, und sagte deshalb demonstrativ einige Urlaube in der Türkei ab. Damit löste er eine ganze Welle von Initiativen in seiner Familie aus, die den Vater endlich an die Akzeptanz des Offensichtlichen heranführen sollten – vergebens.

Dann starb Herrn Y.s Mutter. Wenige Monate später lag auch der Vater im Sterben. Als mein Klient an seinem Bett saß, fragte ihn der Vater leise: »Wie heißt du?«

Herr Y. war völlig verblüfft. War der Vater doch dement, dass er ihn wie einen Unbekannten nach seinem Namen fragte?

»Erkennst du mich nicht mehr?«

Der Vater lächelte matt: »Ich weiß, dass du früher meine Aische gewesen bist. Aber wie heißt du jetzt? Sag mir deinen männlichen Namen.«

Herrn Y. schnürte es die Kehle zu. Sein Vater hatte die Geschlechtsumwandlung so umfassend verleugnet, dass er tatsächlich den männlichen Namen nicht kannte, obwohl er Hunderte Male gefallen war.

»Dominik, Baba, ich heiße Dominik.«

»Das ist ein schöner Name.«

Wenige Tage später verstarb der Vater.

WUT UND SCHULD

Andere für sich wüten lassen

Es gibt drei Formen, mit der Aggression umzugehen, die sich durch tägliche Frustrationen in vielen Menschen aufstaut. Der erste Typus platzt mit seinem Ärger heraus, der zweite frisst ihn in sich hinein. Viel weniger bekannt ist der dritte Typus, der andere für sich wüten lässt. Mit subtilen, vordergründig harmlosen Sprüchen, mit Unterlassungen, Missverstehen, im Ungewissenlassen, mit immer gleichen Unachtsamkeiten, Zuspätkommen und Verschleppungen bringt er sein Gegenüber in Rage, bis es ausrastet. Auf diese Weise erfahren die Gefrusteten die gewünschte Entlastung innerer Spannungen, ohne sich selbst als Aggressor betätigen zu müssen.

Derjenige hingegen, dem sie ihre Destruktion unterschieben, wundert und schämt sich für sein maßloses Wutpotenzial, das gegen sich selbst gewendet auf Dauer zu einer Depression heranwachsen kann. Auch Ohnmacht, Frust, Verletztheit, Scham und Sorge lassen sich in ähnlicher Weise delegieren, was Beziehungen erheblich belastet.

So kam einmal eine ältere Frau zu mir in die Therapie, die von der ersten bis zur letzten Minute der fünf Probesitzungen laut jammernd und theatralisch eine Opfergeschichte nach der anderen erzählte. Und wie einsam sie sei, weil sich niemand um sie kümmere. Egal was ich einwandte und versuchte, sie ließ sich nicht von ihrem Modus abbringen.

Mir wurde klar, dass ich die Fortführung der Therapie so nicht ertragen würde. Außerdem hätte die Klientin ihr Elend an mich überführt, statt mit mir an der Abwendung ihrer Einsamkeit zu arbeiten, die sicherlich ihrer Art zu kommunizieren geschuldet war.

Ich musste mir einen anderen Umgang mit ihr überlegen. Schließlich sagte ich ihr, dass ich nur weiter mit ihr arbeiten könne, wenn sie mir erlaube, ihre jetzige Erzählweise wie das Rauschen nach einem Hörsturz an mir vorbeiziehen zu lassen und ihr nur dann aktiv zuzuhören, sobald sie etwas in einer gewinnenden Weise schildere. Die Frau verstand zwar nicht, was ich meinte, willigte jedoch schon deshalb ein, weil sie bislang bei keinem Therapeuten länger als zwei Sitzungen verweilen durfte, ehe die Kolleginnen und Kollegen sie grob abwiesen.

Meine Idee des Lernens am Erfolg funktionierte hervorragend. Wie im Stand-by-Modus ließ ich alles Gesagte über mich hinweggleiten. Sobald die Klientin jedoch ihren nervenzehrenden Modus verließ, riss ich die Augen auf, beugte mich nach vorne und nahm Bezug auf ihre Worte. Ohne dass sie ganz durchschaute, was passierte, ließ mit jedem Treffen ihr lähmender Singsang nach. Und plötzlich begann sie recht unterhaltsam von ihrer thailändischen Heimat und den Traditionen ihrer Kultur zu erzählen. Es wurde richtig nett mit ihr.

Sich aufzuregen heißt, die Überführung von negativen Gefühlen zu gewähren. Sich hingegen lediglich zuzuwenden, wenn der Frustrierte ein gesundes Bindungsverhalten einbringt, hat sich bei mir schon oft als geeigneter Umgang mit dem delegierenden Typus bewährt.

Der macht mich so wütend!

Als das volle Wasserglas durch meine Praxis flog, erstaunte mich das nicht einmal. Ich hatte mit so etwas gerechnet. Eine neue Klientin hatte mich um eine psychotherapeutische Behandlung gebeten, nachdem bereits mehrere Behandlungen ihrer Depressionen erfolglos geblieben waren. Ihre seit vielen Jahren extremen Schlafstörungen, häufigen Blasenentzündungen und Magenbeschwerden, vor allem auch ihre unkontrollierten Wutausbrüche belasteten sie sehr. Tiefe

Traurigkeit, schwer regulierbare innere Spannungszustände und heftige Reizbarkeit wechselten einander ab und machten das Leben der Frau zunehmend unerträglich. In manchen Nächten plagten sie Suizidgedanken.

Sonja K. war 48 und Mutter zweier erwachsener Kinder. Sie arbeitete als PR-Beraterin und hatte ein freundliches, offenes, leicht extrovertiertes Wesen. In farbenfrohen Sommerkleidern kam sie in jenem Sommer in meine Praxis. Sie strahlte etwas Mädchenhaftes aus, Wutausbrüche konnte ich mir bei ihr nur schwer vorstellen. Eindrücklich beschrieb sie mir jedoch, wie sie einmal den sich noch drehenden Mixer voller Teig nach ihrem Mann geworfen habe.

»Ich weiß nicht, wie das passierte. Ein Wort gab das andere. Er war nicht mal laut geworden, und plötzlich flog das Ding durch die Luft. Ich hab mich so geschämt danach! Doch meinen Mann hat das gar nicht gejuckt. Ohne ein Wort wischte er Lampe und Wände ab, als wäre nichts geschehen! Was bin ich nur für eine Furie! Dabei weiß ich schon gar nicht mehr, worum es damals ging.«

Nach den ersten probatorischen Stunden war ich ratlos. Frau K. gehörte zwar zur Gruppe der sogenannten Hochsensiblen, aber weder bei der Erkundung ihrer Biografie und ihrer Arbeitssituation noch am Umgang mit ihren Kindern oder eines inneren Konfliktes konnte ich die Ursache für ihre beständig wiederkehrenden Depressionen festmachen. Lediglich wenn sie auf ihren Mann zu sprechen kam, spürte ich eine unterdrückte Wut auf ihn, obwohl sie ihn als friedfertig, zugewandt und gelassen beschrieb und er immer da sei, wenn sie ihn brauche.

Depression wird oftmals als eine nach innen gewandte Aggression gedeutet. Wie passte also Frau K.s Wut zu der Friedfertigkeit und Gelassenheit ihres Mannes?

»Ich habe Henrik noch nie richtig wütend erlebt«, meinte sie. »Er ist die Gelassenheit in Person und völlig stressresistent. Ich dagegen raste regelmäßig aus.« Hilflos blickte Frau K. mich an. »Und er nimmt es einfach hin. Ich komme mir so schäbig vor.«

Eine Vermutung keimte in mir auf. Löste ihr Mann etwas aus in ihr, das beiden nicht bewusst war? Ich wurde neugierig auf ihn.

»Bringen Sie Ihren Mann doch einmal mit«, schlug ich vor, denn ich hoffte, dass uns eine gemeinsame Begegnung, bei der ich die Interaktion der beiden studieren konnte, weiterbrachte.

Frau K. stutzte, war aber einverstanden und erschien zur nächsten Sitzung in Begleitung ihres Mannes.

Herr K. war ein gut aussehender, großer und schlanker Mann im Alter meiner Klientin, dessen blondes Haar er sorgfältig nach hinten gekämmt trug. Er begrüßte mich ausgesprochen freundlich und interessierte sich sofort für meine Fotos aus New York, die im Flur meiner Praxis hängen. Charmant machte er mir dafür Komplimente und erzählte von seiner eigenen Leidenschaft fürs Fotografieren. Er sei zwar letztlich Physiker geworden, hätte in seiner Jugend aber lange damit geliebäugelt, sich ganz der Kunst zu widmen. Womit es eine gewisse Parallele zwischen uns gab. Denn auch ich hätte ja beinahe Kunst studiert, wenn ich nicht erfahren hätte, dass die Professoren an der von mir auserkorenen Uni selten anwesend seien, weshalb ich mich doch für Psychologie entschied.

Unkompliziert stellte Herr K. einen Kontakt zwischen uns beiden Männern her und verhielt sich während der ganzen Sitzung ausgesprochen freundlich mir gegenüber.

Ich ließ die beiden Ehepartner einander gegenüber Platz nehmen, stellte ihnen zwei Gläser Wasser hin und setzte mich auf einen Stuhl seitlich zwischen das Paar.

»Schildern Sie mir bitte einen Ihrer letzten Konflikte, der zu einem Wutanfall geführt hat«, bat ich die beiden. Während Herr K. Mühe hatte, sich an eine konkrete Situation zu erinnern, fiel seiner Frau auf Anhieb etwas ein.

»Es ging um eine Fahrt in die Notaufnahme wegen einer sehr schmerzhaften Blasenentzündung«, erzählte sie. »Mein Mann hat mich zwar hingefahren, wollte aber nicht mit mir in der Klinik bleiben, obwohl ich ihn darum bat und es mir sehr wichtig war. Ich hatte schlimme Schmerzen und wollte damit nicht alleingelassen werden.« Sonja K. schaute ihren Mann kurz an. »Doch er hat nur lapidar gesagt: ›Was soll ich da?‹ Vor Wut bin ich aus dem fahrenden Auto gesprungen und weinend zurück nach Hause gelaufen.«

Während Sonja K. ihre Argumente wiederholte, weshalb ihr der Beistand ihres Mannes in der Notaufnahme so wichtig gewesen wäre, unterbrach er sie immer wieder mit subtilen Entwertungen, die sie gar nicht wahrzunehmen schien. Etwa: »Jaja, in deinem Leben ist ja immer irgendwas ganz, ganz wichtig ...« Außerdem nahm er kaum Bezug auf das, was sie sagte, sondern äußerte sogar einmal, während er sich betont an mich wandte und mich wissend anlächelte: »Darüber brauchen wir mit ihr erst gar nicht zu reden!«

Ich sah, dass ihn ärgerte, was seine Frau erzählte, seine Kaumuskeln arbeiteten, und manchmal ruckelte er in seinem Sessel hin und her, doch abgesehen davon blieb er vollkommen ruhig. Frau K. hingegen war deutlich anzusehen, wie sich die Wut auf ihren Mann auflud, ihr Gesicht immer röter wurde und der Ton lauter, ohne dass sie bemerkte, dass *er* diesen Prozess provozierte. Wann würde das Ganze eskalieren?

»Aber man kann doch seine Frau, die große Schmerzen hat, nicht allein warten lassen!«, schrie Frau K. ihrem Mann entgegen.

Achselzuckend schaute er erst sie, dann mich an: »Von meiner Anwesenheit lassen die Schmerzen doch auch nicht nach.«

Da flog das Glas. Knapp verfehlte es Herrn K.s Kopf und krachte hinter ihm gegen die Wand. Wasser und Scherben spritzten in alle Richtungen.

»Da, sehen Sie selbst«, wandte sich Herr K. an mich. »So ist sie. Larmoyant und hysterisch.«

Entsetzt über ihren Ausbruch schlug Frau K. die Hände vors Gesicht und brach in Tränen aus. Währenddessen bot sich ihr Mann an, die Scherben wegzuräumen, doch ich wehrte ab.

»Das hat Zeit. Lassen Sie uns lieber analysieren, was passiert ist.« Haarklein beschrieb ich Herrn K. mein Erleben der letzten halben Stunde, in der ich festgestellt hatte, dass er gar nicht so harmlos und seine Frau gar nicht so hysterisch war. »Die Wahrheit, Herr K., ist: Sie lassen Ihre Frau seit Jahren das gemeinsame Wutpotenzial für Sie beide verwalten und austragen.«

»Ich mache was?« Der Mann war völlig verblüfft.

»Ich denke, Sie sind nicht aggressiver als andere, aber unbewusst besonders raffiniert darin, als zutiefst gelassener und ausgeglichener Typ dazustehen, der nur das Pech hat, eine mal depressive, mal überhitzte Frau an seiner Seite zu haben.«

Frau K. hörte auf zu schluchzen und hob erstaunt den Kopf.

»Ich weiß, dass Ihnen diese Deutung etwas seltsam vorkommt. Lassen Sie es mich deshalb erklären, Herr K.« Ich erläuterte ihm die drei Typen Mensch und wie unterschiedlich sie mit ihren Aggressionen umgehen. »Sie gehören zum dritten Typus, Herr K. Weder brüllen Sie Ihren Ärger hinaus, noch fressen Sie ihn in sich hinein. Sie lassen *andere* für sich wüten. Oft ist das ein intelligenter, ein bisschen zwanghafter Menschenschlag, der vor sich selbst und anderen den Eindruck hinterlassen will, besonders ausgeglichen und friedfertig zu sein. Die Mittel, mit denen dieser Typus seine Aggressionen delegiert, sind dabei sehr unterschiedlich. Eine häufige Strategie ist die subtile Entwertung des anderen, ihn zum Beispiel vor anderen lächerlich zu machen.«

»Aber ... das mach ich doch gar nicht ...«, murmelte Herr K., als seine Frau einhakte: »Wie letztens beim Salsa! Als ich um zwei gehen wollte und mich total verlassen und vorgeführt gefühlt habe, weil du noch mit einer anderen Frau tanzen wolltest. Und als ich dann traurig und auch ein bisschen wütend wurde und dich aufforderte, endlich zu kommen, hast du mich vor ihr und den zwei anderen Frauen, die danebenstanden, lächerlich gemacht. Ich sei bloß eifersüchtig, hast du gesagt und gelacht. Weißt du noch?«

»Gott, bist du empfindlich. So schlimm war's wirklich nicht. Ein Tanz!« Herr K. schüttelte den Kopf.

»Es gibt Menschen, die spielen scheinbar scherzend Dinge herunter«, setzte ich ein. »Gefühle werden ignoriert, Bedürfnisse, Bitten kleingeredet, Offensichtliches geleugnet, Selbstverständliches unterlassen. Andere verschleppen Prozesse, die dringender Klärung bedürfen, vergessen bereits Besprochenes oder Verabredetes. Wieder andere halten Entscheidungen in der Schwebe oder lassen ihre Freunde, Kolleginnen und Partner wiederholt warten. Das Ergebnis all dieser Methoden ist, dass sich die Betroffenen unentwegt in eine Sackgasse der Ohnmacht gedrängt fühlen, die sie wütend macht, meist ohne dass sie das soziale Foul des anderen nachweisen können oder überhaupt bemerken.«

Herr K. zog eine verständnislose Miene. Es bereitete ihm sichtlich Mühe, das Gesagte zu verstehen, ja überhaupt zu glauben, was ich zu erklären versuchte. Ich probierte es mit einem Bild. »Es ist, als würden Sie Ihrer Frau eine Bombe mit brennender Zündschnur überreichen, damit sie in *ihren* Händen explodiert.«

Es wurde still. Herr K. zog an seinen Fingern, bis sie knackten. Er wirkte plötzlich unsicher, fast hilflos. Während sich auf dem Gesicht meiner Klientin Erleichterung zeigte.

»Ja«, sagte sie nach einer Weile. »Genau so fühlt sich das an. Zum Beispiel wenn wir zum Konzert oder ins Theater losgehen wollen. Immer hat er genau dann noch was Wichtiges zu erledigen. Und ich stehe blöd in der Tür und werde allmählich rasend, weil wir zu spät oder gar nicht mehr reinkommen. Das macht mich so wütend, dass ich den Abend dann überhaupt nicht mehr genießen kann – was er mir am Ende auch noch vorwirft!«

Das Beispiel war eine gute Möglichkeit, um Eingefahrenes aufzubrechen, und so schlug ich Frau K. vor, in Zukunft einfach rechtzeitig loszugehen, ohne auf ihren Mann zu warten. »Wenn dann jemand zu spät kommt, ist das Ihr Mann, und Wut und Ohnmacht bleiben bei ihm.«

»Bisher hab ich's immer noch geschafft!« Herr K. lächelte provozierend.

Wir besprachen noch einige andere Beispiele, bevor wir die Stunde beendeten.

Herrn K. fiel es sehr schwer, die komplexen Prozesse nachzuvollziehen, die die Beziehung zwischen ihm und seiner Frau belasteten. Da er jedoch am Erhalt seiner Ehe interessiert war, begann er einige Zeit darauf eine eigene Therapie bei einer Kollegin.

Von seiner Frau erfuhr ich später den Grund für die Entwicklung seiner Strategie, andere seine Gefühle austragen zu lassen. Der liegt meist in frühen Kindheitserfahrungen, so auch bei ihm. Im Alter von drei Jahren verlor Herr K. als jüngstes von fünf Kindern, darunter ein behinderter Junge, seinen Vater. Die Mutter, auf sich allein gestellt, musste sich abrackern, um ihre Kinder durchzubringen. Für Gefühle war in diesem Überlebenskampf kein Platz, wie Sand hätten sie das Familiengetriebe aufgehalten, und dafür reichte die Kraft der Mutter nicht. Jeder musste funktionieren, auch der kleine Junge, sodass er nicht lernte, mit Trauer, Wut und Ärger offen und angemessen umzugehen, sondern andere Mechanismen entwickelte. Herrn K.s heutige Aufgabe bestand also darin, seine Gefühle wahrzunehmen und selbstverantwortlich auszudrücken.

Sonja K. hingegen schulte ich darin, alle Tricks ihres Mannes, sein aggressives Potenzial zu delegieren, zeitnah zu erkennen und humorvoll an ihn zurückzugeben. Zwar stritt das Paar im Folgenden öfter als früher, und Sonja K. musste so manche für sie ungewohnt heftigen Reaktionen ihres Mannes einstecken. Doch es war der richtige Weg. Mit der Zeit verschwanden die depressiven Phasen meiner Klientin und sind bis heute nicht zurückgekehrt. Etwa einmal im Jahr meldet sie sich, um mir über sich zu berichten.

In anderen Fällen, wenn der Partner oder die Partnerin nicht bereit ist, das eigene Verhalten entsprechend zu reflektieren und zu ändern, ist oft eine Trennung unausweichlich, um die seelische Gesundheit und die Gefühle des anderen Austragenden wiederherzustellen.

Einer trage des anderen Last

Ich betreute einmal einen selbstständigen Coach, der trotz hervorragendem Wissen und gutem Feedback kaum neue Kunden akquirieren konnte. Er fühlte sich dadurch zunehmend frustriert, verunsichert und ohnmächtig. Jede aus der Therapie entwickelte Deutung oder Vorgehensweise wies er höflich, aber entschieden ab. Machte ich einen Vorschlag, hörte ich als Erstes: »Ja, aber ...«

Anfangs fragte ich mich, ob ich mich schlecht in ihn hineinversetzte, weil ich ihn offensichtlich unentwegt verfehlte und mein Werkzeug darin versagte, ihn emotional zu erreichen. Doch dann horchte ich in mich hinein und spürte nach, was dieser Klient mit mir machte, denn für einen Therapeuten gibt es kein klareres diagnostisches Mittel als die Gegenübertragung im Sinne von: »Was löst der Klient in *mir* aus, was mit *ihm* zu tun hat?«

Im Fall von Herrn B. kam ich zu folgendem Schluss: Indem er mich in meinem Bemühen um ihn stets frustrierte, verunsicherte und ohnmächtig zurückließ, sah es in mir selbst innerhalb der Therapie bald exakt so aus, wie er sich derzeit in seinem Leben fühlte. War das ein Zufall? Wohl eher nicht. Vielmehr vermutete ich dahinter eine unbewusste Strategie, sich von Unsicherheit und Ohnmacht zu befreien, indem er andere, in diesem Fall mich, noch ohnmächtiger und unsicherer machte.

Dass Herr B. seit einiger Zeit keine Partnerin mehr hatte, wusste ich. Aber wie ging es seinen Freunden mit ihm?

»Meine Freunde?«, schnaubte er, als ich ihn danach fragte. »Keine Ahnung. Die haben sich alle in den letzten zwei Jahren zurückgezogen.«

Also auch hier! Ich war mir sicher: Die gescheiterten Versuche, Herrn B. voranzubringen, hatten den Freundeskreis irgendwann zu sehr frustriert. Denn statt die angebotene Unterstützung aufzugreifen und sich zu befreien, ließ dieser Mann mit seinem »Ja, aber ...« alle ohnmächtig und wütend zurück.

Ich erläuterte ihm meine Gedanken. Doch wie nicht anders zu erwarten, wies mich Herr B. erneut freundlich ab. Zu den letzten drei Stunden der 25 bewilligten kam er nicht mehr. Wohl sein letzter unbewusster Versuch, seine Resignation auf mich zu überführen.

Schon damals war ich mir sicher, dass Herr B. nicht nur seine ohnmächtige und resignative private und berufliche Lage, in der er seit Jahren steckte, zu meiner Lage im Umgang mit ihm machte und damit kurzzeitige Entlastung fand. Resignation und Ohnmacht waren sicherlich bereits viel länger in ihm verankert. Denn so viel wusste ich aus seiner Kindheit: Was er auch anstellte, um in seiner Familie eine positiv besetzte Rolle einzunehmen, ihm, dem Letztgeborenen von vier Kindern, vermittelte ausnahmslos die ganze Familie, dass er besser nie geboren wäre. Denn Herr B. war das uneheliche Kind aus einer Liebschaft seiner Mutter.

Zu gern hätte ich den Knoten des Wiederholungszwangs mit ihm zusammen zerschlagen. Dass plötzlich ich es war, der sich ohnmächtig und resigniert fühlte, damit kam ich zurecht. Doch dass er sich für keine einzige Deutung seiner Rollenumkehrung offen zeigte, machte ein gemeinsames Entkommen leider unmöglich.

Das Fenster im Kühlraum

Vor einigen Jahren suchte mich eine 21-jährige Klientin auf, die in einer geschützten Werkstatt eine Lehre als Hilfsköchin machte. Ihre Mutter hatte um einen Termin gebeten, nachdem ihre Tochter den Arbeitsplatz zu verlieren drohte, weil sie immer wieder zu spät oder gar nicht erschien.

Karen R. hatte ein rundes, gutmütiges Gesicht und schaute mich aus kleinen braunen Augen stets etwas staunend an. Ihr wildes rotes, dicht gelocktes Haar bändigte sie mit kleinen Haarspangen. Zahllose Sommersprossen übersäten ihr Gesicht. Ich sah sie nie anders als in Jeans und Sweatshirt. Zur ersten Stunde erschien sie in Begleitung ihrer Mutter, später kam sie allein in meine Praxis.

Es war nicht ganz einfach, das Vertrauen der Klientin zu gewinnen, die diese Art Gespräche nicht gewohnt war. Karen R. sprach langsam. Manchmal suchte sie nach Worten, und ich musste mich in Geduld üben. Belastendes auszudrücken, fiel ihr extrem schwer. Sie lenkte dann jedes Mal ab und sprach plötzlich von etwas ganz anderem, als hätte sie meine Frage nicht verstanden. Sie wirkte gutgläubig und wenig wehrhaft. Fremdes Leid nahm sie ungewöhnlich schnell mit, und ihr schlichtes, mitfühlendes Wesen berührte mich.

Aus ihren Erzählungen reimte ich mir zusammen, dass sie in der S-Bahn auf dem Weg zur Arbeit oft für längere Zeit wegtrat oder plötzlich derart große Angst verspürte, dass sie den Ausstieg verpasste und einfach weiterfuhr. Ich diagnostizierte dissoziative Zustände und Panikattacken. Da beides nirgendwo anders als auf dem Weg zur Arbeit auftrat, ging ich davon aus, dass irgendein Aspekt an ihrem Arbeitsplatz Frau R. zutiefst belastete.

Nach einigen Stunden erzählte sie mir schließlich, dass drei weitere Lehrlinge, eine Frau und zwei Männer, sie täglich wegen ihres

Aussehens beleidigten oder gelegentlicher Vergesslichkeit und Unbeholfenheit beschimpften. Karen R. versuchte in solchen Situationen, es den anderen recht zu machen, und rotierte sofort los wie ein fremdgesteuerter Motor. Manchmal brüllten die Kollegin und die Kollegen meine Klientin auch einfach unmotiviert an, was zu unbeholfenen Wutausbrüchen bei Frau R. führte, die sie in den Augen der anderen noch lächerlicher machten.

Meine Klientin war dieser Gruppe wehrlos ausgesetzt, in der es wie in einem Wolfsrudel zuzugehen schien: Der Lahmende bemüht sich, möglichst wenige Aggressionen zu erzeugen, und hat trotzdem dauernd mit dem Beißreflex der Artgenossen zu tun.

Wenigstens schienen mir die von Karen R. beschriebenen Aktionen der anderen Lehrlinge dieser Behindertenwerkstatt nicht wirklich bösartig zu sein. Vielmehr genossen die Ausbildungskameraden wohl einfach das Machtgefühl, das sich oft einstellt, wenn sich jemand oder eine Gruppe, die in der Gemeinschaft selbst kein großes Ansehen genießt, selbst aufwertet, indem sie einen noch Wehrloseren drangsaliert.

Ich erläuterte Frau R., dass Gemeinheiten so lange fortgeführt werden, wie sie sich lohnen. »Momentan sind die anderen cool, und Sie strampeln rum und schlagen um sich. Und am liebsten möchten Sie da gar nicht mehr hin, stimmt's?«

Statt einer Antwort füllten sich Karen R.s sanfte Augen, die mich an den Blick eines hilflosen Welpen erinnerten, mit Tränen. Welche sinnvollen Strategien konnte diese junge Frau zur Aggressionsabwehr entwickeln, fragte ich mich. Sich noch heftiger zur Wehr zu setzen, jede Attacke beim Meister zu melden oder gar nichts mehr zu sagen, sich dabei innerlich aber aufzuladen, erschien mir wenig Erfolg versprechend. Wir mussten uns etwas anderes einfallen lassen. Am besten eine überraschende Strategie, ein Verhaltensmuster, das meiner Klientin Oberwasser gäbe.

»Wie wäre es, wenn Sie einen coolen Satz auswendig lernen, der Ihnen auch unter Stress einfällt?«, schlug ich ihr eines Tages vor. »Er sollte im besten Fall unsinnig sein, sodass man darauf nichts Kluges antworten kann. Und wenn die anderen Sie wieder attackieren, kontern Sie ausschließlich mit diesem Satz. Die verstehen dann nicht mehr, worum es geht, und haben Mühe, sich eine originelle Reaktion einfallen zu lassen. Am Ende sind Ihre Kollegen genervt und nicht mehr Sie. Vielleicht fällt uns ja in der nächsten Therapiestunde gemeinsam etwas Geeignetes ein.«

Ganz allein auf eine passende Formulierung zu kommen, die alle wichtigen Aspekte einschloss, traute ich Frau R. zugegebenermaßen nicht zu. Umso überraschter war ich, als sie mir ihren Satz in der nächsten Sitzung gleich zu Beginn präsentierte.

»Ich hab ihn!«, strahlte sie mich an.

»Und, wie lautet er?« Ich war wirklich neugierig.

»›Geht doch mal in den Kühlraum und macht dort das Fenster zu!‹«, sprach Karen R. noch langsamer als sonst.

»Hm ...« Was für ein seltsamer Spruch! Ich wusste nicht, was ich davon halten sollte, und schaute Frau R. ratlos an.

»In einem Kühlraum gibt's doch gar kein Fenster!«, kicherte sie.

»Ah, verstehe!« Ich fiel in ihr Lachen ein, denn darin lag natürlich ein gewisser Witz. »Toll ausgedacht«, würdigte ich die Initiative und Kreativität meiner Klientin, obwohl ich mir unsicher war, ob ihr Satz tatsächlich genug Schlagkraft besaß, um die gewünschte Wirkung zu entfalten.

»Sie meinen, ich kann ihn nehmen?« Frau R. wuchs förmlich vor Stolz in ihrem Sessel.

»Probieren Sie es aus, und dann reden wir darüber, wie es funktioniert hat.«

Ich muss gestehen, dass ich gewisse Zweifel hegte, ob meine Klientin in der Lage sein würde, ihren Satz souverän abzurufen, wenn es erneut zu aggressivem Mobbingverhalten durch die anderen Lehrlinge ihr gegenüber käme. Doch sie erstaunte mich ein zweites Mal.

Fröhlich erschien sie zur nächsten Stunde und grinste mich breit an. »Ich hab ihn gesagt. Meinen Satz.« Ihre Augen funkelten geradezu, und ihre Begeisterung sprang auf mich über, noch bevor ich wusste, wie die Geschichte ausgegangen war.

»Und ... was passierte daraufhin?«

»Die haben mich erst nur blöd angekuckt«, gluckste sie und legte eine erwartungsvolle Kunstpause ein.

Ich tat ihr den Gefallen. »Und dann?«, hakte ich nach. »Was ist dann passiert?«

»Nichts mehr, die sind weggegangen.« Karen R.s rundes Gesicht leuchtete gutmütig.

Erleichtert entnahm ich ihren weiteren, etwas umständlicheren Schilderungen, dass ihr Satz auch bei den nächsten Übergriffen der anderen funktioniert habe. Und in den nächsten Monaten gelang es ihr, das alte Muster komplett aufzulösen. Mit jeder neuen Aufforderung, in den Kühlraum zu gehen, um dort das Fenster zu schließen, wuchs der Ärger der mobbenden Lehrlinge. Statt sich durch Gehässigkeiten gegen ihre ohnmächtige Kollegin selbst gut und überlegen zu fühlen, erlebten sie nun, wie Karen R. immer stolzer wurde, sooft ihnen angesichts des surrealen Spruches keine Antwort einfiel. Immer seltener kam Karen R. zu spät zur Arbeit. Und brachte ihre Ausbildung erfolgreich zu Ende.

Die Schuld einer Großfamilie

Einmal kamen mehrere Mitglieder einer Familie nach und nach zu mir. Alle verband ein gemeinsames Thema, mit dem umzugehen jeder seinen eigenen Weg fand.

Amar F. war der älteste Sohn von 14 Kindern in einer sehr traditionellen Großfamilie aus Algerien, die schon viele Jahre in Deutschland lebte. Als Familienoberhaupt fungierte momentan der drittälteste Bruder, da der Vater unter starken Ängsten und Depressionen litt, weshalb er dieser Rolle nicht gewachsen war. Auch Amar F. und der zweitgeborene Sohn galten als zu weich und liberal und schienen anfangs deshalb ungeeignet für diese Rolle.

Er leide an Depressionen und Panikattacken, erzählte mir Amar F. in der ersten Stunde mit leiser, kraftloser Stimme und einem entschuldigenden Lächeln. Von allein wäre er nie in meine Praxis gekommen, sagte er. »Nur weil es Leila jetzt so gut geht, bin ich hier.« Beim Sprechen zog er seine schmalen Schultern nach vorn. Welch ein Unterschied zu seiner Schwester Leila, die ich einige Jahre zuvor eine Zeit lang behandelt hatte. Sie war danach so aufgeblüht, dass er auf ihre Empfehlung hin ebenfalls den Mut gefasst hatte, sich therapeutische Hilfe zu holen.

Zur ersten Stunde begleitete seine Schwester ihn. Ich freute mich, die schöne, temperamentvolle und willensstarke junge Frau wiederzusehen. Wie immer trug sie ihr Kopftuch betont locker um den Kopf gebunden, sodass, als ihr eigener kleiner Protest, ein paar Haarsträhnen hervorlugten.

Auch die damals 24-jährige Leila hatte unter depressiven Episoden gelitten, weil sie auf Geheiß ihres jüngeren Bruders nicht ausgehen durfte, um sich dcn Mann, den sie heiraten wollte, selbst auszusuchen. Widersetzte sie sich, hatte sie mit schlimmsten Strafen zu rechnen. Nachdem er sie wegen ihrer Uneinsichtigkeit einmal blutig geschlagen hatte, war ihr mithilfe einer Frauenhilfsorganisation heimlich der Weg zu mir gelungen. Leila F. war ihre Familie sehr wichtig, ein Bruch mit ihr keine Option. Deshalb mussten wir nach einer kreativen Lösung suchen, die ihre Besuche bei mir legitimierte und sie auf ihrem Weg für mehr Selbstbestimmung unterstützen konnte.

»Schreiben Sie mir ein Attest, dass ich Probleme habe, und unterschreiben Sie mit Dr. Rauh-Köpsel. Das ist ganz wichtig«, schlug sie schließlich vor. Dass ich keinen Doktortitel besitze, war ihr egal. »Bei uns heißen alle, die man mit Problemen aufsucht, Doktor.«

So schrieb ich Leila als ihr »Doktor« ein Attest, in dem es hieß: »Um ihre sozialen Defizite zu bekämpfen, muss sie sich gezielt auch mit ungeeigneten Männern treffen.« Erstaunlicherweise funktionierte es. Von da an durfte Leila ausgehen. Und begegnete eines Tages einem Mann, der wider Erwarten nicht nur ihr Herz eroberte, sondern auch der Familie zusagte.

Nun saß also Jahre später Leilas Bruder Amar vor mir. Er ging bereits auf die vierzig zu, sah aber älter aus. Von seinen Nasenwurzeln zogen sich tiefe Falten wie eine Klammer um den eingesunkenen Mund zum Kinn. Das kurze krause Haar schimmerte teilweise schon grau. Während er auf meine Frage hin von seiner Familie erzählte, streiften seine Augen über den Fußboden, als suchten sie etwas. Manchmal lächelte er schüchtern und ein wenig verbittert vor sich hin. Im Gegensatz zu Leila, die mit ihrer starken physischen Präsenz den Raum sofort ausgefüllt hatte und Wildheit und Kraft ausstrahlte, wirkte er unsicher und schutzbedürftig. Als Familienoberhaupt konnte ich ihn mir tatsächlich nicht vorstellen.

Nach und nach musste ich dieses Bild jedoch korrigieren. Auch wenn er ungeeignet schien, hatte sich Amar F. als ältester Sohn dennoch viele Jahre lang neben seiner Arbeit in einem Supermarkt einer Führungsverantwortung gestellt und sich mit 21 bereits wie ein Vater um seine 13 Geschwister gekümmert. Seine eigenen Bedürfnisse zählten dabei nicht, ein eigenes Leben kam für ihn nicht infrage. »Familie ist das Wichtigste, was du hast«, sagte er.

Als Oberhaupt musste er die Familie zusammenhalten, wichtige Entscheidungen treffen und Konflikte regeln. Er hatte sich um die Finanzen zu kümmern, die Schule und die Ausbildung der

Geschwister zu überwachen. Wenn sie etwas anstellten, musste er dafür geradestehen.

»Sie haben sich großartig gekümmert«, ermunterte ich ihn, die eigene Leistung wertzuschätzen. »... sind in die Schule gegangen, haben sich um Ausbildungsplätze gekümmert. Wie viele Eltern aus Problemfamilien schaffen das nicht!«

Doch das beruhigte Amar F. kaum. Erregt fuhr er sich durchs Haar. »Ich wollte, dass alle etwas lernen und einen Beruf ausüben, mit dem sie ehrliches Geld verdienen, durch Bildung ihre Familie zusammenhalten und sich unangreifbar machen. Denn wer nicht mit der Schule weiterkommt bei uns, fängt was auf der Straße an. Aber genau das ist mir nicht gelungen!«

Die Verführungen der Straße, dort das schnelle große Geld zu machen, seien größer gewesen. Alle fünf Brüder wären nacheinander in die Kriminalität abgerutscht. »Schutzgelderpressung, Geldwäsche, Drogenhandel, das ganze Programm. Ein Haufen Kohle plötzlich, ein dickes Auto. Und zu Hause nur Streit. Meine Mutter hat irgendwann nur noch geweint.«

Als Amar F.s zweitältester Bruder Jona, den er sehr mochte und der ihn anfangs unterstützte, schließlich ebenfalls den materiellen Verführungen seiner Cousins erlag und nach und nach die jüngeren Brüder mit in kriminelle Geschäfte hineinzog und am Ende sogar ins Gefängnis musste, sei er zusammengebrochen.

»Ausgerechnet Jona, der immer so besonnen war und klug, der hätte Abitur machen können! Arzt werden!«, rief Amar F. verzweifelt. Entsetzliche Panikattacken und schwere depressive Episoden machten ihn daraufhin monatelang handlungsunfähig und verstärkten seine ohnehin starken Schuldgefühle. »Ich hab versagt und meine Familie im Stich gelassen. Wie mein Vater. Ich bin zu schwach! Das verzeihe ich mir nie!« Ein tiefer Schmerz lag in Amar F.s müden Augen, und ich fühlte sehr mit ihm. Die Vorstellung, ich wäre nicht der Jüngste in meiner Familie gewesen, sondern hätte als Ältester nicht nur gegenüber sechs Geschwistern, sondern 13 die Rolle meines Vaters übernehmen müssen, löste in mir Schwindel und schließlich große Hochachtung für meinen Klienten aus. Inzwischen bin ich Vater dreier Söhne, und bereits das reicht mir an Verantwortung. Welche Überforderung für diese zarte Seele von Mann mit Anfang zwanzig!

Meine Erklärung, dass seine psychischen Probleme die einzige Möglichkeit für ihn seien, der übergroßen Verantwortung für seine konfliktreiche Großfamilie zu entgehen, um vielleicht doch noch eine Chance zu bekommen, ein Leben nach seinen eigenen Vorstellungen zu führen, erschien Amar F. bald logisch. Aber wie konnte er die tiefen Schuldgefühle überwinden, die ihn belasteten und immer wieder seine psychische Symptomatik aktivierten?

Aus meiner Sicht waren sie Abbild einer jahrelangen Anreicherung von Ohnmachtswut: Trotz aller Bemühungen, die jüngeren Geschwister auf einen guten Weg zu führen, musste er zusehen, wie sie ihm nach und nach entglitten, getrieben von der Gier nach Statussymbolen. Amar F. konnte dem nichts entgegensetzen. Diese eigene Hilflosigkeit wie Aussichtslosigkeit seines Bemühens, was seine Geschwister betraf, und gleichzeitig das Verleugnen und Zurückstellen eigener Wünsche lösten Wut in ihm aus, die schließlich seine Depression begründeten.

Die nächsten Therapiestunden verbrachten wir damit, diese Gefühle von Ohnmacht und Wut zu analysieren und in die Wahrnehmung und Erfüllung eigener Bedürfnisse umzulenken. Herr F. sollte nicht länger Opfer des Verhaltens anderer sein wie ein hilfloser Regisseur, dessen Schauspieler auf das Drehbuch pfeifen.

»Werden Sie zum Dramaturgen Ihres eigenen Lebens!«, forderte ich ihn auf.

Das gefiel ihm, und immer häufiger sah ich Herrn F. in den Stunden lächeln, während wir alte wie neue Ereignisse innerhalb der Familie oder seine Wünsche besprachen. So gelang es meinem Klienten irgendwann, ein eigenes Zimmer in der Familienwohnung zu erkämpfen, das er begeistert und mit großer Liebe fürs Detail einrichtete. Wichtig war mir, dass er jedes Mal, wenn der Satz »Ich habe versagt!« in ihm aufkam, ihn ersetzte durch »Das habe ich mir verdient!«. Es wurde Amar F.s Lieblingsspruch innerhalb und außerhalb unserer Arbeit.

Nach und nach befreite er sich von seinen Schuldgefühlen. Die vielen Jahre seines ohnmächtigen Ackerns als Ersatzvater verbuchte er nun als ausreichenden Beitrag für die Familie, um endlich sein eigenes Glück finden zu dürfen. Nach etwa einem halben Jahr traute er sich das erste Mal in seinem Leben, in ein Flugzeug zu steigen und die Familie zurückzulassen. Er besuchte seine Heimat, eine kleine Stadt in Algerien, in der er seit der Kindheit nicht mehr gewesen war. Dort lernte er eine junge Frau kennen, die er kurze Zeit später heiratete. Er kam nicht mehr nach Deutschland zurück.

Ungefähr sieben Monate später klingelte das Telefon.

»Hier ist Jona F., der Bruder von Amar.« Ich wusste sofort, um wen es sich handelte, denn Herr F. hatte so viele Stunden gerade über ihn, seinen Lieblingsbruder, gesprochen. »Ich brauche Ihre Hilfe.«

Welch ein Wunder! Mitglieder arabischstämmiger Familien finden selten den Weg zu einem Therapeuten. Und nun schon drei! Seelische Probleme zuzugeben und zu bearbeiten, gilt besonders für Männer als Schwäche. Statt psychische Schäden therapeutisch zu bewältigen, entwickeln sie meist depressive Rückzugsstrategien oder greifen zu Gewalt. Die patriarchalen Strukturen erlauben ihnen keine Schwachheit. Vor allem aber soll alles Private, Intime innerhalb der Familie bleiben. Sie ist der Schutzschirm, der gleichzeitig zu einem Gefängnis werden kann, aus dem auszubrechen übermenschliche Kraft oder immense Not erfordert.

Wenn Jona F. sich meldete, musste es schlimm um ihn stehen. Durch die Erzählungen seines Bruders wusste ich, dass er sich seine Sehnsucht nach Anerkennung und Wohlstand nach dem Abbruch des Abiturs und einer kaufmännischen Lehre weitgehend mit kriminellen Aktivitäten erfüllte. Nach einer Entführung, bei der Jona F.s Compagnon die gefesselte Person aus einem fahrenden Auto stieß, war er zwei Jahre in Haft gewesen. Das lag inzwischen über ein Jahr zurück.

Jona F. räusperte sich. Dann sagte er, als wollte er das Telefonat schnell hinter sich bringen: »Amar und Leila haben mich geschickt. Hab schlimme Panikattacken. Wann kann ich kommen?« Seine Stimme zitterte, und ich spürte, wie viel Kraft dieser Anruf ihn kostete.

Da ich am Limit meiner Kapazitäten war und langsam auf mich selbst aufpassen musste, setzte ich an, die übliche Antwort zu geben: »Leider bin ich momentan ausgelastet. In circa drei bis fünf Monaten kann es losgehen.« Doch ich hielt inne. Ich ahnte, noch einmal würde dieser Mann jene Kraft nicht aufbringen. Ich überflog meinen Kalender. »Kommen Sie übermorgen um acht. Das ist eine Stunde früher, als ich normalerweise anfange. Aber sonst müssten Sie lange auf einen Termin warten.«

Er sagte sofort zu.

Jona F. glich seiner Schwester, war muskulös und von starker physischer Präsenz. Seinen Hals und seine Arme zierten zahlreiche Tätowierungen, deren Bedeutung mich interessierte und die Jona F. mir gern erklärte. Vor allem auch, warum man sich diese Tortur überhaupt antat. Ich focht damals gerade einen Konflikt mit meinem ältesten Sohn aus, der unbedingt ein Tattoo wollte, was meine Frau und ich ihm bisher jedoch untersagten.

Dieses Warming-up zwischen Jona F. und mir erwies sich als wichtige Brücke zwischen unseren beiden Welten, denn ich spürte großen Argwohn auf seiner Seite. Die Zeit seiner Haftstrafe hatte ihn sicher nicht gerade Vertrauen in die Hilfe anderer Menschen gelehrt.

Der Gesichtsverlust beim Auftreten seiner Panikattacken im Gefängnis sei schlimmste Folter für ihn gewesen, gestand er mir. Um sein Ansehen unter den Gefangenen neu herzustellen, habe er noch im Knast wieder mit Geschäften angefangen, was die Panikattacken allerdings verschlimmerte.

»Ich wollt, als ich raus war, wirklich neu anfangen. Hab den Kontakt zu den Typen abgebrochen und 'nen Handyshop aufgemacht. Der lief so lala. Und eines Tages standen die Libanesen vor der Tür, ich solle Schutzgeld zahlen. Zur Polizei wollt ich natürlich nicht. Und dann waren meine Cousins wieder da und haben gesagt: ›Wenn die dir noch mal ans Bein pinkeln wollen, sag uns Bescheid. Dann klären wir das.‹ Wissen Sie, was ich meine?«

Ich ahnte es und nickte.

»Wir müssen solche Angelegenheiten selber regeln, die der Staat nicht schafft. Wenn es Leichen gibt, lösen wir das in zwei Tagen. Echt! Würden wir das nicht klären, wäre die Kriminalität noch größer. Trotzdem will ich da raus. Ich geh sonst vor die Hunde.« Jona F. klopfte sich erst aufs Herz und dann auf den Kopf. »Die da machen nicht mehr mit. Sie sehen doch, wie meine Beine zittern, wenn ich nur daran denke! Aber ich will auch leben, ein richtiges Auto haben, 'ne richtige Frau, der ich was bieten kann. Da werd ich immer wieder schwach.«

Bisher hatte Jona F. nicht geheiratet, jedoch viele Mädchen gehabt, wie er mir erzählte. Allerdings seien das keine richtigen Frauen gewesen, hätten nur 'ne Menge Geld geschluckt. »Wenn ich mir Amar anschaue, der hat's richtig gemacht. Der hat 'ne gute Frau und is' raus. Aber ich kann doch nicht auch noch weg von der Familie. Da bricht meine Mutter völlig zusammen.«

Ich bemerkte, dass Jona F.s Beine erneut heftig zu zittern begannen. Mit großer Anstrengung versuchte er sie auf dem Boden zu halten. Eine Panikattacke kündigte sich an. Ich reichte ihm ein Glas Wasser, und wir machten ein paar Atemübungen zusammen.

»Glauben Sie mir«, sagte er, als das Zittern nachließ, »ich will mein Geld wirklich ehrlich verdienen. Aber so einfach ist das nicht mit uns, wenn du da einmal drin warst. Die Cousins sind überall. Dabei bin ich nicht so einer, ich bin doch eigentlich gar nicht der Typ dafür! Wissen Sie, was ich meine?«

Anfangs hielt ich seine Aussage für Worte, die hauptsächlich gut klangen, allerdings wenig Realitätsbezug entwickeln würden. Nach und nach jedoch glaubte ich meinem Klienten. Jona F. wollte tatsächlich raus aus dem zerstörerischen Milieu. Das Ziel unserer Therapie musste also sein, seine Verführbarkeit für kriminelle Angebote, mit wenig Aufwand viel Geld zu machen, zu bekämpfen. Das Problem dabei war, dass die Ängste meines Klienten zusätzlich von seiner Perspektivlosigkeit gespeist wurden. Seit er aus dem Gefängnis raus war, gab ihm trotz vieler Bewerbungen niemand eine Arbeit. Und sein polizeiliches Führungszeugnis würde noch für viele Jahre gegen ihn sprechen.

Meine Aufgabe lag einerseits darin, ihn immer wieder zu bestärken, die Hoffnung auf eine berufliche Perspektive nicht aufzugeben. Vor allem ermutigte ich ihn, seine Ausbildung als Handelskaufmann wieder aufzunehmen und vielleicht eines Tages sogar sein Abitur nachzumachen.

»Sie sind ein kluger Mann, Herr F., und hätten damit viel bessere Perspektiven.«

Wie immer hörte sich mein Klient meine Vorschläge skeptisch lächelnd an.

Einmal erzählte ich ihm die Fabel von den zwei Fröschen im Buttermilchfass, von denen der eine aus mangelnder Hoffnung auf ein Entrinnen aufgab und ertrank, der andere aber weiterstrampelte, bis er Butter unter den Füßen hatte und aussteigen konnte. Diese

Geschichte ermutigte ihn. »Einfach weiterstrampeln!« wurde sein Motto.

Ein weiteres wichtiges Therapieziel war es, Abgrenzungsstrategien gegenüber seinen kriminellen Brüdern und Cousins zu lernen, die ihn beständig zu illegalen Aktionen verführen wollten. In zwei Sitzungen übernahm ich, nachdem ich meinen Sessel verlassen hatte, durch den Raum schreitend die Rolle seiner Kumpel und Brüder, in der ich ihn mit wechselnder Stimme, vielfältiger Überredungskunst und immer neuen Ideen zur Mitwirkung an kriminellen Aktivitäten gewinnen wollte. In den leuchtendsten Farben malte ich ihm seine zu gewinnenden materiellen Güter aus, die immensen Aufstiegschancen innerhalb des Clans, drohte mal mit Verachtung wegen seiner Feigheit oder mahnte ihn, er solle verdammt noch mal an seine Familie denken und ihr nicht länger auf der Tasche liegen.

Wir hatten viel Spaß dabei. Und Jona F. entdeckte sogar schauspielerische Fähigkeiten an sich. Im echten Leben gewöhnte er sich an, auf kriminelle Angebote mit den Worten »Danke, Bruder, aber ich hab schon einen anderen Plan« zu reagieren.

Während ihm seine Abgrenzung dadurch schon bald sehr gut gelang, blieb das Problem, eine anständige Tätigkeit zu finden, die zu ihm passte, noch lange bestehen. Bis er mir eines Tages eröffnete, dass er nach Frankfurt ziehen und dort mit einem Kumpel eine Bar im Bankenviertel eröffnen werde. Es wäre zwar nicht gerade sein großer Traum, aber immerhin ein Neuanfang.

Die Therapie war damit beendet. Für mich fühlte sich der Abschied wie ein Scheitern an, denn ich fürchtete, die Cousins könnten noch immer ihre Hand im Spiel haben. Jona F. versicherte mir jedoch, dass dem nicht so sei, also bemühte ich mich um Zuversicht und ließ ihn ziehen.

DEPRESSION

Trauer um das nicht gelebte Leben

Der Trauernde trauert um das, was er gehabt und nun verloren hat, der Depressive um das, was er nie erlebt hat.

Der tägliche Umgang mit manchen Menschen belebt bestimmte Anteile in uns, während andere Aspekte in den Schatten geraten. Sind wir verliebt, so auch deshalb, weil bestimmte Seiten unserer Persönlichkeit plötzlich angesprochen werden, die lange ungesehen blieben. Jemand geht auf unsere Sentimentalität, auf Anrüchiges, auf unseren Wortwitz oder unsere Erzählungen ein. Wir sind begeistert, weil alles in uns Ereignis werden will. Erst viele Monate oder sogar Jahre später merken wir, dass mit unserem neuen Begleiter andere Züge von uns verloren gegangen sind. Unsere Romantik rutscht in den Hintergrund, genauso unsere Geselligkeit oder die Liebe zum Detail ...

Depressionen lassen sich erklären als eine diffuse Trauerreaktion um das Leben, das in uns steckt, aber nicht gelebt wird. Denn klinisch betrachtet fällt auf, dass von den zehn Symptomen der Depression neun deckungsgleich sind mit denen von Trauer, zum Beispiel angesichts des Verlustes eines Menschen: Antriebslosigkeit, Schwermut, Schlafstörungen ... Einzig der Einbruch des Selbstwertgefühls kommt bei der Depression hinzu, wodurch die beiden klinischen Bilder für Profis unterscheidbar werden. Aufgrund der großen Überschneidung müssen Depressionen mit Betrauern von etwas zu tun haben, dessen Fehlen das Selbstwertgefühl herabsetzt. Das passt zu unserer Definition von Depressionen als eine diffuse Trauer um das ungelebte Leben in uns. Denn ignorieren wir wichtige Teile unserer Persönlichkeit, bleiben Quellen aufwertender Wirksamkeit ungenutzt. Wir veruntreuen unseren inneren Auftrag. Zuletzt setzt die Vernachlässigung unserer Vielfalt unser Selbstwertgefühl herab, da das Ausleben des Eigenen für unser Selbstwertgefühl von besonderer Bedeutung ist.

Das Lachen auf dem Kleiderschrank

Petra Z. litt unter permanenten Rückenverspannungen und Kopfschmerzen. Da die Krankenkasse nur drei Wochen stationären Aufenthalt in der Klinik für Psychosomatik und Psychotherapie, in der ich damals arbeitete, bewilligt hatte, wollte sie erst gar keine therapeutischen Gespräche mit mir führen. Dennoch ließ sie sich zu einer einzigen Sitzung überreden, da ich sie um die Möglichkeit gebeten hatte, mir selbst ein Bild von ihrem Bedarf zu machen. Aus ihrer Krankenakte wusste ich, dass sie als Kosmetikerin arbeitete und seit etwa drei Jahren verheiratet war.

In der zweiten Woche ihres Aufenthaltes in der Klinik kam Petra Z. schließlich zu mir. Eine sportliche Frau um die dreißig in Jeans betrat den Raum. Ihr Körper war durchtrainiert, ich vermutete durch Yoga oder Klettern. Mir fiel eine steile Falte auf, die Frau Z.s Stirn zwischen den Brauen teilte. Ihre Züge wirkten angespannt. Die Gesichtshaut fahl. Ob sie schon wieder Kopfschmerzen hat, fragte ich mich unwillkürlich.

»Wie geht es Ihnen heute?«, begann ich deshalb unser Gespräch, für das wir ja nur diese eine Stunde hatten.

»Geht so. Seit fast zwei Monaten klemmt mein Kopf in einer Schraubzwinge. Morgens geht es noch. Aber ab eins dreht der liebe Gott sie immer enger zu, selbst Schlafen hilft nicht. Und morgens steh ich auf wie 'ne alte Frau ...« Frau Z. versuchte ein Lächeln. Es gelang ihr nicht.

»Gibt es etwas, das Ihnen doch ab und zu Linderung verschafft?«

»Jedenfalls keine Tabletten mehr.« Sie dachte kurz nach. »Früher bin ich viel geklettert, vor allem draußen. Das hat dann oft geholfen. Aber seit nun auch noch der Rücken dazugekommen ist, könn' Se mir 'n Schild uff'n Kopp nageln und vor die Tür stellen: ›Sperrmüll!‹«

»Na, wenigstens ist Ihnen der Humor geblieben!«

»Früher, ja! Was hab ich mit meinen Mädels für Sachen angestellt! Wir waren wirklich 'ne verrückte Clique. Aber seit ich verheiratet bin, sehe ich die kaum noch. Und mein Mann versteht keinen Spaß.« Sie sagte es wie eine Bagatelle. Doch ich hörte die Verbitterung in ihrer Stimme.

»Inwiefern?«, hakte ich nach.

»Ich bin halt ein bisschen verrückt. Habe schräge Geschichten im Kopf, die er seltsam findet, wenn ich sie ihm erzähle. Manchmal mache ich auch Blödsinn. Einfach so. Stelle mir zum Beispiel ein Glas auf den Kopf und balanciere es durch die Wohnung. Einmal habe ich nachts ein täuschend echtes Küken in den Kühlschrank gelegt, um meinen Mann zu erschrecken, wenn er morgens seine Milch rausholte. Ich konnte mich kaputtlachen über so was. Eddy nicht. Das macht ihn eher wütend. Da ließ ich es irgendwann eben sein. Macht ja auch keinen Spaß, wenn der andere nicht drüber lachen kann.«

»Sind Sie denn sonst zufrieden in Ihrer Ehe?«

Petra Z. zögerte. »Vieles läuft ganz gut. Der Alltag und so. Mein Mann ist zuverlässig, kauft mir manchmal Blumen. Wir machen schöne Reisen. Haben auch keine finanziellen Sorgen. Eigentlich kann ich nicht klagen ...«

»Aber?«

»Ich bin so schrecklich ernst und nüchtern geworden. So kenn ich mich gar nicht.« Sie seufzte. »Vielleicht ist er ja der falsche Mann für mich.«

»Hm, in meinen Ohren klingt es nicht so, als sei Ihre Ehe gefährdet«, spiegelte ich ihr meinen Eindruck. »Ich mache mir eher Sorgen um Sie. Während Ihrer Schilderungen habe ich große Trauer in Ihnen gespürt«, sagte ich. »Und Trauer kann sich psychosomatisch in Schmerzen äußern, die auf diese Unzufriedenheit deuten. Ihr Körper spricht sozusagen aus, was Sie sich selbst nicht eingestehen. Mir gegenüber haben Sie ja sehr gut beschrieben, was Ihnen verloren gegangen ist und wie bedeutsam es für Sie ist, das Leben humorvoll, schräg und spontan anzugehen. Vielleicht lohnt es sich, daran therapeutisch zu arbeiten.«

Petra Z. nickte langsam und gab mir grundsätzlich recht. Dennoch bestand sie darauf, nicht mehr als dieses eine Gespräch zu führen. Worin diese Sturheit wurzelte, blieb mir rätselhaft.

Eine harte Nuss, dachte ich und schlug ihr vor: »Na, aber diese eine Sitzung haben wir ja zumindest.« Die zeitliche Beschränkung weckte meine Lust, etwas Ungewöhnliches zu wagen. »Vielleicht lässt sich Ihre Verrücktheit wiederbeleben. Was glauben Sie: Ist sie schon tot oder nur verloren und mit etwas Mühe auszugraben?«

Die Grübelfalte meiner Klientin vertiefte sich. Ich konnte spüren, wie es hinter der Stirn arbeitete. Plötzlich grinste sie verschmitzt. »Ich glaube, sie lebt noch ... Hat sich nur versteckt.«

Ich nahm das Bild auf. »Was, wenn sie sich in diesem Raum verborgen haben sollte, wo könnte sie dann sein?«

Petra Z. lächelte verwundert, schaute sich aber intensiv um. Dann zeigte sie auf den großen weißen Kleiderschrank neben der Tür und kicherte. »Wahrscheinlich da oben!«

»Sind Sie bereit, sich mit mir auf den Weg zu machen, Ihre Verrücktheit zurückzuerobern?« Ich strahlte sie an. »Dafür müssten wir einmal im Karree über alle Möbel dieses Raumes steigen, Sie voran.« Ich hob meinen Zeigefinger. »Leicht wird das nicht!«

Petra Z. lachte laut auf und willigte ein. Als Erstes kletterten wir über ihren Patientensessel, dann über den runden Beistelltisch, der bedrohlich ins Wanken geriet, anschließend über meinen Therapiesessel, zogen uns auf den sehr langen Schreibtisch, stiegen über Akten, wieder hinunter auf einen zusätzlichen Sessel für Familiensitzungen, von da rüber auf eine breite Kommode. Wir hatten bereits drei Zimmerecken passiert, als wir an der seitlichen Flanke des Kleiderschrankes ankamen.

Die ganze Zeit über lachten wir, erst dezent, dann immer ausgelassener. Und als es meiner Klientin trotz mehrmaliger Versuche nicht gelang, sich von der Kommode auf den Kleiderschrank hochzuziehen, prusteten wir lautstark los. Ich musste mich auf der Kommode an ihr vorbeihangeln, um ihr mit einer Räuberleiter behilflich zu sein. Am Ende saßen wir mit baumelnden Beinen und gesenkten Köpfen, um nicht an die Raumdecke zu stoßen, auf dem Kleiderschrank und lachten immer noch. Minutenlang, bis wir uns völlig außer Atem und mit Tränen in den Augen endlich beruhigten.

Ich schaute zur Tür: »O je, was, wenn Schwester Martha jetzt reinkäme und uns hier oben sitzen sähe?« Schwester Martha war die strengste und akkurateste Krankenschwester des ganzen Hauses.

»Die würde glatt verrückt werden!«, prustete Petra Z. erneut los. »Und dann haben Sie eine neue Klientin ...« Der nächste Lachkrampf schüttelte uns.

Ich beendete die Sitzung diesmal ohne die sonst übliche Nachbesprechung. Am Folgetag sah ich Petra Z. mit meinen 18 anderen Patienten in der dreißigminütigen Morgenrunde sitzen und kichern. Wenn ich sie zufällig auf dem Flur oder draußen im Klinikgelände traf, zwinkerte sie mir verschwörerisch lächelnd zu und zeigte mit dem Zeigefinger nach oben. Ich weiß nicht, was nach der Klinikzeit aus ihr geworden ist.

Ein Jahr später verließ ich selbst die Einrichtung. In den vielen Jahren, die ich dort arbeitete, hatten mir Krankenschwestern oft erzählt, wie gern sie einmal Einblick in die Einzeltherapien bekommen hätten. Zum Abschied erzählte ich ihnen diese Geschichte. So hätten sie sich eine Therapiestunde natürlich am wenigsten vorgestellt, gestanden sie mir danach lachend. Sie machte die Runde, wobei das Team sie in der Folgezeit immer absurder ausmalte, bis sie der Akrobatiknummer eines Staatszirkus ähnelte. Nun, Petra Z. hätte ihren Spaß daran.

Muss es wirklich Havanna sein?

Wie gut kennen wir unseren Partner? Was wissen wir voneinander und was verbergen wir vor dem anderen? Welche Bedürfnisse bleiben unbefriedigt?

Kurz nachdem ich in Berlin meine Praxis eröffnet hatte, suchte mich eine Klientin auf, die nach sechs Jahren Zusammenleben herausgefunden hatte, dass ihr Partner drogenabhängig war. Trotz seines täglichen Konsums war es ihm gelungen, als Lebensgefährte wie als Finanzbeamter zu funktionieren. Das Vertrauen meiner Klientin, auch das in ihre eigene Wahrnehmung, war so tief erschüttert, dass sie nicht mehr weiterwusste. Welchen Weg sollte sie einschlagen?

Bettina L. war eine elegante Hannoveranerin, die seit einigen Jahren in einem Berliner Ministerium arbeitete. Die Farben ihrer Kleidung stimmte sie perfekt aufeinander ab. Die Lippen schminkte sie dezent. Die Tasche passte stets zum Rest. Frau L. überließ nichts dem Zufall. Nach der Trennung vom Vater ihrer Kinder hatte sie ihre zwei Söhne ganztags arbeitend allein großgezogen. Es sei schwer gewesen, aber sie habe für alle Probleme eine Lösung gefunden. Nachdem die Kinder aus dem Haus waren, hatte sie es nach einiger Zeit gewagt, eine neue Partnerschaft einzugehen. Atemlos, in einem enormen

Sprechtempo ohne Punkt und Komma, erzählte mir Frau L. vom Zusammenleben mit dem neuen Mann und beschrieb ihn mir als zugewandt, charmant, vor allem aber zuverlässig. So dachte sie jedenfalls. Und nun das!

»Wie konnte ich mich nur so irren?«

»Lieben Sie ihn noch?«

Frau L. musste nicht lange überlegen, bevor sie nickte. »Das Leben fühlte sich mit ihm so einfach und sicher an. Das kannte ich vorher nicht ...«

Nach unseren ersten Gesprächen entschloss sich die Klientin, ihrem Partner eine langwierige stationäre Suchttherapie nahezulegen, ohne dies zur Auflage für das Fortbestehen der Beziehung zu machen. Tatsächlich vollzog er auf ihre Anregung hin eine dreimonatige Behandlung in derselben Stadt. Als er wiederkam aus der Klinik, war sein ungewöhnlich angespanntes und aggressives Verhalten, das er nach ihrer Entdeckung seiner Sucht an den Tag gelegt hatte, verschwunden. Er sei clean, beteuerte er, und könne es nun allein weiterschaffen. Bettina L. war zwar etwas verwundert, glaubte ihm jedoch. Zwei Wochen später entdeckte sie ein neues Depot aus Spritzen und Suchtmitteln. Sie war fassungslos, ihre Seele ein Gefühlskarussell. Sollte sie um ihn kämpfen, würde ihre Liebe dafür reichen, oder wäre es besser, ihn zu verlassen?

Neue Hoffnung schöpfte sie, als wenige Wochen später ihr Partner selbst die Initiative ergriff und sich eine weitere stationäre Behandlung organisierte, nun über einen Zeitraum von acht Monaten und Hunderte Kilometer von ihr entfernt. Sporadisch telefonierten beide. Einmal besuchte sie ihn für mehrere Tage in der Klinik und nahm an zwei gemeinsamen Gesprächen teil. Obwohl ihr Partner nach seiner Rückkehr erneut wie ausgewechselt schien, blieb meine Klientin dieses Mal misstrauisch. Und tatsächlich: Drei Wochen später war er erneut auf Drogen.

Bettina L. trennte sich umgehend. Ihm je wieder zu vertrauen, erschien ihr unmöglich. Ihr Partner zog aus und lebte fortan in einer therapeutischen Wohngemeinschaft für Süchtige. Aus Selbstschutz versuchte sie, jeden Kontakt zu vermeiden.

Sechs Wochen nach seinem Auszug war er tot. Ihr ehemaliger Lebensgefährte sei an einer Überdosis verstorben, informierte sie der Leiter der Einrichtung. Überzeugend hätten die Mitbewohner versichert, dass er sich vermutlich nicht bewusst umgebracht habe, sondern sehr wohl am Leben hing.

Schuldgefühle und eine große innere Leere überwältigten Frau L. daraufhin. Hatte sie nicht genug um ihn gekämpft? Wäre er noch am Leben, wenn sie ihn nicht im Stich gelassen hätte? Die letzten Jahre war sie bereit gewesen, viel Hoffnung, Geduld und Sorge in ihren Partner zu investieren, nun war alles umsonst und sinnlos gewesen. Alles in ihr fühlte sich tot an. Sie hatte jegliches Gefühl für eine Perspektive jenseits ihrer Partnerschaft verloren.

Inzwischen war sie arbeitsunfähig geschrieben. War sie früher dynamisch mit den Absätzen klappernd in meine Praxis gekommen, so schlich sie jetzt hinein, mit hängenden Schultern und gesenktem Kopf. Ungewöhnlich langsam und matt wiederholte sie beständig: »Ich weiß nicht mehr weiter.« Die Stunden bei mir seien ihr einziger Halt.

Mehrere Sitzungen hinweg spürten wir dem Vakuum ihres momentanen Lebens nach, ohne dass sie ein Gefühl dafür bekam, was sie brauchte, um zu sich und zu ihrer Lebensfreude zurückzufinden. Hatte sie bisher stets die Kontrolle über sich gehabt, so gelangen ihr jetzt kaum noch die alltäglichsten Dinge. Bettina L. rutschte immer tiefer in eine Depression.

Was konnte ihr helfen? Ein Kontrollverlust, der ihr die Kontrolle über ihr Leben zurückgab? Ich dachte an die Adrenalinspritze eines Arztes ins Herz eines sterbenden Patienten und schlug meiner

Klientin bei der nächsten Sitzung einen ungewöhnlichen Pakt vor, den ich in dieser Form noch nie genutzt hatte.

»Finden Sie, dass ich Sie sehr gut kenne?«

Bettina L. lächelte matt. »Ja, vermutlich besser als jeder andere.«

»Gut, momentan besitzen Sie kein Gefühl dafür, was Sie brauchen, um aus Ihrer inneren Leere herauszukommen. Ich habe jedoch eine Ahnung. Mehrmals hatte ich die Gelegenheit, aus Ihren Schilderungen Leidenschaften herauszuhören, die Sie seit vielen Jahren nicht leben. Sind Sie bereit, mir zuzusagen, meinen Vorschlag umzusetzen, noch ehe Sie ihn gehört haben?«

Frau L. zog die Augenbrauen hoch und zögerte einen Moment, doch schienen ihre Neugier, ihr Wunsch, wieder zu vertrauen, und ihre Abenteuerlust geweckt. »Ja, wenn es nicht etwas völlig Absurdes ist, werde ich es machen!«

»Gut, dann fliegen Sie noch dieses Jahr nach Havanna und belegen dort für mindestens zehn Tage einen Salsa-Kurs. Sie haben da ja schon ein paar Erfahrungen.«

Bettina L. kniff die Lippen zusammen und schaute aus dem Fenster. Die Uhr tickte.

»Muss es wirklich Havanna sein?«

»Ja, es muss!«

Resigniert nickte sie. »Einverstanden.«

Und erstmals seit Langem glaubte ich, ein Lächeln in ihren Augen glimmen zu sehen.

Drei Wochen später landete Bettina L. mit sehr gemischten Gefühlen auf Kuba. Nie wäre sie von sich aus allein dorthin geflogen, und es plagten sie Zweifel, ob das Ganze sie am Ende wirklich zurück ins Leben führen konnte. Tatsächlich kam es erst einmal schlimmer, als sie insgeheim befürchtet hatte.

Im Vorfeld der Reise hatte sich Bettina L. im Internet ein kleines, sehr altes und romantisches Hotel im Zentrum Havannas ausgesucht. Doch als sie ihr Zimmer betrat, war es düster, laut, dreckig und stank nach altem Bohnerwachs. Hundertfach verfluchte sie mich in jener Nacht und wäre am liebsten sofort wieder zurückgeflogen, erzählte sie mir später.

Als jedoch am nächsten Morgen die Sonne auf ihr Bett schien und sie draußen in der Gasse das Lachen der Kellner hörte, die klappernd die Tische für die Touristen bereitstellten, fühlte sie sich besänftigt und bereit, sich in das ungewohnte Abenteuer zu stürzen. Sie setzte sich in ein kleines Café und bestellte sich ein typisch kubanisches Frühstück. Während sie ihren viel zu süßen Espresso trank, rief sie den im Internet gebuchten Tanzlehrer an. Sie wollte sichergehen, dass ihr Kurs, der ihr einziger Bezugspunkt in dieser quirligen Stadt war, auch wirklich in drei Tagen begänne. Der Mann meldete sich sofort, und seine Freundlichkeit, Zugewandtheit und Unkompliziertheit nahmen Bettina L. das Gefühl von Fremdheit. Als er ihr spontan eine Stadtführung anbot, sagte sie zu.

»Er hatte einen so fröhlichen Charme, dass ich gar keine Chance hatte abzulehnen!«, meinte sie lachend.

Der Tanzlehrer zeigte ihr nicht nur seine Stadt, sondern schleppte sie während der nächsten Tage jede Nacht in einen anderen Salsa-Klub. Als der eigentliche Kurs begann, hatte Bettina L. bereits so viel Erfahrung, dass sie in einen regelrechten Salsa-Rausch geriet. Beim Tanzen lernte sie weitere Leute kennen, mit denen sie den Rest des Urlaubs durch Havanna zog. Sie habe sich so leicht und unbeschwert gefühlt wie schon seit Jahren nicht mehr.

Sie strahlte, als sie davon erzählte. »Am liebsten wäre ich dortgeblieben.«

Bereits drei Monate später buchte sie ein weiteres Ticket nach Havanna. Und nach ihrer zweiten Kuba-Reise war meine Klientin bereit, sich auf eine neue Beziehung einzulassen. Sie lernte ihren Partner beim Salsa kennen, einen Musiker. Er sei ein Mann, den sie früher niemals auch nur erwogen hätte, so ganz anders als ihre früheren Lebensgefährten, gestand sie mir mit einem breiten Grinsen im Gesicht.

Bettina L. hatte ihr Vertrauen, ihre Lebenslust und Neugier wiedergewonnen. Wir konnten die Therapie beenden.

Im »Nirvana« unter dem Dach

»Leo war ein großer Zweifler, haderte mit sich und der Welt. Wenn es mal wieder besonders schlimm war, zog er sich abends nach der Arbeit – er war Kraftfahrzeugtechniker und arbeitete am Band, wissen Sie – in sein ›Nirvana‹ zurück. Das war eine Dachkammer in unserem Mietshaus, die er sich illegal selber ausgebaut hat. Dort hörte er dann Nirvana, seine Lieblingsband, vor allem *Everybody Loves the Clown*. Damit meinte er wohl sich selbst. Wollte von allen geliebt werden. Aber er hat auch selbst viel gegeben. Auf seine Weise liebte er mich sehr, glaube ich. Er hat mich jedenfalls unglaublich verwöhnt. Fast jeden Tag fand ich irgendeine kleine Gabe auf dem Wohnzimmertisch, mal eine Karte, mal was Süßes, einen Stein oder etwas anderes, das an ein gemeinsames Erlebnis erinnerte. Das Problem war nur, dass er das Gleiche auch von mir erwartete, und immer wollte er hören, dass ich ihn ›liebe wie am ersten Tag‹. Anfangs war das sehr schön und machte die Besonderheit unserer Liebe aus. Doch irgendwann setzte mich das unter Druck. Es begann mich zu überfordern, ja zu nerven. Spürte er das, sagte er: ›Sobald du mich nicht mehr liebst, bringe ich mich um wie Kurt Cobain.‹ Das war der Bandleader von Nirvana. Er habe sich dafür bereits einen Strick besorgt.

Eines Abends, es war vor seinem Frühdienst, sagte er: ›Wenn du mich wirklich liebst, dann stellst du heute Nacht die Clownspuppe auf das Fensterbrett!‹ Das war so eine Figur, die er mir mal geschenkt hatte, mit schwarz-weißen Sneakers, wie Cobain sie immer trug. Irgendwie war ich an jenem Abend besonders genervt. Er wollte mit mir schlafen, doch ich hatte einfach keine Lust und bin ins Bett gegangen, ohne an die Puppe zu denken. Als ich am nächsten Morgen aufwachte, lag er nicht neben mir. Das war nichts Besonderes. Er schlief oft oben in seinem Nirvana ein. Ich ging hoch. Und dann sah ich ihn. Er hing an einem Haken, der Kopf wie abgebrochen. Ich wusste sofort, dass er tot war.«

Ich hatte Silvia M. zugehört, ohne sie zu unterbrechen. Man hatte sie in die Kölner Klinik, in der ich damals arbeitete, mit schweren Depressionen und einer ausgeprägten Sozialphobie stationär eingeliefert. Sie arbeitete als Kindergärtnerin und war bereits seit mehreren Wochen krankgeschrieben, da sie seit einiger Zeit kaum noch aus dem Haus ging. Als angestellter Psychologe blieben mir meist nur sechs Wochen Zeit, um mit meinen KlientInnen zu arbeiten, aber das wenigstens bis zu dreimal pro Woche.

Es war unser erstes Gespräch. Silvia M. war 28 Jahre alt, eine mädchenhafte Frau, die ich in den ganzen sechs Wochen unserer gemeinsamen Therapie nie anders als in Schwarz gekleidet sah. Obwohl sich ihr Mann bereits vor fünf Jahren umgebracht hatte, hing sie noch heute in der Zeit seines Selbstmordes fest. Ihre Seele war vollkommen blockiert. Vereinsamt und tief verunsichert konnte sich Frau M. trotz bestehender Angebote auf keine neue Partnerschaft einlassen. Sie habe so vieles noch nicht verstanden, wer was falsch gemacht habe in ihrer Ehe und was überhaupt mit Leo los gewesen sei. In ihren Schilderungen fiel mir jedoch auf, dass es sie vor allem quälte, ihren Mann nichts mehr fragen und sich nicht von ihm verabschieden zu können.

In den folgenden Sitzungen hörte ich mir zahllose Geschichten aus ihrer Ehe an, und mit jeder wurde deutlicher, wie schwer es ihrem Mann gefallen war, all seine inneren Spannungen zu regulieren, wie fragmentarisch sein Urvertrauen, wie wenig ausgeprägt sein Selbstwertgefühl gewesen war.

»Ihr Mann hat nicht nur an Ihrer Liebe gezweifelt. Ich glaube, er hielt sich selbst für ›der Liebe nicht würdig‹«, erklärte ich meiner Klientin und äußerte mein vollstes Zutrauen, dass sie von ihrer Seite aus alles dafür getan habe, Leo zu lieben und zu stärken. »Kein Partner kann diesen unermesslichen Bedarf an Liebesbeweisen sättigen, den Ihr Mann offensichtlich verspürte. Dadurch, dass er diese Bestätigung täglich einforderte, war es außerdem unmöglich einzuschätzen, wann Ihr Mann in akuter Not war und wann weniger.« Aus immer neuen Blickwinkeln erläuterte ich Frau M. die psychische Problematik ihres Mannes, sodass sie sich nach und nach vieles aus seinem Verhalten erklären konnte.

Damit sich meine Patientin jedoch für eine neue Partnerschaft würde öffnen können und ihre große Einsamkeit ein Ende fände, hielt ich ein Rollenspiel für angebracht.

»Ich denke, wir beide haben nun verstanden, wie die Dynamik Ihrer Ehe verlief, allerdings habe ich das Gefühl, dass das nicht ausreicht und Sie noch nicht genügend weiterkommen. Ich möchte Ihnen deshalb einen vielleicht ungewöhnlichen Vorschlag für unsere nächste Sitzung machen. Was halten Sie davon, wenn ich die Rolle Ihres Mannes einnehme und Sie mir all die Fragen stellen, die Ihnen auf dem Herzen brennen? Ich glaube, ich habe inzwischen genug über ihn erfahren, dass ich Ihnen mit seiner inneren Logik antworten kann.«

Silvia M. ergriff unwillkürlich ihr Nirvana-Amulett, was sie oft tat, sobald irgendein Aspekt unserer Gespräche sie aufwühlte. »Das ist ja, als ob wir ihn wieder lebendig machen würden ...« Ein Zittern schlich sich in ihre Stimme. »Ich weiß nicht, ob ich das kann ...«

»Ich sehe leider nicht, wie Sie anders einen Abschluss in dieser Beziehung finden können«, sagte ich sanft. »Überlegen Sie es sich.

Sie haben eine Woche Zeit – Sie entscheiden das. Ich will Sie nicht zu etwas drängen.«

Als ich Frau M. am nächsten Tag zufällig auf dem Klinikflur traf, sagte sie zu. Ich war erleichtert und plante eine Doppelstunde ein. Zwei Tage später betrat sie aufgeregt das Therapiezimmer. Mir fiel sofort auf, dass sie ihr glattes aschblondes Haar, das sonst in dünnen, oft fettigen Strähnen auf die Schultern hing, frisch gewaschen und geföhnt hatte. Zu meinem noch größeren Erstaunen brachte sie die Clownspuppe mit, die sie in der Nacht vor dem Tod ihres Mannes vergessen hatte ins Fenster zu stellen. Sehr gut, sie meinte es ernst.

Ich bat sie mit den Mitteln, die im Raum zur Verfügung standen, ihr altes Wohnzimmer »einzurichten«. Dabei ließ ich mir genau beschreiben, wo was stand. Während sie durch den Raum ging und Verschiedenes arrangierte, stellte ich mich neben sie und bestätigte in der Rolle ihres Ehemannes, dass sich dieser Stuhl, Tisch oder Schrank genau dort befunden hatte. Als sie mir zeigte, auf welchem Stuhl am Tisch Leo üblicherweise saß, setzte ich mich darauf und legte den Clown auf den Tisch. Als er schilderte ich nun kleine Details von gemeinsamen Erlebnissen aus unserer Ehe. Natürlich hatte Silvia M. diese Einzelheiten während der Therapiesitzungen erwähnt, dennoch schien sie verblüfft, als könne nur ihr verstorbener Ehemann von diesen Intimitäten wissen.

Ich ging einen Schritt weiter, stand auf und stellte mich dicht vor sie.

»Silvia, ich will mich von dir verabschieden, denn ich habe dich einfach so zurückgelassen, ohne mich zu erklären ... Das tut mir heute sehr leid.«

Auf den heftigen Gefühlsausbruch, der auf meine Worte folgte, war ich vorbereitet. Silvia M. befand sich ganz in der Wiederbegegnung mit ihrem verstorbenen Mann. All der in Jahren aufgestaute Schmerz brach in dieser für sie realen Situation hervor.

»Genau! Wie konntest du nur einfach so gehen, ohne einen einzigen Satz, warum hast du das gemacht – WARUM …?! Wie soll ich so je drüber wegkommen!«, schrie sie mich an. Ihre Augen sprühten wütend, während gleichzeitig Tränen herausstürzten. »Hättest du dich auch aufgehängt, wenn ich nicht eingeschlafen und den Clown hingestellt hätte? Vielleicht wolltest du ja sterben?!«

Während sie all ihre Fragen herausbrüllte oder schluchzend hervorstotterte, packte sie mich und schüttelte mich oder sackte in sich zusammen. So laienhaft wie möglich und dennoch verständlicher, als der Ehemann es vermutlich je hätte formulieren können, versuchte ich, auf ihre Fragen zu antworten.

Nach etwa vierzig Minuten intensiven Austausches schien alles gesagt. Silvia M. hatte mir einiges vorgeworfen, ich im Gegenzug auch ihr, sie entschuldigte sich, ich entschuldigte mich, wir verziehen einander, versöhnten und verabschiedeten uns mehrmals. Erschöpft von der Einfühlung in ihren Mann hoffte ich darauf, die anderthalb Stunden nicht voll in Anspruch nehmen zu müssen, als meine Klientin mich plötzlich heftig an sich zog und mit einem flehenden Blick sagte: »Eine einzige Frage habe ich noch, und bitte, bitte antworte mir ehrlich darauf, ja?!«

Was mag jetzt noch kommen, fragte ich mich erstaunt, während ich ihre Umklammerung sanft löste, um meine Distanz als Therapeut zu wahren. »Okay, mach ich!«

»Leo, du hast immer gesagt, ich sei so schlecht im Bett. Stimmt das? Oder hast du das bloß behauptet, um mich zu ärgern?«

O Gott. Was sollte ich *darauf* antworten? Dieses Thema hatte in ihren Berichten nie eine Rolle gespielt, außer in dem Detail, dass sie an jenem Abend vor dem Suizid nicht hatte mit Leo schlafen wollen. Mir blieb nichts anderes übrig, als mich auf meine Intuition zu verlassen.

»Wie noch nie zuvor habe ich dir eben alles über meine inneren Nöte erzählt.« Leise, in einem schuldbewussten Ton, tastete ich mich an eine Antwort heran. »Ich habe mich dir ständig in allem unterlegen gefühlt, und stets kamst du mir viel souveräner vor. Nur im Bett, nur da konnte ich dich total verunsichern. Hier hatte ich eine Stelle in dir gefunden, bei der ich mal der Experte war und dich zappelnd am Haken hatte ...«

Meine Klientin starrte mich an und trat ein paar Schritte zurück. »Heißt das, ich war gar nicht schlecht im Bett?«

In ihrer Stimme lag so viel Erleichterung, dass ich sofort fortfuhr: »Nein, Silvi, das warst du nicht. Im Gegenteil! Aber das hätte ich dir früher nie freiwillig gesagt.« In einer spontanen Eingebung ging ich zum Tisch, nahm den Clown und setzte ihn auf mein Fensterbrett. »Es hatte alles nichts mit dir zu tun, Silvi.« Sie trat neben mich, strich der Puppe einmal zärtlich über den Kopf. »Und jetzt lass mich gehen!«

Ich ließ das Gesagte kurz wirken, bevor ich das Fenster öffnete, um frische Luft hereinzulassen.

»Schluss für heute, Frau M.«, sagte ich sachlich-freundlich und zurück in der Rolle des Therapeuten. Ich zog mein Sakko an und setzte mich auf meinen üblichen Sessel. »Wir haben viel geschafft, weil Sie so mutig waren!«

Silvia M. schaute mich erstaunt an, als könnte sie das Gehörte kaum glauben. Plötzlich flog ein mädchenhaftes Lächeln über ihr Gesicht. Sie reichte mir zur Verabschiedung die Hand und ging. Die Clownspuppe ließ sie zurück.

Bereits zwei Tage nach dieser Sitzung ließ sie sich zum ersten Mal wieder sexuell auf einen Mann ein, einen Mitpatienten unserer Station, der Frau M. schon länger verehrte. Eine der Klinikschwestern berichtete mir davon, und es zeigte, wie ungemein wichtig genau die letzte Frage für die Patientin gewesen sein musste. Bis sie sie stellte, hatte ich gedacht, es seien hauptsächlich der traumatische Verlust, Schuldgefühle und die fehlende Verabschiedung gewesen, die sie über Jahre hinweg blockiert und ihre Depressionen ausgelöst hatten. Am Ende war es aber vorwiegend ihre massive Verunsicherung in Hinsicht auf ihre sexuellen Kompetenzen gewesen, die einen Neubeginn in Liebesdingen verhinderte; eingepflanzt von jemandem, den sie nicht mehr danach fragen konnte.

Die Postbotin auf dem Fahrrad

Eine 62 Jahre alte Postbotin kam in unsere Klinik, nachdem sie nach dem Tod ihres Mannes eine schwere Depression entwickelt hatte. In den ersten zwei Therapiestunden erzählte sie mir ihre Geschichte: Sie wohnte mit ihrem Mann in einem Hundertseelendorf etwa drei Kilometer außerhalb einer Kleinstadt bei Dresden. Knapp vierzig Jahre, genauso lang, wie ihre kinderlose Ehe bestanden hatte, trug sie in ihrem Dorf auf dem Postfahrrad die Sendungen aus. Jeder kannte sie, und immer gab es Zeit für einen kurzen Plausch. Nach dem Verlust ihres Mannes hatte die Postbotin jedoch die panische Angst entwickelt, von ihrem Rad zu stürzen, sodass sie sich nicht mehr draufsetzte. Als hätte sie mit ihrem Mann ihre Balance verloren.

Auf meine Frage, wie ihre Ehe gewesen sei, meinte sie, sie sei wie ein ruhig dahinschippernder Kahn für sie gewesen, auf dem ihr Mann als Käpt'n den Hut aufgehabt hätte, während sie für die fröhliche Stimmung an Deck sorgte. Nach seinem Tod habe sie gehofft, dass die Leute aus dem Dorf sie besuchen würden. Doch das sei sehr selten geschehen und käme inzwischen gar nicht mehr vor.

»Die Leute sind es eben gewohnt, dass ich mit der Post in der Tasche zu *ihnen* komme«, sagte sie enttäuscht. »Niemandem fällt ein, bei *mir* zu klingeln.« Dadurch war diese einst so gesellige Frau plötzlich völlig abgeschnitten von ihrer bisherigen Form des Kontaktes mit der Dorfgemeinschaft. Sie besaß auch keinen Führerschein, um in die Stadt zu fahren – ihr Mann hatte sie immer kutschiert. Durch sein Ableben war ihr nichts von dem geblieben, was ihr Leben bisher beseelt hatte. Einen Halt in sich selbst fand sie ebenfalls nicht. So vereinsamte die Postbotin und entwickelte schwere Depressionen. Ein Jahr später wurde sie vorzeitig berentet, was ihre Symptome verstärkte, bis ihr Hausarzt ihr schließlich dazu riet, sich in unserer Klinik vorzustellen.

Für die PatientInnen ist sie wie eine große Familie. Jeder trägt ein Kummerpäckchen mit sich herum, die Betroffenen fühlen sich nicht allein. Und weil sie weit weg von zu Hause sind, trauen sich alle, mehr zu erzählen, und versuchen, die Sorgen der anderen nachzuerleben und zu verstehen, ganz so wie man es in einer liebevollen Familie eben tut. Dabei agiert psychologisch betrachtet die Klinik mit ihrem Personal wie eine Mutter, die ihre »Kinder« versorgt. Sie überlegt, wovon der Einzelne profitieren könnte, stellt ein Portfolio von Maßnahmen zur Verfügung und hat auch nachts ein Ohr für die Anliegen ihrer Schützlinge. Auf diese Weise können sich die Patienten für einige Wochen vertrauensvoll einer umfassenden Fürsorge überlassen.

Nach den ersten zwei Stunden zur Analyse ihrer Situation blieben mir vier Wochen, um der Postbotin zu helfen, aus ihrer Angst und Depression heraus und zurück ins Leben zu finden. In der Einsamkeit, erkannte ich, lag ihr größtes Problem. Es sah außerdem ganz danach aus, dass sie wohl auch in Zukunft keinen Besuch aus der Dorfgemeinschaft erwarten durfte, die zu sehr daran gewöhnt war, dass die fröhliche Postbotin auf ihrem Fahrrad zu ihr kam. Insofern ging es in einem ersten Schritt um die Akzeptanz dieser Tatsache, in einem nächsten, dass das Leben ohne ihren Mann mehr Kontakt zu anderen verlangte statt Rückzug. Und dafür musste sie neu befähigt werden.

»Ihr Mann mochte Ihr fröhliches Naturell, deshalb denke ich, dass er sich freuen würde, wenn es Ihnen gut ginge, statt dass Sie, ganz gegen Ihre gesellige Natur, vereinsamen«, versicherte ich ihr. »Sie denken vielleicht, Sie hätten Depressionen, weil Sie noch um Ihren Mann trauern. Doch bei Ihnen liegen die aufkommenden Depressionen darin begründet, dass Sie ein Herdentier sind, das von seiner Gruppe abgeschnitten wurde. Das ist gegen Ihre Natur.«

Die Postbotin nickte, meine These schien ihr einzuleuchten.

»Ich bin bereit, alles dafür zu tun, dass Sie wieder zur Herde dazustoßen können«, fuhr ich fort, »und damit den Glauben, die Gewissheit erlangen, Ihren eigenen inneren Halt, Ihre eigene Balance zu finden. Machen Sie mit?«

Sie machte ein verzagtes Gesicht, nickte jedoch erneut.

Nun kam es zum schwierigsten Part für die Genesung meiner Klientin: der Konfrontation mit ihrer Angst.

»Wären Sie bereit, wieder aufs Fahrrad zu steigen? Die alte Mobilität brächte Sie nicht nur aus der Einsamkeit heraus. Sie bekämen auch wieder ein Gefühl für die eigene Balance in Ihrem neuen Leben.«

Zu meinem Erstaunen sagte sie sofort zu. »Aber nur mit Ihnen zusammen. Und erst mal hier auf dem Gelände.«

Nachdem ich mir die Einwilligung des Chefarztes der Klinik für diese ungewöhnliche therapeutische Intervention geholt hatte, borgte ich uns von einer der Klinikschwestern ein gemütliches Hollandrad. Es war zwar nicht das gleiche wie ihr gewohntes zu Hause, aber die Postbotin willigte ein, es zu versuchen.

Voller Angst und doch entschlossen, das Ganze anzugehen, starteten wir ihre Konfrontationstherapie, die für mich zur Überwindungsarbeit wurde, meine Klientin jedoch zurück ins Leben führte.

Mehrere Sitzungseinheiten rannte ich der Rad fahrenden Postbotin durch das Parkgelände hinterher, mir der feixenden Blicke des

Klinikpersonals allzu bewusst, das uns von den großen Fenstern aus beobachtete und sich köstlich über die neuste Therapiemethode dieses Psychologen amüsierte. Die KollegInnen ahnten ja nicht, dass die erneute Befähigung zum Radfahren eine fundamentale Bedeutung für das weitere Leben der Postbotin hatte.

Anfangs ließ ich sie nur aufsteigen und hielt sie beim Fahren fest. Dann schob ich meine Klientin einen Tag mehrmals im Slalom den Weg zum Klinikeingang hin und zurück. Bis sie sich unsicher wie ein Kind, das seine ersten Meter versucht, um das mit Rosen bepflanzte Rondell des Eingangs traute. Am nächsten Tag rannte ich quer durch das ganze Gelände, auf dem sich die einzelnen Häuser der Klinik verteilten, neben ihr her. Lustvoll strampelte sie immer schneller, verlangte aber nach wie vor, dass ich neben ihr bleibe. Dieser Halt, der mit jedem Tag symbolischer wurde, während er an physikalischer Notwendigkeit verlor, war ihr enorm wichtig. Bis die Postbotin eines Tages allein davonradelte – ein seliges Lächeln auf dem Gesicht.

Einige Wochen nach Ende der Therapie und ihrer Rückkehr nach Hause schrieb sie mir, dass sie wieder täglich mit ihrem alten Fahrrad durchs Dorf fahre und die ihr liebsten BewohnerInnen besuche.

»Ich bin so glücklich. Es ist beinahe wie früher.«

SCHICKSAL?

Selbstkonzepte ändern

Das Selbstwertgefühl auf einem guten Niveau zu halten, ist für unsere Psyche eine tägliche Herausforderung. Fühlen wir uns anderen gegenüber minderwertig, bleiben wir zögerlich, grüblerisch und weit unter unseren Möglichkeiten. Denken wir, wir seien etwas Besseres, so neigen wir zur Selbstbezogenheit und Rücksichtslosigkeit.

Doch selbst wenn uns ein stabiles Selbstwertkonzept begleitet, können es Rückschläge und Anfeindungen erheblich ins Schwanken bringen und alte Komplexe wiedererweckt werden. Damit einher gehen Selbstzweifel, Grübeln, Zögern, selektive Wahrnehmung, Schuld- und Schamgefühle, Versagens- und Verlustängste und ein Flucht- oder Todstellreflex. Gerade diese Reaktionen heben jedoch unsere Wehrbarkeit und Selbstbehauptung auf, die für den Erhalt unseres Selbstwertgefühls so wichtig sind. In solcher Weise Verunsicherte sind besonders gefährdet, in die Fänge von narzisstischen Persönlichkeiten zu geraten. Der von Selbstzweifeln Geplagte bewundert den schamfrei und selbstgefällig Auftretenden. Und der wiederum profitiert von der Bewunderung und der schlechten Selbstbehauptung des anderen.

Unser Selbstverständnis von Wertigkeit schlägt sich überall erheblich auf das Zwischenmenschliche nieder. So hatte ich einmal eine 26-jährige Klientin, die grundsätzlich erschöpft und aggressionsgeladen in die Sitzungen kam. Auf meine Nachfrage schilderte sie, es bald nicht mehr ertragen zu können, während der langen Fahrt zu mir mit den öffentlichen Verkehrsmitteln »so viel dummes Geschwätz« der Mitfahrenden mitzubekommen. Anfangs dachte ich, sie projiziere ihre Unausgeglichenheit auf ihre Umwelt, bis mir klar wurde, dass sie tatsächlich ursächlich an der »Dummheit« anderer litt. Ich ahnte erste Zusammenhänge und bat die Frau deshalb, einen Intelligenztest zu machen. In der anschließenden Sitzung bekundete sie das Ergebnis: Sie hatte einen IQ von 134.

Etwa 95 Prozent der Menschen haben einen IQ zwischen 70 bis 130. Sie gehörte also eindeutig zu den Hochbegabten. Nur jeder fünfzigste Mensch weist statistisch gesehen eine vergleichbar große Intelligenz auf.

Was daraufhin passierte, war jedoch das eigentlich Spannende. Nachdem meine Klientin von diesen Zahlen wusste, lauschte sie plötzlich viel entspannter und voller Gnade, was die Mitfahrenden so von sich gaben. Ihr neues Selbstbewusstsein stiftete ein neues Selbstwertgefühl, das sie wohlwollender mit der Umwelt umgehen ließ.

Ich bin eine kostbare Ming-Vase

Wie ein Häufchen Unglück saß Sabine W. vor mir, der sonst so straffe Körper zusammengesackt, das Gesicht blass, die Schminke vom Weinen um die Augen verlaufen. Wenig erinnerte an die toughe Managerin eines großen Konzerns, die sie ihren Beschreibungen nach vor ihrer Affäre mit einem Kollegen gewesen war.

»Ich bin ein Wrack, seit ich mit diesem Mann zusammen bin. Was ist bloß los mit mir?«, fragte sie mich mit einem verzweifelten Blick, der die Welt nicht mehr verstand oder, besser gesagt, sich selbst. »Der Typ kann machen mit mir, was er will. Wenn ich ihn sehe, werde ich rot, und meine Beine fangen an zu zittern. Als wäre ich ein dummes kleines Mädchen, das gerade in die Pubertät gekommen ist! Ich habe zwanzig Leute unter mir!« Ihre Stimme bebte.

»Verliebte sind leider nicht souverän«, versuchte ich vorsichtig einzuhaken. »Sonst gäbe es wohl nicht so viele Geschichten und Songs darüber, wie sehr jeder Liebende sich der Lächerlichkeit preisgibt.«

»Aber nicht so!«, rief sie. Die Wut über sich selbst ließ ihren zusammengerutschten Körper wieder erstraffen. »Oder ist das normal, wie wir uns benehmen? Mal zieht er mich in der Firma in eine stille Ecke und küsst mich leidenschaftlich, oder wir haben fantastischen Sex in irgendeinem Hotel. Am nächsten Tag tut er so, als wäre ich Luft. Ich schreibe ihm täglich zig Nachrichten per WhatsApp, mal schreibt er sofort zurück, mal hüllt er sich in Schweigen.«

»Wie reagieren Sie darauf?«

»Manchmal melde ich mich zwei Tage lang nicht, um ihn zu strafen, was natürlich wohl eher mich selbst straft, denn in der Zwischenzeit drehe ich am Rad.«

»Das ist sicher belastend für Sie. Können Sie in dieser Situation überhaupt noch angemessen arbeiten?«

»Das ist es ja, natürlich nicht! Im Büro veranstalte ich die seltsamsten Dinge, um ihm während der Arbeitszeit nicht über den Weg zu laufen. Andererseits mache ich mich total zum Affen, um seine Aufmerksamkeit zu gewinnen. Ich habe eine Riesenangst, ihn zu verlieren, klammere mich deshalb an ihn. Bettle in WhatsApp-Nachrichten um Sex. Grauenvoll! Ich biete mich ihm an, als hätte ich komplett meine Würde verloren. Gleichzeitig bin ich entsetzlich wütend auf ihn, wenn er mir zu verstehen gibt, dass ich nur noch eine Last für ihn bin. Das ist doch nicht normal! So kann ich nicht arbeiten!«

»Wissen Ihre Kollegen um die Affäre?«

»Jeder weiß das, obwohl ich es natürlich niemandem gesagt habe. Aber dass der unerreichbare super Marketingchef, den alle Frauen anhimmeln, plötzlich mich auserwählt hat, blieb bestimmt niemandem verborgen. Keiner sagt etwas, doch ich merke, dass sich meine Kollegen wundern, wenn ich im Gespräch oder bei Vorträgen den Faden verliere oder zu zittern anfange, wenn jemand auch nur einen Hauch von Kritik äußert. Ich schäme mich so und habe überhaupt keine Selbstachtung mehr! Grüble nachts herum. Ich weiß gar nicht, wann ich das letzte Mal mehr als fünf Stunden geschlafen habe. Seit Monaten nicht ...«

»Das sprengt tatsächlich den Rahmen des Normalen«, bestätigte ich, »vermutlich vor allem dadurch, dass sich Ihr Geliebter nicht eindeutig in seiner Zuneigung oder Ablehnung zeigt. Das Ausmaß der Entwertung und Symptomatik lässt darauf schließen, dass mit dieser Beziehung bei Ihnen alte Bewertungen reaktiviert wurden, durch die Sie sich wehrlos und abhängig fühlen wie ein Kind.«

Als mir die Klientin daraufhin von ihrer Kindheit erzählte, wurde mir einiges klar. Ihre Mutter hatte sie allein erzogen und ihr das Gefühl vermittelt, kein Geschenk, sondern eine Zumutung und für ihre Depression und Partnerlosigkeit verantwortlich zu sein.

»Wegen dir habe ich keinen Mann mehr gefunden. Du hast sie mir alle vergrault«, war ein Vorwurf, den Sabine W. regelmäßig von ihr zu hören bekam. Das negative Selbstbild, das sie dadurch als Kind und Jugendliche entwickelt hatte, überschrieb sie als Erwachsene mit hervorragenden Leistungen im Studium und einer steilen Karriere. Sie hatte viel geschafft in den letzten Jahren. Nach dem Aufbau einer ganz neuen Abteilung war es ihr gelungen, den Umsatz zu verdoppeln. Die nun 42-Jährige gehörte zu den bestbezahltesten MitarbeiterInnen in ihrem Konzern, und sie war stolz darauf. Vor allem aber fühlte sie sich von ihren KollegInnen sehr geschätzt und ging gern zur Arbeit.

»Ich war zufrieden mit mir, wenn ich morgens vor und abends nach der Arbeit in den Spiegel sah«, sagte sie bitter.

»Auch in Bezug auf Männer?«

»Bisher schon. Angebote gab es ja genug. Und mit einem war ich auch mal länger zusammen. Doch als er dann mit mir zusammenziehen wollte, hab ich gekniffen. War vielleicht ein Fehler.«

Männer, so erzählte mir Frau W., hätten in ihrem Leben bisher kaum eine Rolle gespielt. Sich auf längere und engere Beziehungen einzulassen, fiele ihr schwer. Und meist habe sie »die Hosen angehabt« und sich getrennt, wenn es zu »zu heiß« wurde.

»Mir ist ausreichend Abstand wichtig«, erklärte sie in einem Tonfall, der mich ihre frühere Souveränität erahnen ließ. »Ich brauche meinen Freiraum und will nicht eingeengt werden. Und eigentlich wollte ich nie einen Partner aus dem beruflichen Umfeld. Das war tabu.« Ihre Stimme sackte ab, schrumpfte zu jener verunsicherten Sprechweise, die ich von ihr gewohnt war. »Bis ich ihm begegnete.«

Ich erklärte ihr, dass sie, angesichts seiner Ambivalenzen, die sie bereits von ihrer Mutter kannte, schon lange vor der aktuellen Verunsicherung zwei Selbstkonzepte in sich getragen hatte – das der erfolgreichen Karrierefrau und das des abgelehnten Kindes.

»Die starke Frau in Ihnen fordert nach wie vor Respekt ein. Doch das wie wild um Aufmerksamkeit buhlende, abgelehnte Kind in Ihnen stiehlt dieser starken Frau gerade die Show.«

Frau W.s Scham darüber, sich immer wieder »zum Affen« gegenüber diesem Mann zu machen, steckte natürlich viel tiefer. Sie war dem Erleben geschuldet, dass eine einzige Verunsicherung gereicht hatte, um ihr komplettes Rüstzeug aus Professionalität, Wertigkeit und Selbstbehauptung aufzulösen. Welches Bild von sich selbst würde ihr helfen können, das Verschwundene wiederzufinden?

In der nächsten Sitzung stellte ich zwei Gefäße zwischen uns auf den Boden: eine kostbare chinesische Vase aus hauchdünnem Porzellan, auf dem zarte Kolibris um lila und rosa Blüten tanzten. Daneben platzierte ich einen roten Putzbehälter.

»Wenn ein Mensch glaubt, nur ein billiger Plastikeimer zu sein«, sagte ich, »dann wird er sich ganz ohne Empörung und Gegenwehr benutzen, schlecht behandeln und in den Besenschrank abschieben lassen.« Ich trat gegen den Eimer, sodass er umfiel. »Glaubt er hingegen, eine kostbare Ming-Vase zu sein, so wird er erwarten, äußerst umsichtig behandelt, ins beste Licht und an den schönsten Platz gestellt zu werden.« Vorsichtig nahm ich die Vase auf und hielt sie meiner Klientin hin. »Nehmen Sie die Vase mal in die Hand, und bitte seien Sie vorsichtig. Die ist wirklich kostbar und ein Erbstück meiner Mutter.«

Zögerlich folgte Sabine W. meiner Anweisung. »O je. Hoffentlich mache ich sie nicht kaputt.«

»Genau, deswegen ist ja Vorsicht geboten. Niemals würde jemand diese Vase wie einen Abfalleimer benutzen«, fuhr ich fort. »Ihre Kostbarkeit zwingt den Benutzer zu einem sorgfältigen Umgang, zu Achtsamkeit und Wertschätzung. Er wird gewiss ausschließlich besonders schöne Zweige oder Blumen hineinstellen oder sich vielleicht sogar allein an ihrer Schönheit erfreuen.«

»Hm.« Sabine W. betrachtete die Vase, die sie nach wie vor ängstlich in den Händen hielt. »Sie meinen also, ich sollte das Bild von mir, ich wäre ein Plastikeimer, vergessen und durch das der teuren Ming-Vase ersetzen, egal was mir gerade passiert?«

»Genau das meine ich. Dann kommt nämlich Ihre Fähigkeit, dem anderen sehr klar zu vermitteln, Sie achtsam zu behandeln, von selbst zurück! Nicht das Schicksal bestimmt Ihr Selbstverständnis, sondern das Selbstverständnis Ihr Schicksal. Welchen Satz würden Sie für sich finden, um schwierigen Situationen künftig besser gewachsen zu sein?«

Sanft streichelte Sabine W. über die pastellfarben schimmernden Blumen. Plötzlich lachte sie auf und murmelte wie sich selbst ermahnend: »Ich bin eine Ming-Vase. Passt gut auf, ich bin eine kostbare Ming-Vase. Mit mir müsst ihr sehr umsichtig umgehen ...«

»Wiederholen Sie das bitte noch mal und lauter!«

»Ich bin eine kostbare Ming-Vase. Geht achtsam mit mir um!«, sagte Frau W. laut und bestimmt. Ich sah, wie sich ihre Anspannung löste und sich gleichzeitig ihr Rücken straffte.

In den nächsten Tagen übte sie in zahlreichen Situationen mit ihrem Geliebten ihr Mantra. Es dauerte ein paar Wochen, dann hatte sie den nötigen inneren Abstand zu ihm wiedergefunden.

»Möge mir so etwas nie wieder passieren«, sagte sie in unserer letzten Therapiestunde.

»Das wird es nicht«, beruhigte ich sie und reichte ihr die Hand. »Sie wissen ja jetzt, dass Sie wertvoll sind.«

Ab und zu bekomme ich noch heute eine Mail von ihr, die stets gleich beginnt: »Neues von einer sehr kostbaren Ming-Vase.«

Die Tanzbären

Manchmal gibt es merkwürdige Zufälle, die mich mit Klienten zusammenführen. So wie dieser. Ich war gerade von Köln nach Dresden gezogen, um in der dortigen psychiatrischen Klinik zu arbeiten. Das war kurz nach der Wende und über viele Monate eine sehr einsame Zeit für mich, da ich kaum jemanden kannte. Hin und wieder lief ich stundenlang ziellos durch die Stadt und ließ sie auf mich wirken.

Eines Abends, es war Sommer und ich hatte mir ein Bier gekauft, setzte ich mich auf eine Bank am Rande einer kleinen Grünanlage, von der aus ich zwei Straßen gleichzeitig überblicken konnte. Ich mochte es, die vorbeiziehenden Leute zu beobachten und Gesprächsfetzen einzufangen, aus denen ich mir ihre Geschichten zusammenreimte.

Auf einer zweiten Bank unweit von mir saßen zwei junge Männer in meinem Alter und redeten laut aufeinander ein. Sie hatten bereits ein paar Mille intus. Einer von beiden schien ein Obdachloser zu sein. Sein Haar war ungekämmt, Hose und Hemd schmutzig und abgerissen. Neben ihm stand ein Einkaufswagen mit seiner in Tüten verpackten Habe. Der andere wirkte in seinen kurzen Hosen und einem ausgeleierten T-Shirt eher wie ein Student. Er trug eine

GAP-Kappe, den Schirm nach hinten gedreht. Beide schwärmten von irgendeiner Frau, die sie als frühere Liebhaber einst um den Verstand gebracht hatte, und überboten sich mit nostalgischen Erinnerungen über die Unberechenbarkeit der Dame, weil sie nie gewusst hatten, was als Nächstes kam.

»Die hat mich einfach nicht reingelassen! Erst anrufen mit einer Stimme, dass es mir schon fast am Telefon kam, und dann stand ich wie ein Blödmann vor ihrer Tür. Die hat mich einfach stehen lassen. Und als ich das nächste Mal *sie* hängen lassen wollte, stand sie plötzlich vor meiner Tür und – o du meine Güte, ging dann die Post ab. Da hab ich die Englein im Himmel singen hören ...!«

»Das kenn ich«, sagte der Student, dessen Stimme mir plötzlich bekannt vorkam. »Und da ging's dir besser als mir. Mich hat sie mal nach so einem Anruf, als ich dann vor ihrer Tür stand, zwischen die Beine getreten und die Treppe runtergestoßen! Aber obwohl ich mir fest vorgenommen hatte, sie danach nie wiederzusehen, bin ich doch wieder zu ihr hin und fast durchgedreht vor Glück, als sie mich reinließ. Sind wir nicht bescheuert?«

Der Obdachlose nickte grinsend. »Die ist total gaga, aber irgendwie auch klasse!«

»Ja, die hat's drauf, einen verrückt zu machen, und ich konnt's nicht lassen. Mal schwor sie mir ewige Liebe und dass ich ›der Mann ihres Lebens‹ sei, mal schien sie sich regelrecht vor mir zu ekeln. Fast umgebracht hat die mich ... Und jetzt hat sie dich auf dem Gewissen.« Er lachte finster auf und hob seine Flasche. »Wir haben sie durchschaut, aber wenn die nur mit dem Finger schnippt, zappeln wir wieder wie die Tanzbären an ihrer Leine und betteln: ›Lara, meine Schöne, lass mich ein ...!‹ Prost! Auf dieses verfluchte Miststück!«

Da wusste ich es. Der Student hieß Linus R. Drei Monate zuvor war er wegen eines Suizidversuchs in unsere Klinik eingeliefert worden. Als Beweis seiner Liebe hatte seine Freundin Lara von ihm verlangt, mit ihr gemeinsam in den Freitod zu gehen, und beide hatten eine große Menge hochwirksamer Schlaftabletten geschluckt. Nachdem sie die Medikamente kurz nach der Einnahme auf der Toilette erbrochen hatte, rief sie immerhin den Notdienst. Linus R. kam ins Krankenhaus und konnte gerettet werden. Danach verbrachte er vier Wochen auf unserer Station, wo ich ein paar Gespräche mit ihm führte, an die ich mich nun erinnerte.

Er war einer sogenannten »Femme fatale« anheimgefallen, einer narzisstischen Persönlichkeit, deren Verhalten fatale Folgen für seine Psyche nach sich zog. Laras Auftreten, so schien es Linus R., zeigte keinerlei roten Faden, der geeignet gewesen wäre, um zu erklären, was ihn an dieser Frau so faszinierte. Er war nicht einmal besonders verliebt in sie, sondern auf eine verheerende Weise magisch von ihr angezogen.

»Lara ist zwar attraktiv, aber keine Schönheit«, hatte er mir mit einem frustrierten Gesichtsausdruck erklärt. »Weder besonders klug oder sonst irgendwie begabt, eher sogar durchschnittlich in allem. Na ja ...« Er seufzte, legte den Kopf in den Nacken und starrte an die Decke. »Bis auf ihre Unberechenbarkeit eben. Irgendwie ist das aufregend.«

In der Tat stürzten Laras emotionale und erotisch-manipulative Fähigkeiten Linus R. in eine Abhängigkeit, die er nicht verstand. Der permanente Wechsel von inniger Zuwendung oder sogar hochgradiger Leidenschaftlichkeit zu Gleichgültigkeit, Unzuverlässigkeit und vehementer Ablehnung zog sich insofern durchaus als ein roter Faden durch die Beziehung. Man nennt diese Art der Konditionierung »willkürliche Verstärkung«.

Tag und Nacht beschäftigte sich Linus R. gedanklich mit Lara und quälte sich mit der Frage, was als Nächstes käme. Das fraß so viel seiner Energie, dass er irgendwann kaum noch in der Lage war, seinem Studium nachzugehen. Neben Lara hatte nichts anderes Platz in seinem Kopf und seinem Leben, und wie bei einem Entzug von Drogen litt er unter ganz ähnlichen Symptomen, hatte Schweißausbrüche, fraß ungehemmt Süßigkeiten in sich hinein, konnte nicht mehr schlafen und vernachlässigte alle anderen Beziehungen in seinem Leben.

Ich erzählte Herrn R. damals von einem Tierversuch. Man setzte ein paar Ratten in einen Käfig, in dem es drei Schalter gab. Sooft die Ratten den ersten Schalter bedienten, zeigte sich keine Wirkung. Beim zweiten Schalter hingegen rollte sofort nach der Betätigung eine Futterkugel aus einem Loch. Der dritte Schalter war unberechenbar: Manchmal kam trotz mehrmaliger Betätigung nichts heraus, dann wieder purzelten gleich mehrere Kugeln aus dem Loch, bevor eine ganze Zeit wieder keine kam, dann einzelne, dann wieder viele.

»Was glauben Sie, an welchem Schalter sich bereits nach kurzer Zeit nahezu alle Ratten aufhielten und ihn unentwegt betätigten?«, fragte ich Linus R.

»Na, am letzten«, meinte er – so wie viele Klienten, denen ich davon erzählte – und lag damit absolut richtig.

»Und warum, denken Sie, ist das so? Der zweite Schalter bot doch viel zuverlässiger eine positive Verstärkung.«

Linus R. überlegte und kam Schritt für Schritt darauf, dass es für Ratten viel spannender ist, eben nicht zu wissen, ob man leer ausgeht, nüchtern abgespeist oder üppig beschenkt wird. Nach demselben Prinzip arbeiten Geldspielautomaten, Computerspiele und Femmes bzw. Hommes fatales. Die ausgelöste Besessenheit ist ganz offensichtlich die Folge künstlich erzeugter Unberechenbarkeit.

Während unserer Gespräche hatte mir Linus R. erzählt, dass Lara zuvor mit einem anderen Liebhaber die gleiche Show abgezogen und ihn damit ebenfalls verrückt gemacht habe. Es war der Obdachlose, mit dem er jetzt auf der Bank saß.

Da hockten also beide ehemaligen Liebhaber und schwärmten immer noch von derselben Frau, obwohl beide schwer durch sie geschädigt waren. Der eine hatte seine Bleibe verloren, der andere fast sein Leben.

Ich überlegte, ob ich hinübergehen und mich zu erkennen geben sollte, ließ es jedoch sein. Die beiden hatten reichlich getrunken, und es schien mir nicht der rechte Ort für ein Gespräch.

Ein paar Monate später bat Linus R. von selbst um eine Therapie in der Klinik. Erneut war er rückfällig geworden in seiner Leidenschaft für Lara, hatte sein Studium abgebrochen und fürchtete, nie wieder eine normale Beziehung eingehen, ja überhaupt ein normales Leben führen zu können.

»Helfen Sie mir. Oder ich lande wie mein Vorgänger auch auf der Straße.«

»Dann lassen Sie uns einen Weg finden, wie wir den Tanzbären von der Leine kriegen«, sagte ich.

In der sechswöchigen Therapie, die uns in der Klinik zur Verfügung stand, übten wir, »willkürliche Verstärkung« nicht nur bei anderen zu erkennen, sondern selbst anzuwenden. Jeder Mensch will das Verhalten des anderen verstehen, damit er sich darauf einstellen, sich an ihn oder die zu erwartende Situation anpassen oder gegebenenfalls davon abgrenzen kann. Rein energetisch liegt darin eine gewisse Verhaltensökonomie. Es kostet einfach zu viel Kraft, das Gegenüber jedes Mal neu zu ergründen.

Sich in eine Femme fatale oder einen Homme fatale hineinzuversetzen und deren Verhalten einmal selbst anzuwenden, um dagegen immun zu werden, ist eine große Herausforderung. Denn es erfordert innere Überwindung, ohne Bezug oder Korrelation auf das gezeigte Verhalten eines anderen zu reagieren und ausschließlich aus der Freude an der eigenen Unberechenbarkeit heraus. So wie Linus R. und der andere Liebhaber es umgekehrt erlebten. Mit verführerischer Stimme forderte Lara sie am Telefon auf, sofort zu ihr zu kommen, sodass beide Männer die Erwartungshaltung entwickelten: »Ah, heute wird sie mich verwöhnen, sehr liebevoll sein oder tollen Sex geben!« In dieser Stimmung wurden beide kalt abgewiesen, ohne dass ihnen der Hauch eines Grundes klar war. Ja, Lara attackierte sie sogar körperlich.

Und umgekehrt. An anderen Tagen erwarteten sie nichts und bekamen den Himmel geschenkt.

Es gibt Menschen, die schreien ihren Liebsten an, wenn er Blumen mitbringt, bloß weil sie gerade wütend sind. Ich betreute einmal einen solch manipulativen Klienten, der seine Freundin besonders leidenschaftlich verführte, bevor er sich von ihr trennte.

Linus R., der endlich von Lara loskommen wollte, sollte dieses Verhalten mithilfe eines Würfels üben, den er sich in die Tasche stecken konnte. Wir vereinbarten für die Zahlen des Würfels bestimmte Reaktionen, die er ihr gegenüber zeigen sollte – egal was sie gerade sagte oder tat. Zum Beispiel stand »1« für: Ich umarme sie leidenschaftlich; »2«: Ich beschimpfe sie; »3«: Ich wende mich gleichgültig ab; »4«: Ich sage irgendeinen Satz, der überhaupt nichts mit der Situation zu tun hat; »5«: Ich lache lauthals los; »6«: Ich mache ihr überbordende Komplimente.

Wenigstens eine Woche lang sollte er das durchhalten, denn meist zeigt sich dann bereits, ob das gewohnte Abhängigkeitsmuster der »willkürlichen Verstärkung« auf diese Weise auszuhebeln ist.

Und tatsächlich, es funktionierte. Linus R. trug seinen Würfel, dessen Zahlen er erfühlen konnte, stets in der Hosentasche mit sich herum, und bald gelang es ihm, seine Freundin vollkommen zu irritieren, sodass sie – sehr zu seinem Erstaunen – zunehmend selbst zur Tanzbärin für ihn wurde und er das Interesse an ihr verlor. Dies half ihm, sich in den folgenden Wochen vollständig von seiner zerstörerischen Obsession zu befreien.

Fremder Ehrgeiz

Nicht selten versuchen Eltern, ihren Selbstwert über ihre Kinder zu definieren. Sie idealisieren ihre Sprösslinge, so wie sie selbst gern gesehen würden. Oder sie setzen alles daran, dass ihr Nachkömmling das verwirklicht, was ihnen einst verwehrt blieb. In Extremfällen kennt der Ehrgeiz solcher Eltern dann kaum Grenzen, und ihre Liebe, ihre Zuwendung und ihr Stolz auf ihr Kind währen nur so lange, wie es ihnen auf diesem vorgegebenen Weg folgt. Solche narzisstischen Persönlichkeiten missbrauchen ihre Kinder als Spiegel des eigenen unerfüllten Ichs.

Ich erinnere mich an die 26-jährige Grit B. Sie war das absolute Lieblingskind ihres Vaters, der sie regelrecht vergötterte, was er anderen gegenüber penetrant betonte, sodass es meiner Klientin schnell peinlich zu werden begann. Sie sei so schön und so klug, schwärmte der Vater selbst Fremden gegenüber, und sie beide hätten eine so innige Beziehung zueinander. Letztere Behauptung versetzte meiner Klientin regelmäßig einen schmerzhaften Stich, da es nicht stimmte. Selten war ihr Vater, der für eine Sanitärfirma arbeitete, zu Hause. Die Eltern trennten sich früh, und die Mutter lebte seitdem mit einem anderen Mann im Ausland. Die mehr oder weniger wechselnden Freundinnen ihres Vaters zogen meine Klientin auf.

Als Grit B. das Abitur erfolgreich abgeschlossen hatte, drängte ihr Vater sie zu einem Medizinstudium. Er hoffte, seine Tochter würde Ärztin werden. Dabei war sie eher schüchtern und verträumt und konnte zwar ein recht gutes Abschlusszeugnis vorlegen, hielt sich jedoch lieber draußen in der Natur auf, als zu lernen. Vor allem hasste sie es, Fakten zu pauken, was einen Großteil des Medizinstudiums ausmachen würde.

Sie selbst wusste noch nicht genau, was sie beruflich machen wollte. Dennoch gab sie dem intensiven Drängen ihres Vaters nach - wenn auch sehr zögerlich - und bewarb sich auf einen der so begehrten Studienplätze mit Numerus clausus in der Hoffnung, abgelehnt zu werden. Als sie wider Erwarten eine Zusage erhielt, wuchs der Stolz des Vaters ins Unermessliche. Bei jeder sich bietenden Gelegenheit schwärmte er von seiner erfolgreichen Tochter, die es infolgedessen nicht wagte, einen anderen Weg zu gehen, und das Studium begann. Tröstlich für sie war nur, dass es in ihrer Stadt keine Universität gab und sie sich durch den Umzug seiner ständigen Kontrolle und Aufmerksamkeit entziehen konnte.

Obwohl sich Grit B. alle Mühe gab und sogar das Physikum bestand, bei dem gewöhnlich ein Drittel der Studenten ausscheidet, wurde sie von Semester zu Semester unglücklicher. Sie litt unter Schlafstörungen, konnte sich immer schlechter konzentrieren und ab dem achten Semester brachte sie keine einzige Hausarbeit mehr zustande. Sie war vollkommen blockiert. Schließlich studierte sie nur noch pro forma und begann, in einer Schreinerei zu arbeiten. Sie liebte Holz, allein der Geruch aktivierte Glückshormone in ihr und weckte innige Erinnerungen an ihre Kindheit. Ihr Opa, der Förster war und auf dem Land lebte, hatte sie oft in den Wald mitgenommen und die Bäume erklärt. In seinem Haus besaß er eine Werkstatt, in der sie mit ihm werkeln durfte. In ihrer Wohnung stand ein Regal, das sie mit ihm zusammen gezimmert hatte.

Die Arbeit in der Schreinerei mochte Grit B. bald so sehr, dass sie beschloss, das Studium abzubrechen und eine Schreinerlehre zu beginnen. Endlich wurde sie wieder glücklich, und ihr Schlaf besserte sich schlagartig. Ihrem Vater erzählte sie nichts davon. Sie traute sich nicht, ihm seinen Traum von der erfolgreichen Ärztin zu zerschlagen, und wenn sie ihn besuchte, log sie ihm Geschichten über ihr vermeintliches Studium vor. Auf diese Weise ließ sie ihrem Vater zwar seine Träume, bescherte sich selbst jedoch so immense Schuldgefühle, dass sie erneut Schlafstörungen und zusätzlich einen Hautausschlag entwickelte, der ihren Dermatologen vor ein Rätsel stellte.

Als sie in meine Praxis kam, hoffte Grit B., durch eine Therapie besser mit dem Dilemma zurechtzukommen. Es dauerte jedoch nicht lange, bis uns beiden klar wurde, dass die Schuldgefühle mit der Zeit eher mehr würden. Denn je länger Frau B. ihren Vater in seinem falschen Glauben ließ, desto größer wurde die Wahrscheinlichkeit, dass er vom Abbruch des Studiums von anderen erfuhr. Meine Klientin wusste, dass sie ihm früher oder später die Wahrheit sagen musste.

Um sie darauf vorzubereiten, aber besonders um sie bei der Überwindung ihrer Schuldgefühle zu unterstützen, erläuterte ich ihr den Unterschied zwischen echter, unterstützender elterlicher Liebe und narzisstischer.

»Finden Sie nicht, dass es fragwürdig ist, wenn ein Elternteil sein Kind regelrecht dazu nötigt, seine Vorstellungen für eine berufliche Perspektive zu leben, unabhängig davon, was zu seinem Kind passt? Und auch die Angewohnheit, überall voller Stolz von der geliebten Tochter zu erzählen, während man sich im Alltag kaum um sie kümmert, hinterlässt bei mir ein fragwürdiges Bild. Als hätte Ihr Vater Sie dazu benutzt, um sich in Ihrem Glanz zu spiegeln. Wenn Sie aus dieser Dynamik herauskommen wollen, müssen Sie sich ihm stellen. Konfrontieren Sie ihn mit den Tatsachen und erzählen Sie ihm, dass Sie mit Ihrer Schreinerlehre viel glücklicher sind. Es wird vermutlich sehr schmerzhaft für ihn. Aber wenn er Sie wie ein guter Vater liebt, dann wird er es verkraften und sich bald mit Ihnen freuen. Da bin ich mir sicher.«

Meiner Klientin fiel es unendlich schwer, sich diese Offenbarung vorzustellen. Sie schrieb Briefe, die sie nicht abschickte, wählte seine Nummer und legte auf, bevor ihr Vater abhob. Lud ihn zu sich ein – und unter vorgeschobenen Gründen wieder aus. Mein Angebot, das Gespräch in meiner Praxis zu führen, lehnte sie ab.

Als ihre Symptome sich verschlimmerten und sie häufige Magenschleimhautentzündungen belasteten, spürte Grit B. schließlich, dass sie um das Gespräch nicht länger herumkam, wenn es ihr besser gehen sollte.

Wir wussten beide, dass das Gespräch hart für sie würde. Aber es kam viel schlimmer, als wir vermutet hatten. Durch die Tatsache, dass seine Tochter das Medizinstudium beendet hatte und nun dabei war, ein einfaches Handwerk zu erlernen, fühlte sich der Vater derart persönlich gekränkt, dass er verkündete, sie nie wieder sehen zu wollen.

»Du bist nicht mehr meine Tochter!«, lauteten seine letzten Worte ihr gegenüber.

Grit B. brach zusammen. Wut und Trauer wechselten einander ab, und es brauchte viele Stunden mit Rückblicken auf ihre Kindheit und Jugend, um das Verhalten ihres Vaters immer wieder neu einzuordnen und Frau B. in ihrem eigenen Weg zu bestärken.

Obwohl sie beständig den Kontakt zu ihrem Vater suchte, änderte sich sein Verhalten im Verlaufe der folgenden sechs Monate, die wir noch gemeinsam verbrachten, nicht. Konsequent ließ er sich verleugnen und lehnte jegliches Gespräch ab. So schmerzlich es für meine Klientin war, ihr Vater zeigte damit mehr als deutlich, dass sie in erster Hinsicht nur ein Instrument für ihn gewesen war, ein Vorzeigeobjekt gegenüber anderen, mit dem er sich selbst aufwertete.

Diese Einsicht war schwer zu verkraften für Grit B. Dennoch ebbten die belastenden Schuldgefühle allmählich ab, und Magen und Haut stabilisierten sich. Am Ende erkannte sie sogar, dass sie durch seinen Kontaktabbruch die Verpflichtung viel leichter ablegen konnte, dem Vater zeitlebens einen strahlenden Widerhall seines falschen Größenselbst bieten zu müssen.

Ich könnte viel besser sein!

Wirken manchmal Medikamente doch besser und vor allem schneller als eine Psychotherapie, fragte ich mich, als Jana P. ihre Therapie vorzeitig auf eigenen Wunsch beendete. Diese junge Frau von 26 Jahren war in eine Familie hineingeboren, die ihr keinerlei Förderung bieten konnte.

»Mein Vater war nie da, und meine Mutter ist doof wie Stroh!«, erzählte sie mir unverblümt in der ersten Sitzung. »Niemand hat sich um meine Bildung gekümmert. Hätte ich das nicht selbst in die Hand genommen, säße ich jetzt in irgendeiner Kantinenküche und müsste mich vom Koch anschreien lassen.«

Jana P. hatte sich von der Sonderschule in die Hauptschule, von der Hauptschule in die Realschule und zuletzt ins Gymnasium allein durch ihren Ehrgeiz hochgearbeitet und danach ein duales Jurastudium erfolgreich bis zum Bachelor absolviert, um Anwältin zu werden. Das Studium fiel ihr nicht leicht. Sie musste einige Prüfungen wiederholen, und die berufsbegleitenden Praktika machten ihr sehr zu schaffen. Bewusst suchte sie sich für ihre Bewerbungen nur die besten Anwaltsbüros heraus und erhielt zumeist Einladungen zu Vorstellungsgesprächen. Obwohl sie dabei immer brilliert und die begehrten Praktikumsplätze gewonnen habe, sei es im Anschluss jedoch jedes Mal schwerer geworden als gedacht.

»Ständig mache ich so viele Fehler oder brauche übertrieben lange«, klagte sie. »Wenn ich mir Zeit nehme und tadellose Arbeit abliefere, bekomme ich riesigen Ärger, weil ich so langsam bin. Und wenn ich mich beeile, bekomme ich riesigen Ärger wegen meiner vielen Flüchtigkeitsfehler. Dabei könnte ich viel besser sein!«

Mir war klar, dass Frau P.s Ehrgeiz auf den aus ihrer Kindheit mitgebrachten Minderwertigkeitsgefühlen fußte, die sie auf diese Weise endlich überwinden wollte, um sich selbst zu beweisen. Allerdings war es genau jenes unbeirrbare Streben, durch das Frau P. in letzter Zeit immer wieder genau in jenem Dilemma zwischen Perfektion oder Schnelligkeit landete.

Während der Zeit, in der ihr Ehrgeiz sie tatsächlich nach vorne gebracht hatte, profitierte sie sehr von der Unterstützung ihrer, wie sie es formulierte, »superschlauen Freundin«, die ein Jahr über ihr studierte. »Die hat mit mir gepaukt, mir ihre Arbeiten gezeigt, mich motiviert. Ohne sie hätte ich den Bachelor nie geschafft.« Außerdem ließ Jana P. sich damals – wie auch schon vor dem Studium in Krisenzeiten – von einer sehr mütterlichen Psychotherapeutin begleiten.

Während ihre Freundin es beim Bachelor beließ und inzwischen in einem renommierten Anwaltsbüro arbeitete, wollte Jana P. unbedingt weiterstudieren. Ihre Ambitionen waren nach wie vor groß, und so bewarb sie sich für einen Masterstudiengang. Sie erhoffte sich, damit später als Anwältin für Wirtschaftsrecht ins höhere Management von Unternehmen aufzusteigen. Die einzige Zulassung für dieses Masterstudium bekam sie jedoch in Potsdam, weit weg von ihrer Freundin und der Therapeutin. Bereits nach kurzer Zeit stellten sich die gleichen Probleme wie im Gymnasium und beim Bachelorstudium ein. Regelmäßig scheiterte Jana P. an ihren vielen Flüchtigkeitsfehlern, sodass sie auch jetzt für jede Aufgabe länger brauchte als andere Studenten oder Praktikanten. Nach einiger Zeit fühlte sie sich so überfordert, dass sie sich erneut therapeutische Hilfe suchte – und zu mir in die Praxis kam.

Nach den ersten Sitzungen wurde mir klar, dass sich Jana P. mit meinen verschiedenen KollegInnen, besonders aber mit der letzten mütterlichen Therapeutin sowie ihrer Freundin in der Rolle einer größeren Schwester eine Ersatzfamilie geschaffen hatte, in der es endlich Mitglieder gab, die Frau P. förderten und an sie glaubten. Deutlich wurde ebenso: Sowohl das in ihrer Primärfamilie begründete Minderwertigkeitsgefühl als auch ihre beflügelnden Beziehungserfahrungen danach hatten Frau P.s extremen Ehrgeiz geweckt. Offensichtlich respektierte sie keine Grenzen für sich und begriff Rückschläge ausschließlich als neue Herausforderung – statt als Möglichkeit, etwas anderes zu probieren.

Wie lange würde das noch gut gehen, fragte ich mich. Würde die mangelnde Aufmerksamkeit für Jana P.s intellektuelle und berufliche Entwicklung seitens ihrer biologischen Familie sie in diesem überfordernden Galopp halten? Was konnte meiner Klientin helfen, innere Zufriedenheit zu finden? Musste es unbedingt beruflicher Erfolg sein? Partnerschaften hatte sie aktuell keine, die Beziehung zu ihrer Jugendliebe mit Studienbeginn abgebrochen.

»Ich bin doch nicht wie meine Mutter und lass mir ab 18 einen Balg nach dem andern anhängen, um mich dann nur noch um Windeln und lackierte Nägel zu kümmern.«

In ihrem Auftreten war Jana P. stets eine besondere Unauffälligkeit eigen. Nie sah ich sie anders als in Jeans und einem schlichten T-Shirt in die Praxis kommen, das glatte braune Haar straff zu einem Pferdeschwanz gebunden. Keine lackierten Nägel, kein Make-up. Sie legte keinen Wert darauf, auf diese Weise Aufmerksamkeit zu erregen. Die wollte sie allein über ihre Leistungen erreichen. Wäre nicht dieser starrende, stechende Blick gewesen, der einen förmlich einsaugte, man hätte sie leicht übersehen. Sie strahlte Strenge aus und wirkte trotz ihres jungen Alters bereits abgehärmt wie Menschen, die sich selbst gegenüber keine Milde gönnen. Nur wenn Jana P., was selten genug passierte, einmal lächelte, zeigten zwei Grübchen um die Mundwinkel das Mädchen, das vielleicht gern fröhlich und unbeschwert herumgetollt wäre. Ich wünschte mir, sie verstünde, dass es Leichtigkeit und ein liebevoller Blick und Umgang mit sich selbst sind, die persönliche Grenzen erweitern, während Strenge, Disziplin und übertriebener Ehrgeiz Blockaden errichten.

Wie nur konnte es uns gemeinsam gelingen, den Fixglauben aufzuheben, ihr Leben würde plötzlich glücklich, sobald sie beruflich erfolgreich wäre? Jana P.s Ehrgeiz war ja lediglich das Symptom einer falschen Selbsteinschätzung und falscher Lebensvorstellungen, denen sie hinterherlief und die sie auf Dauer – selbst wenn sie sie erreichte – nicht befriedigen würden.

Ich entschloss mich, meine Klientin dahingehend zu bestärken, dass sie auch ohne besondere Auszeichnungen eine liebenswerte Person war, vermied es dabei jedoch, allzu sehr in die über Jahre hinweg praktizierte mütterliche Rolle früherer Therapeutinnen zu schlüpfen. Vielmehr versuchte ich Frau P. klarzumachen, dass sie lernen müsse, mit ihrem Handicap zu leben, statt es dauernd zu verleugnen und unentwegt unglücklich zu scheitern.

»Sehen Sie, ich glaube, es fällt Ihnen einfach schwer, sich über Stunden hinweg vollends zu konzentrieren, sodass Ihnen, gerade wenn Sie sich auch noch beeilen, all diese Fehler zwangsläufig unterlaufen.«

Außerdem versuchte ich, im Kopf Bilder mit ihr zu visualisieren, für die sich Leidenschaft im Leben auch jenseits der nächsten beruflichen Hürde lohnen könnte.

Leider musste ich bald feststellen, dass wir auf diese Weise nicht weiterkamen. Die Probleme im Studium blieben, und Jana P.s Unzufriedenheit wuchs. Steif saß sie vor mir und starrte mich traurig an. Als wollte sie wie eine Marathonläuferin, die schlappmachte, aufgerichtet werden, um endlich weiterrennen zu können.

Mit der Zeit fand ich heraus, dass sie mit ihrer Steifheit und dem Starren ihre innere Spannung und den ständigen Drang herumzuzappeln unterdrückte. Immer häufiger unterbrach sie mich, wenn ich ihr etwas erklärte, und versuchte mich von dem Weg, auf den ich sie führen wollte, abzubringen.

So ging es nicht weiter. Und schließlich entschied ich mich, wie man in der Fachsprache sagt, statt »an« der Übertragung zu arbeiten, in der es darum gegangen wäre, Frau P.s unerfüllte Sehnsüchte durchzuarbeiten, »in« die Übertragung zu gehen.

»Wenn Sie die nächste Hürde auf Gedeih und Verderb angehen wollen, obwohl ich glaube, dass Sie damit einen Fehler machen und Ihr Glück woanders suchen sollten«, sagte ich, »dann bin ich bereit, Sie bei Ihrem Plan, den Master zu schaffen, zu unterstützen.« Ich nahm also die Rolle des fördernden Vaters an und gab – um im Bilde zu bleiben – der Marathonläuferin das ersehnte Wasser und obendrein Shakes für den Aufbau von Muskeleiweiß.

Im Folgenden gab es leichte, aber eben nach wie vor keine signifikanten Fortschritte. Erneut bewarb sich Jana P. für ein Praktikum bei einer der renommiertesten Kanzleien der Stadt und wurde tatsächlich genommen. Wenige Wochen später entließ man sie jedoch, weil man mit ihrer Arbeit unzufrieden war.

Schon länger hegte ich die Vermutung, dass Frau P. neben ihrer Leistungsfixierung auch unter einem Aufmerksamkeitsdefizit-Syndrom litt, und hielt es an der Zeit, sie damit zu konfrontieren. »Haben Sie schon einmal darüber nachgedacht, dass Sie vielleicht ADS haben könnten, also ein Aufmerksamkeitsdefizit-Syndrom?«

Sie schoss in die Höhe und saß nun kerzengerade auf ihrem Stuhl. »Hat man das nicht nur als Kind?«

»ADS kann bis ins Erwachsenenalter fortbestehen«, erklärte ich ihr. »Gerade ein relativ kurzer Konzentrationszeitraum und ein schwieriges Zeitmanagement sind häufige Begleiterscheinungen. Ebenso spielen auch Einschränkungen im Bereich der sogenannten Exekutivfunktionen eine wesentliche Rolle, die für die Kontrolle und Selbstregulierung des Verhaltens erforderlich sind. Sie erlauben einem, einen Aktionsplan zu erstellen, ihn einzuhalten, zu kontrollieren, zu korrigieren und auch auszuführen. Diese exekutiven Funktionen sind im Alltag sehr wichtig und helfen dabei, ihn zu meistern.«

»Sie meinen, ich sollte mal so einen Test machen?«

»Erwarten Sie nicht zu viel. Und es gibt auch nicht den einen Test, der ADS zweifelsfrei feststellt oder ausschließt. Trotzdem – einen Versuch ist es allemal wert.«

Daraufhin konsultierte Jana P. einen Psychiater, und der Test, den er mit ihr machte, bestätigte meinen Verdacht, sodass er ihr sofort ein Medikament auf Amphetaminbasis verordnete. Amphetamine sind im zentralen wie peripheren Nervensystem hochwirksame Substanzen. Sie wirken vor allem in den Systemen dreier im Gehirn auf verschiedene Weise aktiven Neurotransmitter: Dopamin, Noradrenalin und Serotonin. Für die höheren kognitiven Funktionen wie Lernen, Aufmerksamkeit, Gedächtnis und Impulskontrolle ist das Dopamin zuständig.

Von da an nahm meine Klientin täglich auf dem Weg zum Steuerbüro in der U-Bahn ihre Amphetamin-Pille.

»Es ist unglaublich«, erzählte sie mir in unserer nächsten Therapiestunde begeistert, »wie gut ich mich danach stundenlang konzentrieren kann!«

Ich wusste um diese Wirkung, aber auch um die Grenzen und die potenziellen Gefahren, die damit einhergehen.

»Amphetamine taugen ganz gut zur Erhöhung einer dauerhaften Aufmerksamkeit, besonders bei eintönigen Tätigkeiten. Bei komplexen Denkaufgaben sowie im Hinblick auf die langfristigen Auswirkungen auf Lernfähigkeit, Willkürsteuerung der Aufmerksamkeit und Gedächtnisleistungen ist der Amphetamin-Konsum allerdings eher schädlich«, versuchte ich vorsichtig, Frau P.s Euphorie zu dämpfen.

»Gut ist, was hilft«, unterbrach sie mich schroff.

»Sicher. Aber ich mache mir Sorgen, dass Sie mit den Medikamenten am Ende vielleicht noch besessener davon sind, immer mehr zu erreichen, und den Rest Ihres Lebens komplett ignorieren. Weniger Leistungsorientierung und mehr Leben können ein viel besserer Weg sein. Außerdem können die Medikamente das Gehirn dauerhaft strukturell schädigen. Und unterschätzen Sie nicht die Suchtgefahr.«

Ich erntete ein mildes Lächeln auf meine Erklärungen und Einwände. Vor unserem nächsten Termin sagte Frau P. unsere Sitzung ab. Sie bedankte sich bei mir für die gelungene und vertrauensvolle Zeit miteinander, brauche nun jedoch keine Unterstützung mehr. Damit hatte sie die Therapie von sich aus beendet. Als ich Jana P. ein Jahr später zufällig auf der Straße traf, erzählte sie mir, dass sie nach wie vor sehr zufrieden mit ihrem Leben sei.

Vielleicht glaubt sie bis heute, dass all die Jahre Therapie bei meinen KollegInnen und mir umsonst waren, nachdem so eine kleine Pille Amphetamin ihr half, besser und schneller erfolgreicher zu werden. Sicher, solche Medikamente sind wichtig und notwendig zum stofflichen Ausgleich bestimmter Defizite. Bei mir blieb dennoch ein fader Geschmack zurück.

GEGENZAUBER

Die Macht der Auflösung

Normalerweise sind es die Klienten, die manchmal »mystisches Denken« mitbringen, indem sie die Macht zur Wandlung nicht der eigenen Person, sondern höheren Mächten oder dem Schicksal zuschreiben, was den therapeutischen Prozess sehr erschwert. Bei besonders kniffligen Fällen gelangt man jedoch auch als Therapeut hin und wieder an den Punkt, an dem man glauben möchte, dass die alten Muster, die den Klienten oder die Klientin gefangen halten, ein Bann oder böser Fluch sind.

Systemisch betrachtet, also von außen auf das Ganze geblickt, lässt sich dieser Eindruck aber natürlich auch weniger mystisch erklären. Denn jedes sich selbst organisierende System, so auch ein neurotisches Muster, sorgt dafür, dass es sich selbst erhält. Man könnte auch sagen: Etwas Eingespieltes regelt selbst, dass alles so bleibt. Als Konsequenz folgt daraus: Wollen KlientInnen ihre Muster aufgeben, erleben sie heftige Widerstände. Ein Kutscher, der viele Jahre denselben Weg durch schlammigen Boden genommen hat, kommt kaum aus den durch ihn selbst geschaffenen Furchen hinaus. Und selbst wenn er einmal ausbricht, gerät er doch bei jeder Unaufmerksamkeit zurück in die alten eingefahrenen Wege.

In der Logik des systemischen Denkens muss deshalb ein sich selbst stabilisierendes System heftig irritiert oder verstört werden, damit es gezwungen ist, sich neu zu organisieren. Fühlt sich ein Klient oder eine Klientin dem Bann verhaftet, zum Beispiel seine Zwangsrituale beständig fortzuführen, dann ist am Ende des Prozesses der Durcharbeitung der »Gegenzauber« das wirksamste therapeutische Mittel für eine Verstörung. Ein solcher Gegenzauber ist ein mit dem Therapeuten verabredetes Ritual, das dabei hilft, etwas abzuschließen, zu verwandeln oder in die Wege zu leiten.

Das kann nur mein Rucksack beenden

Sie hört ihren Vater in der Küche rumoren. Gleich wird er an die Tür klopfen, den Kopf reinstecken und liebevoll rufen: »Frühstück, mein Herz. Der Tag beginnt.« Sie wird aufstehen, sich ungewaschen und noch im Schlafanzug an den Tisch setzen (was er toleriert, seit sie das Abitur bestanden hat), in sein freundlich lächelndes Gesicht schauen, ein mit selbst gemachter Marmelade bestrichenes Brötchen essen, die klein geschnittenen Äpfel und einen Müsliriegel (eine Tradition aus der Schulzeit) – und später kotzen.

Sie weiß, dass er alles für sie tun würde, alles für sie getan hat, seit die Eltern geschieden sind und die Mutter erneut für vier Jahre im Ausland arbeitet und er nur noch Hausmann und Vater ist für sie, seine einzige Tochter. Keine andere Frau hat seither die Wohnung betreten. Er steht früh auf für sie, obwohl er ein Langschläfer ist. Kocht für sie, obwohl er früher im diplomatischen Dienst in Indien grundsätzlich bedient wurde und es erst lernen musste. Fuhr sie die letzten vier Jahre mit dem Auto zur Schule, weil er es sicherer fand, obwohl sie lieber mit Schulkameradinnen gelaufen wäre. Brachte sich mit seinen in Indien bei der Gründung einer Schule gesammelten Erfahrungen intensiv in ihrem Gymnasium ein, ging jede Hausarbeit mit ihr durch, erfreute sich an all den 15 Punkten, die sie nach Hause brachte, fast mehr als sie selbst, begleitete sie in Konzerte, Ausstellungen, ins Theater, lässt sie sich stets ihre eigene Meinung bilden, lobt sie für Kritik an ihm.

Sie fühlt seine Liebe so schmerzhaft intensiv, dass sie ihm manchmal nicht in die Augen schauen kann. Kleine blaugraue Augen, die viel gesehen haben in der Welt, viel Leid, das er mit seiner Arbeit einst zu lindern versuchte. Er hofft auf die Jugend, eine verantwortungsbewusste Elite von Hochgebildeten, die Lösungen für die drängenden Probleme in dieser Welt finden könnte. Sie weiß, er wünscht sich, dass seine Tochter Teil dieser Elite wird. Sie sieht es in seinen Augen, hinter der Liebe liegt die Traurigkeit, die diese Hoffnung speist, ohne dass er aufhört, sie zu unterstützen und an sie zu glauben, auch wenn sie es noch immer nicht geschafft hat, ein Studium zu beginnen.

Sie liebt und – sie hasst ihn dafür. Und sie hasst sich, spürt ihr Versagen, diese entsetzliche Leere innerlich, die sie vor ihm zu verstecken sucht. Seit acht Jahren, seit sie 16 wurde. Seit sie täglich frisst und kotzt. Drei Supermärkte, einen nach dem anderen, ihrer Siedlung abläuft, Bananen, Äpfel, abgepackte Sandwiches und Kuchen aus den Containern dahinter einsammelt, in einem Park alles gierig in sich hineinstopft – und wieder erbricht. Das Gefühl der Erlösung, der Befreiung all der Wut, die in ihr kocht und für die sie keinen anderen Adressaten hat als sich selbst. Und dann die Scham. Jeden Tag dreimal das gleiche Ritual, schon in der Schulzeit und nun an den endlos langen Tagen danach. Während ihr Vater denkt, sie räume in den Supermärkten Regale ein. Sie kann nicht aufhören damit. Sie will es ihm sagen. Jetzt.

»Ich glaube, du musst dich langsam fertig machen«, hört sie ihn sagen. Diese schreckliche Geduld in seiner Stimme.

»Dad ... ich ...« Da sammelt sich erneut dieser kochende Brei in ihrem Bauch, und sie steht hastig auf. Sie will nur noch weg, weg, weg.

»Lea, ist was?«

»Nein. Ich hab meine Tage.«

Sie geht ins Bad. Schaut in den Spiegel, nachdem sie das Frühstück erbrochen hat. Fährt mit dem Finger um die von der Säure entzündeten Lippen. Schmeckt die bittere Schärfe im Mund.

»Heute rufst du an!«, flüstert sie.

Als Lea P. mich anrief, weinte sie. Als hätte sie es endlich geschafft, eine Tür zu öffnen, vor der sie endlos Angst gehabt hatte. Sich einzugestehen, dass sie Hilfe brauchte, war der erste Schritt ihrer Therapie.

»Ich will aus diesem endlosen Fluch herauskommen«, schluchzte sie.

Lea P. litt an Bulimie, einer schweren Essstörung, die viele junge Frauen in der Pubertät trifft. Nach drei Monaten hatten wir ihre vielen Dilemmata herausgearbeitet. Zentral dabei war ihre Verbundenheit mit und die Sorge um ihren Vater, der sie so liebevoll großgezogen hatte. Ihn zu verlassen und ihren eigenen Weg zu gehen, lag außerhalb von Lea P.s Vorstellungsvermögen.

Im Ritual ihrer Bulimie steckte alles drin: Mit ihrer Störung besaß Frau P. etwas ganz für sich allein. Sie konnte ihre Spannungen ausagieren, die sich aus der Situation mit dem Vater immer neu aufbauten. Das Sammeln des Essens bot ihr Tagesstruktur. Im Hineinschlingen ließ sich kurzzeitig das Gefühl der inneren Leere aufheben, das sich als Folge des verpassten Lebens als Dauerbegleiter eingestellt hatte. Zuletzt erfuhr im Erbrechen Lea P.s geballte Wut Ausdruck, ohne dass sich etwas ändern musste. Ihre langjährige Essstörung hatte somit einen hohen Lösungscharakter und bewahrte sich selbst. All ihr Denken, Fühlen und ihre Energie erschöpften sich darin, sodass sie Lea P. für Freundschaften zu Gleichaltrigen oder das Ausprobieren eigener Wege fehlten.

Nach einem halben Jahr Therapie fühlte Lea P. sich stark genug, ein Studium in Berlin zu beginnen. Da sie stets eine exzellente Schülerin gewesen war, fiel es ihr nicht schwer, einen begehrten Studienplatz für Psychologie zu bekommen. Sie hatte sich heimlich beworben und sich nach einem WG-Zimmer umgesehen. Als sie ihrem Vater eines Tages die Zulassung zeigte und im selben Atemzug mitteilte, dass sie aus ihrem Potsdamer Zuhause ausziehen werde, hielt sie seinen Schmerz wie seine Freude darüber aus. Sein Angebot, ihr beim Umzug zu helfen, lehnte sie indes ab. Auch als das Studium begann, hielt sie sich zurück, wenn er ihr wie früher in der Schulzeit bei den Hausarbeiten helfen, die Themen mit ihr diskutieren wollte. Manchmal gab sie ihm etwas zu lesen, aber nur, um ihn zu beruhigen und zu beschäftigen. Allmählich kamen seine Nachfragen seltener. Sie wusste, dass er eine Freundin gefunden hatte, die ihn sehr in Anspruch nahm. Lea P. konnte endlich loslassen.

Um sich auch finanziell von ihrem Vater so weit wie möglich abzunabeln, jobbte sie neben dem Studium als Kellnerin in einer Bar und in einer Boulderhalle, wo sie sich endlich Freundschaften öffnete. Das Klettern gab ihr Selbstbewusstsein und das Vertrauen in ihren Körper zurück, obwohl sie es für mein Gefühl zu extensiv betrieb. Ich wusste, dass viele Leistungssportler unter Bulimie litten und auch hier das Maß entscheidend war.

Ihre bulimischen Attacken konnte Lea P. trotz all dieser enormen Fortschritte allerdings nicht aufgeben. Auch wenn sie hin und wieder mal ein paar Wochen lang ohne durchhielt. Ihr durch jahrelange Rituale geprägtes System war zu eingefahren, um es kraft des Willens oder durch Einsicht dauerhaft aufzubrechen.

»Das Problem ist«, sagte ich zu ihr, »wenn sich nichts ändert, ändert sich nichts!« Ein Satz, den ich oft in meinen Therapien verwende. Und wie viele meiner KlientInnen, die ihn zu hören bekommen, schaute mich auch Lea P. verständnislos an, als hätte ich etwas Unsinniges gesagt.

»Es ist so, Frau P., alle, die hierherkommen, wünschen sich, dass sich etwas ändert, gleichzeitig wollen sie aber auch an ihren alten Gewohnheiten festhalten. In Ihrem Fall am Ritual des Essens und Erbrechens, denn es ist Ihnen zu einem Verbündeten geworden, der nur mit großer Trauer verabschiedet werden kann.« Frau P. hörte mir aufmerksam zu, während ich ihr diese Zusammenhänge erläuterte, und nickte dann und wann zum Zeichen, dass sie meinen Ausführungen folgen konnte. »Wir müssen ein anderes Ritual finden, einen ›Gegenzauber‹, der diesen Verbündeten stört, auflöst und einem neuen, gesünderen Platz macht. Dazu müssten Sie ein wichtiges Utensil loslassen, das mit dem bulimischen Ritual verbunden ist und dabei vernichtet wird.«

Ich beobachtete, wie sich auf Lea P.s Miene Skepsis breitmachte. »Einen Gegen*zauber*?«

Ich nickte und wusste, dass es für einen so rationalen Menschen wir Frau P. schwer sein musste, sich so etwas wie einen »Zauber« vorzustellen. Sie seufzte. Ihr Leidensdruck war nach wie vor groß, und so willigte sie schließlich ein.

»Na schön. Zaubern wir also.«

»Gut. Dann brauchen wir zunächst einen für Ihren Ritus bedeutsamen Gegenstand. Fällt Ihnen etwas ein?«

Wir überlegten hin und her, bis ihr ihr Rucksack einfiel, mit dem sie in den vergangenen neun Jahren jeden Tag das Essen hinter den Supermärkten eingesammelt hatte. Ohne ihn wäre das eingefahrene System gestört.

»Soll der Rucksack vergraben, versenkt oder verschenkt werden?«, fragte ich.

Frau P. dachte kurz nach. »Verbrannt. Er soll im Wald verbrannt werden!«

Leider stellte sich ein Verbrennen im öffentlichen Raum als nahezu unmöglich heraus, denn dafür benötigt man die Genehmigung des Forstamtes, und wir wollten die Sache möglichst unbürokratisch und einfach erledigen. Zum Glück fiel mir der Garten eines Freundes ein, nur wenige Hundert Meter von meiner Praxis entfernt. Dort gab es eine Feuerschale, die wir benutzen durften.

So verabredeten wir uns zur nächsten Therapiestunde morgens um zehn vor der Tür meiner Praxis und unternahmen einen kleinen

Spaziergang. Nach heftigem Regen in der Nacht herrschte ein milder Herbsttag, und ich war froh über die Gelegenheit, ausnahmsweise im Freien arbeiten zu können.

Lea P. hatte bis morgens um drei in ihrer Bar gearbeitet und sah etwas zerknittert aus. Dennoch schien auch sie die frische Luft zu genießen. Ich zeigte auf den grünen Rucksack auf ihrem Rücken.

»Ist er das?« Sie nickte zaghaft. Ich spürte, dass ihr mulmig zumute war.

Der Garten des Freundes beherbergte eine kleine Holzhütte und einen von Tannenzapfen übersäten, dürren Rasen, auf dem die rostige Feuerschale stand. Ich holte Zeitungen aus meiner Fahrradtasche und legte sie mit ein paar Holzscheiten und Kohleanzündern hinein. Schweigend blickten wir beide in die aufzüngelnden Flammen. Lea P. trug noch immer den Rucksack auf ihrem Rücken, klammerte sich mit beiden Händen an die Tragegurte.

»Wenn Sie so weit sind, das zurückzulassen, was Sie in Ihrem letzten Lebenskapitel wie ein Fluch begleitet hat, dann nehmen Sie Ihren Rucksack in die Hand, damit Sie sich verabschieden können. Möchten Sie das?«

Statt einer Antwort legte Frau P. den Rucksack ab und holte einen Packen eng beschriebener Karteikarten heraus. Ich erkannte all die Mitschriften aus unseren Sitzungen, die sie für sich gemacht hatte.

»Die müssen mit«, sagte sie leise.

»Wir übergeben den Rucksack und diese Karten und mit ihnen all die inneren Konflikte, all die Wut und Ohnmacht und diese schreckliche Leere, das ganze alte Muster der Bulimie hiermit dem Feuer, damit Sie endlich frei werden für Ihr eigenes Leben!«, sagte ich feierlich.

Ohne weiter zu zögern, warf Lea P. Rucksack und Karten in die Flammen, die sofort hochschossen, als hätten sie auf dieses Futter gewartet. Schweigend schaute Lea P. zu, wie sie Stück für Stück ihres alten Lebens auffraßen. Der verkohlende Kunststoff des Rucksacks stank barbarisch. Doch Lea P. lächelte.

Der Zauber wirkte. Noch sechs Monate kam sie zu mir in die Therapie. Und zumindest in dieser Zeit hatte sie keine Attacken mehr.

Dreckiges Geld

Wer träumt nicht davon, überraschend an viel Geld zu gelangen, durch einen Lottogewinn etwa oder eine Erbschaft? Eine reiche Hinterlassenschaft kann jedoch auch eine Belastung sein und den Beschenkten in große Bedrängnis bringen. Über einige Monate hinweg leitete ich einmal eine Psychodrama-Gruppe in Köln, an der eine Frau teilnahm, die vor fünf Jahren rund zwei Millionen Euro von ihrem Vater geerbt hatte – und darunter litt.

Ada G. war eine große zurückhaltende Frau von Mitte vierzig. Mit ihrem Mann zusammen führte sie ein kleines Restaurant und hatte einen bereits erwachsenen Sohn mit ihm. Ihr Problem bestand darin, dass sie, anstatt sich ein schönes Leben mit dem geerbten Geld zu machen, es bisher nicht hatte anrühren können. Eine unüberwindbare innere Barriere hinderte sie daran, auch nur einen Cent auszugeben. Die Erinnerung an den Vater, der Apotheker und fast nie zu Hause gewesen war, sei zu schmerzhaft. Außerdem stamme das Geld aus kriminellen Geschäften, von denen sie allerdings nichts Genaueres wisse. Sehr bestimmt sagte sie vor der Gruppe: »Das ist dreckiges Geld!« Dennoch würde sie sich gern schon lang gehegte Pläne und Wünsche damit erfüllen und hoffe darauf, dass ihr die Gruppentherapie dabei helfe, ihre Blockade zu überwinden.

Eine verführerische Aufgabe und nicht ganz leicht, sie ohne Neid anzugehen. Mit Geld sind im Regelfall Handlungsspielräume verknüpft: Wir können uns Zeit erkaufen, indem wir andere unsere

Wohnung reinigen oder das Essen im Restaurant kochen lassen. Wir können es zum Ausbau unseres Zuhauses oder für den Aufbruch in die Ferne einsetzen, als Sicherheit, aber auch um Abenteuer zu erleben oder anderen zu helfen und dabei mehr Sinn in unserem eigenen Leben zu finden.

»Nachdem das Geld für Sie verflucht ist, hilft nur ein ›Gegenzauber‹«, schlug ich vor, als sich die Gruppe Ada G.s Fall widmete. »Wir müssen es waschen, dem Geld eine andere Bedeutung geben. Auf diese Weise könnte dieses belastete Erbe eine späte Genugtuung, ein Schmerzensgeld, eine Kompensation für das Vorenthaltene werden.«

Ada G., die sich besser mit Zahlen als mit Mystik auskannte, runzelte zwar skeptisch die Stirn, ließ sich aber darauf ein.

Ihr Gegenzauber sollte in mehreren Schritten erfolgen. Zunächst sammelte ich ein paar Accessoires der Gruppenteilnehmer, die sie bei sich trugen, in einer Kiste ein: Uhren, Taschentücher, Handys, Lippenstifte, Halstücher. Diese Gegenstände sollten das geerbte Geld symbolisieren. Dann bat ich Ada G. und einen nicht allzu großen, etwas älteren Teilnehmer mit schon weißem Haar, der nicht über den frühen Tod seiner Tochter hinwegkam, in die Mitte des Raumes auf die »dramaturgische Bühne«. Er würde in der Rolle ihres Vaters das sogenannte »Hilfs-Ich« sein und die Aussagen von Ada P. wie ein Echo wiederholen, sodass sie in der Lage wäre, darauf zu reagieren; einmal in ihrer eigenen Rolle als Tochter, anschließend in der Verkörperung ihres Vaters. Auf diese Weise konnte sie nachspüren, wie die von ihr gesagten Worte auf den Vater wirkten, wenn sie sie in seiner Rolle hörte und fühlte. Solche psychodramatischen Sitzungen, die mitunter zwei bis drei Stunden dauern, sind sehr komplexe Prozesse, in denen sich die Betroffenen immer in beide Seiten einfühlen müssen. Das »Hilfs-Ich« funktioniert dabei quasi als Spiegel und soll den Betroffenen nicht manipulativ beeinflussen.

Im ersten Schritt dieser psychodramatischen Session ging es zunächst um die »Reinigung« der Beziehung zwischen Ada G. und ihrem Vater, bevor es zur »Reinigung des Geldes« kommen sollte. Ich forderte Frau G. auf, dem Vater all das zu sagen, was sie vermisst hatte an ihm. Sie musste nicht lange überlegen.

»Warum warst du nie richtig für mich da, Papa? Immer hast du dich nur um deine Apotheke gekümmert! Hast du mich denn gar nicht geliebt?«

Ich ließ sie und den älteren Gruppenteilnehmer die Rollen tauschen, woraufhin Frau G. ihren eigenen Aussagen in der Rolle ihres Vaters lauschte. Und da spürte sie, vor allem bei »Hast du mich denn gar nicht geliebt?«, wie extrem verletzend sich das anhörte.

»Doch, ich habe dich geliebt, Ada. Sehr sogar«, sagte sie sichtlich berührt. »Du warst mein Ein und Alles, ich habe das doch alles für *deine* Zukunft gemacht!«

Ich reichte ihr die Kiste mit einer Geste, sie ihrem Double zu überreichen. »Was sagt er seiner Tochter, wenn er ihr das Geld gibt?«

»Hier ist sehr viel Geld für dich. Mach was draus, Kind! Das habe ich alles für dich angespart!« Sie stellte die Kiste vor ihre »Tochter«.

Ich schnipste mit dem Finger, was Rollentausch und die Wiederholung des Gesagten für den älteren Teilnehmer bedeutete.

Ada G. fühlte den Sätzen nach und antwortete als sie selbst: »Das will ich nicht. Ich hätte was ganz anderes von dir gebraucht, Papa! Und woher stammt das ganze Geld überhaupt? Es ist dreckiges Geld aus dreckigen Geschäften, oder? Und belüg mich jetzt nicht!«

Auch diesen Aussagen ließ ich sie in der Rolle des Vaters nachspüren. Sie waren unmissverständlich und forderten eine ehrliche Antwort – die sie sich selbst als ihr eigener Vater geben sollte.

Frau G. zögerte, brauchte einige Minuten, um ihre Worte zu finden. Ihre Stimme klang gepresst, als sie schließlich formulierte: »Ich habe das alles für dich gemacht. Ich habe Leuten, die ich selbst nie persönlich gesehen habe, über viele Jahre sehr viele Medikamente besorgt, die legal nicht zu erhalten waren. Ja, das war kriminell, diese Arzneien landeten auf dem Schwarzmarkt. Ich kann es nicht wiedergutmachen!«

Durch einen weiteren Rollentausch hörte Ada G. die gleichen Worte noch einmal als sie selbst.

»Endlich hast du es mal ausgesprochen!«, flüsterte sie, nachdem ihr Spielpartner mit jener Erklärung geendet hatte. Danach versteinerte Frau G. regelrecht und starrte den älteren Mann in der Rolle ihres Vaters an.

Nach einer Weile nahm ich sie in den »Spiegel«. Im Psychodrama ist damit eine abseitige Position gemeint wie die eines Zuschauers. Während ihnen die letzte Sequenz noch einmal vorgespielt wird, haben die KlientInnen und ihr begleitender Therapeut von dort aus die Gelegenheit, entscheidende Szenen jenseits der szenischen Betroffenheit zu analysieren und zu bewerten. Die Person darf ihr eigenes Double auf etwas hinweisen, es ermahnen oder ermutigen.

»Nimm das Geld nicht an, es ist dreckig!«, rief Frau G. der Gruppenteilnehmerin zu, die ihre Rolle für diesen letzten Durchlauf übernommen hatte. Meine Klientin kehrte als sie selbst auf die Bühne zurück und sagte mit deutlichem Ärger in der Stimme: »Papa, egal aus welcher Absicht du gehandelt hast – ich kann mit deinem Geld nichts anfangen. Es ist einfach dreckig für mich. Verstehst du das nicht? Deshalb habe ich es seit Jahren nicht angerührt.« Sie machte eine kurze Pause. »Obwohl ich es durchaus manchmal gebraucht hätte.«

Ich bat den älteren Teilnehmer in der Vaterrolle, etwas zur Entschuldigung zu formulieren und noch einmal zu versuchen, ihr die Kiste zu geben.

»Ada, meine geliebte Tochter«, hörte Ada G. nun, »verzeihe mir! Bitte nimm das Geld, ich bitte dich sehr darum!« Der Mann hob die Kiste auf und hielt sie ihr hin. Unwillkürlich wich sie ein paar Schritte zurück. In ihrem Gesicht spiegelten sich innere Kämpfe von gegenläufigen Gefühlen aus Ärger und Trauer, die ihre Wangen erglühen ließen. Erneut wirkte sie wie festgenagelt.

Die anderen Gruppenteilnehmer, die drumherum saßen und der Szene gebannt zuschauten, warteten, ob sie sich dieses Mal überwinden könnte zuzugreifen. Auch ich war mir nicht sicher, ob Frau G. bereits in der Lage war, die »Reinigung der Beziehung zu ihrem Vater« für sich anzunehmen, um damit den nächsten Schritt tun zu können, die »Reinigung des Geldes«.

Ich wollte schon ein »Time-out« vorschlagen, das manchmal hilft, um eine Situation neu anzuspielen, da trat Ada G. auf den älteren Teilnehmer als »Vater« zu. Ohne ein weiteres Wort nahm sie die Kiste mit dem symbolischen Geld von ihm entgegen. Als sie es in den Händen hielt, schaute sie mich an, als sei nun ich am Drücker.

»Sie haben noch mal klare Worte für Ihren Vater gefunden und deshalb auch sein Geld zumindest mal angenommen«, sagte ich und leitete in die zweite Phase unserer Psychodrama-Sitzung über. »Jetzt geht es darum, dass Sie es für sich nutzbar machen. Haben Sie selbst eine Idee dafür?«

»Ich will die Hälfte spenden, damit die Geschichte meiner Familie reingewaschen wird«, antwortete sie sofort. »Er hat ja genug verdient.«

»Okay. Und soll hier heute Thema werden, wofür Sie das Geld spenden wollen?«

»Nein«, erwiderte Frau G. bestimmt. »Das kläre ich an anderer Stelle.«

»Gut. Dann bleibt Ihnen also noch eine Million für die Verwirklichung Ihrer eigenen Träume zur Verfügung. Ist denn das Geld bereits sauber gewaschen und zu Ihrem geworden?«

Frau G. legte den Kopf schief und überlegte. »Nein, da fehlt noch etwas, aber ich habe keine Ahnung, was ich dafür brauche.«

»Okay, dann übernimmt die Gruppe das für Sie.«

Ich ließ die anderen Teilnehmer einen Tunnel bilden. Dann bat ich Ada G., mit der Kiste als Verkörperung ihres Erbes ganz langsam wie durch eine »Waschanlage« hindurchzuschreiten. Zwölf Hände schrubbten von beiden Seiten intensiv und unter viel Gelächter die Flanken ihres Körpers und der Kiste mit »Seife« ab. Das »dreckige Geld« verschwand in einer imaginären Schaumwolke, die »Schläuche« im Anschluss wieder abspülten.

Danach schickte ich die Erbin zurück an den Anfang des Tunnels. »Versucht jetzt, ihr die Kiste aus den Händen zu reißen. Denn wie wir ja gerade gehört haben, gibt es zahllose Interessenten an solch einem Batzen.«

Die Gruppe gab daraufhin ihr Bestes, Ada G. die Kiste zu entwenden. Zunächst zaghaft, dann aber von mir instruiert immer vehementer. Frau G. musste die vielen Hände über sich ergehen lassen und gleichzeitig heftig um ihre Kiste kämpfen. Mehrmals schickte ich sie durch den Tunnel, bis sie erschöpft schnaufte und die Kiste an sich presste. Mit einem Grinsen im Gesicht nickte ich Frau G. zu. Sie hatte ihr Erbe aktiv und mit eisernem Willen verteidigt. Nun gehörte es zweifellos zu ihr.

Zum Schluss, während Ada G. die Kiste fest auf dem Schoß hielt, schilderten wir uns ähnliche Verstrickungen und Belegungen von Dingen. Ein Teilnehmer erzählte, dass er nach dem Tod seiner Großmutter, die er sehr geliebt habe, nicht ihr Haus erben wollte, das so sanierungsbedürftig gewesen sei, dass er viel Geld hätte reinstecken müssen, was ihn viel zu sehr belastet hätte.

Eine robuste Mittfünfzigerin, die als Krankenschwester arbeitete und der es nicht leichtfiel, sich von unnötigen moralischen Skrupeln zu befreien, habe das Erbe ihres Vaterhauses ausgeschlagen, weil es mit der ständigen Verpflichtung verbunden gewesen sei, die bucklige Verwandtschaft für eventuelle Urlaube zu beherbergen.

Ada G. hörte sich alles an und lächelte manchmal. Sieben Monate später kaufte sie, nachdem sie zwei Monate mit ihrem Mann durch Asien gereist war, eine kleine Pension an einem See und ließ sie nach ihren Vorstellungen umbauen. Leider verstarb sie bereits einige Jahre später viel zu früh an einem Hirnschlag. Das inzwischen profitable Gasthaus erbte zur Hälfte ihr Sohn, der es zusammen mit seinem Vater dankbar annahm und weiterführte.

In der Haut der anderen

Einmal im Monat trifft sich seit vielen Jahren bei mir in der Praxis eine Gruppe von SozialarbeiterInnen und TherapeutInnen zur Supervision. Ich berate sie bei aktuellen Problemen und begleite den gegenseitigen Austausch. Eines Tages erzählte uns Cornelia F., die Leiterin eines großen Sozialträgers, der viele therapeutische Wohngemeinschaften vereint, folgende, sie aktuell belastende Geschichte.

Sie war bereits knapp sechzig und immer noch eine imposante extrovertierte Erscheinung. Stets auffällig farbenfroh gekleidet und die mittlerweile wohl gefärbten roten Haare in einem wilden Knoten nach oben gesteckt, strahlte sie mit ihrem häufigen unbeschwerten Lachen eine Fröhlichkeit aus, die ansteckend wirkte. Gleichzeitig hatte sie etwas mütterlich Zupackendes, weshalb sich die Menschen in ihrem privaten wie beruflichen Umfeld schnell zu ihr hingezogen fühlten. Auch unsere Gruppe bereicherte Frau F.s lebendiges Wesen, ihre Authentizität und vor allem ihr trockener Humor.

Bei ihrer Arbeit gab es jedoch eine junge Frau aus einer Wohngruppe mit psychischen Beschwerden, die so oft mit nebensächlichen Problemen und Wünschen ihre Nähe suchte, dass es Cornelia F. allmählich unangenehm wurde. Sie wusste, dass diese junge Frau aufgrund eines von Drogen belasteten Elternhauses eine schwere Kindheit gehabt hatte, sie mit einem meist abwesenden Vater und einer überforderten, wenig zugewandten und unzuverlässigen Mutter aufgewachsen war, weshalb sie ihr anfangs gern ihre Aufmerksamkeit geschenkt hatte. Doch zunehmend fühlte sich Cornelia F. regelrecht bedrängt von dieser Frau. Deshalb wies sie die Bewohnerin inzwischen meist nach kurzer Zeit ab, wohlwissend, dass sie auf diese Weise die Erfahrungen der jungen Frau mit der lieblosen, abweisenden Mutter erneuerte.

»Sie gibt einfach nicht auf«, meinte Frau F. ratlos. »Mit jedem noch so kleinen Problemchen kommt sie zu mir und weicht nicht mehr von meiner Seite. Das wird mir einfach zu viel!«

Ein Dilemma, aus dem sie nicht allein herausfand. Wir diskutierten verschiedene sanfte Abgrenzungsstrategien. Zum Beispiel sollte Frau F. die junge Frau einmal in eine ihrer Teamsitzungen einladen, um ihr die eigene Rolle klarer zu machen und zu vermitteln, dass Frau F. die Leiterin des ganzen Unternehmens war und nicht die persönliche Betreuerin der jungen Frau.

Doch nichts half. Das Dilemma blieb. Bis die Geschichte eine Fortsetzung erfuhr, die Frau F. half, die Psycho-Logik im Verhalten der jungen Frau zu verstehen und sie schließlich anzunehmen. Denn im Grunde wusste die aufdringliche Bewohnerin ja um die Rolle der Leiterin – und genau darum ging es.

Bei einer der nächsten Sitzungen erzählte uns Cornelia F. irritiert, dass sie die junge Frau neuerdings in ihren abgelegten Kleidern herumspazieren sah. Der Sozialträger betrieb eine Kleiderkammer, die Spenden vom ganzen Kiez erhielt, um ärmere Menschen zu unterstützen. Auch Cornelia F. gab dort Sachen hin, die sie nun auf diese Weise wiedersah. Aus Neugier telefonierte Frau F. mit der Kleiderkammer und erfuhr, dass man ihre Sachen, wie alle anderen, umgehend in die große Menge der bereits deponierten Spenden einsortiert hatte. Somit gab es keine andere schlüssige Erklärung, als dass sich die junge Frau bei der ausgiebigen Sichtung der Kleidung im Depot genau daran erinnerte, welche Sachen sie über Jahre hinweg an Cornelia F. gesehen hatte, und gezielt danach griff. Cornelia F. verunsicherte vor allem diese Entschlossenheit und Ausschließlichkeit der Aneignung durch die junge Frau und die unglaubliche Mühe, die dahintersteckte.

Bei jeder Begegnung trug die junge Frau ein anderes vertrautes Kleidungsstück der Leiterin, als hätte sie sich damit ein Stück der Identität der von ihr so bewunderten Frau angeeignet.

Cornelia F., die auf ihre Individualität und Einzigartigkeit Wert legte, konnte es nicht fassen. »Warum macht die so was? Ich zwänge mich doch auch nicht in die Blüschen und Faltenröcke meiner Mutter!«

»Indem sie Ihre Kleider trägt«, erklärte ich ihr, »hat diese junge Frau einen recht kreativen Weg gefunden, Ihnen wie einer guten Mutter nahe zu sein, ohne eine Abweisung zu riskieren. Diese Idealisierung hilft ihr, ein Gefühl nachzuholen, das sie bei ihrer eigenen Mutter einst vermisste. Durch Ihre Kleidung kann sie regelrecht in die ›gute Mutter‹ hineinschlüpfen.«

Cornelia F. schnaubte. »Das kann ich nachvollziehen. Aber es fühlt sich an wie in den Spiegel gucken, nur dass da jemand Jüngeres rausschaut, der eben *nicht* ich bin ...«, murmelte sie ungewöhnlich mürrisch. Dann lachte sie aber doch noch. »Blöd, wenn frau alt wird, oder?«

Dennoch fiel es ihr im täglichen Umgang nicht leicht, diese magische Lösung der jungen Frau anzunehmen, und sie versuchte weiterhin, der Bewohnerin aus dem Weg zu gehen, legte ihr sogar nahe, sich ein anderes Sortiment in der Kleiderkammer zusammenzustellen. Was die junge Frau natürlich ablehnte.

Wir als Gruppe versuchten, Cornelia F. mit dem Appell an ihren Humor zu unterstützen, und fragten sie jedes Mal, wenn wir zusammenkamen: »Na, was hatte sie diesmal an?«

Es half. Mit der Zeit antwortete sie zunehmend fröhlicher, und allmählich fand die Leiterin der Einrichtung sogar Gefallen an der kreativen Idee der Klientin, ihr Mutter-Problem auf diese Weise zu lösen. Etwa ein halbes Jahr später erzählte uns Cornelia F., dass sie den Mut gefunden habe, der jungen Frau zu sagen, dass sie wieder einen Stapel Kleider aussortiert habe. Damit hatte sie der Bewohnerin durch die Blume zu verstehen gegeben, dass sie um die Herkunft ihrer Sachen wusste. Schließlich handelten die beiden einen Deal miteinander aus: Du bekommst meine Kleider, wenn du dich mit deinen Sorgen künftig an deinen Bezugsbetreuer wendest. Die junge Frau hielt sich daran. Und Cornelia F. hatte eine befreiende Lösung für sich gefunden.

Die Bannmeile

Gelassen schlenderte Edgar A. in voller Motorradmontur mit dem Helm unter dem Arm in meine Praxis. Cooler Typ, dachte ich, während ich ihn begrüßte. Er überragte mich um mindestens eine Kopflänge und lächelte charmant. Ohne seine Ledermontur abzulegen, setzte er sich breitbeinig in den Sessel und legte vorsichtig den Helm neben sich auf dem Boden ab.

Edgar A. war 29 Jahre alt. Ein Mann, der mit 220 Stundenkilometern über die Autobahn preschte, wie er nicht ohne Stolz erklärte, als Industriekletterer an Hochhäusern Werbebanner anbrachte oder Kranführer mit Herzinfarkt aus ihrem Gehäuse befreite.

»Ick hab eigentlich vor nüscht Angst«, meinte er und lächelte verschmitzt. Ich mochte seinen Berliner Dialekt. »Nich' ma' vor die Weiber. Allet wär jut, wenn ick bloß nich' diese komische Panik hätte. Immer wenn ick mir auf meene Maschine setze, muss ick so nach circa fuffzehn Minuten wieder umkehren. Egal ob ick über die Stadtautobahn brettre oder nur ma' eben zu Fuß rüber ins Center will. Det is' einfach schrecklich! Vor allem mit meene Maschine.« Sein Lächeln zerfiel. »Dabei hab ick so lange jespart for meinen Scrambler, bis ick mir die leisten konnt. Und nu ditte. Ick schaff's einfach nich', weit zu fahren.« Er strich sich durchs kurze Haar und stieß einen verzweifelten Laut aus. »Ja, und sogar wenn ick einfach so unterwegs bin, einfach nur irjendwo hinmuss, was eben weiter weg is' als diese verdammte Viertelstunde! Da krieg ich die Krise!«

»Wie genau fühlt sich das an?«, fragte ich nach.

»Na, meene Pumpe kloppt wie verrückt, det Wasser looft mir runter von die Stirn. Det is' plötzlich wie'n Brett vor'm Kopp, und ick muss zurück in meene Bude. Als wär ick total meschugge.«

Wie sich nach einigen Sitzungen herausstellte, hatten diese panischen Zustände nichts mit dem Ziel der Ausflüge zu tun. Sie überfielen Herrn A., egal ob er sich zu einer Spritztour auf den Weg machte oder zu beruflichen Außeneinsätzen jenseits seines Büros, das nicht weit von seinem Zuhause lag. Selbst wenn er mit Freunden unterwegs war, zwangen ihn diese Panikattacken manchmal dazu, den Abend kurzerhand zu beenden und den Heimweg anzutreten. Zurück in seiner Wohnung kam Edgar A. sofort zur Ruhe. Die Psyche dieses Klienten kalkulierte quasi zu jedem Zeitpunkt außerhalb seines Zuhauses, wie lange ein Rückzug in seinen Unterschlupf maximal brauchen würde: fünfzehn bis zwanzig Minuten. Außer diesem temporären Zusammenhang sah ich keinen anderen Auslöser – einzig die Überschreitung der zeitlichen Bannmeile versetze Edgar A. in Panik.

»Ick komm kaum noch aus meene Bude, seit det immer schlimmer wird mit mir«, gestand er mir eines Tages geknickt. Er zog an dem kleinen silbernen Ring, der sein linkes Ohr durchzog; eine Geste, die ich später oft bei ihm sehen sollte, wenn er verzweifelt war. Freundinnen traute er sich auch immer seltener mitzunehmen, da es ihm peinlich war, stets irgendwelche Gründe erfinden zu müssen, weshalb er plötzlich umkehrte. Die zunehmende Isolation quälte ihn sehr.

»In aller Regel haben Menschen in solchen Situationen vor allem Angst vor ihren eigenen überflutenden Gefühlen und ungesteuerten und daher peinlichen oder sogar gefährlichen Impulsen«, versuchte ich eine erste Erklärung. »Stellen Sie sich das wie einen Stausee in Ihnen vor, in dem über einen längeren Zeitraum, eventuell sogar jahrelang, unangenehme Emotionen wie Wut, Verzweiflung, Scham, Enttäuschung, Sehnsucht und Bedrohung zusammengeflossen sind. Nun ist der See randvoll, und Sie entwickeln Angst und Panik, dass die Staumauer brechen und sie Ihren Gefühlen ausliefern könnte. Sie befürchten, plötzlich um sich zu schlagen, peinlich ausfällig zu werden oder sogar sich und andere zu gefährden.«

Herr A. legte den Kopf auf die Seite und rieb sich das Kinn, schwieg jedoch. Also fuhr ich mit meiner Erklärung fort.

»Ihnen geht es wie jemandem mit einer Brückenphobie. Zwar hat derjenige offenkundig Angst davor, Übergänge zu nutzen, doch steckt dahinter die viel größere Furcht, dass er mit Betreten der Brücke seine Impulskontrolle verliert. Sehen Sie, Angst ist eigentlich ein Schutzmechanismus, der uns normalerweise vor Gefahren warnt. Im Falle des Angstneurotikers schlägt sie allerdings völlig unbegründet Alarm und tut so, als stehe Ihnen die Apokalypse bevor.«

Herr A. sah mich eine Weile lang an, dann nickte er langsam. »So isset. Ick denk immer: Gleich passiert wat janz Schlimmes. Det is', als würde mir eener umbringen wollen oder icke eenen, irjendwat janz Riesiges ...«

»Ich kann mir vorstellen, wie schlimm das für Sie ist«, bestätigte ich Herrn A.s Gefühle. »In seiner Kindheit erlebt jeder immer wieder mal so eine Überflutung von Ängsten. Und ich vermute, dass sich diese bedrohlichen Gefühle über Jahre hinweg in Ihnen gesammelt haben, bis der Stausee voll war. Ihr innerer Wärter schlägt Alarm, befürchtet das Schlimmste und möchte Sie in Sicherheit bringen. Und plötzlich sind Sie wieder das Kind, dessen Vorstellungskraft die Situation noch viel dramatischer aussehen lässt, wie Kinder nun mal von einem Detail auf die ganze Welt und im nächsten Schritt aufs ganze Universum schließen. Also suchen Sie einen Ort, der Ihnen Schutz bietet, so wie sich ein Kind vielleicht unter dem Bett verkriecht oder in eine selbst gebaute Höhle. Sie ziehen sich in Ihre Wohnung zurück, deren zeitlich nahe Verfügbarkeit so funktioniert, als hätten Sie sich einen Bunker in Ihren Garten gebaut.«

Edgar A. lächelte fast erleichtert ob dieser Erklärung. »So isset, eingebunkert hab ick mir.«

Weil er meine Ausführungen so gut annahm, fuhr ich fort: »Im Alter von vier bis zehn Jahren ist die Imaginationskraft eines Kindes so eindrucksvoll, dass es bei Schreckensfantasien seine Eltern braucht, um sich wieder zu beruhigen. Wenn die Eltern in diesen Jahren ihre Funktion allerdings nicht erfüllen, sind Betroffene manchmal ein Leben lang auf äußere Objekte, Orte, Rituale oder andere Personen angewiesen, die ihnen innere Ruhe und Halt verschaffen. Vielleicht waren Sie ein sensibles Kind mit viel Fantasie. Haben Sie diesbezüglich eventuell noch irgendwelche Erinnerungen?«

Edgar A. hatte mir mit zunehmender Unruhe zugehört, tippte mit seinen Fingern auf den Lehnen seines Sessels herum, ließ das rechte Knie auf und ab wippen. Ich spürte eine Spannung in ihm aufsteigen, die sich in einem plötzlichen Redeschwall entlud.

Er sei in den Achtzigern im Osten Berlins aufgewachsen, erzählte er mir, während nun auch sein zweites Bein in Bewegung geriet. »Hinterhof, zwee kleene Zimmer, Außenklo. Ziemlich düster. Vom Schlafzimmer guckte ich uff den nächsten Hof mit 'ner Fabrik, wo man aus'm Schornstein manchmal 'ne Feuerwolke qualmen sah. Um den Fliederboomkrüppel unten im Hof bin ick immer Dreirad jefahrn. Abends sind meene Ollen oft weg. War ja damals so. Hat sich keener 'ne Birne jemacht. Das Blöde war nur, dass ick keene Keule hatte, mit der ich dann hätte die Bude uff 'n Kopp stellen können. Ick war dann immer alleene.«

Stundenlang habe er allein am Fenster gesessen und auf seine Eltern gewartet, jedes Mal so voller Angst, dass er sich nicht vom Fleck rühren konnte, bis sie zurückkehrten.

»Ick sei doch schon ein großer Junge, ham se immer jesacht, wenn ick gebettelt hab, det se dableiben. Doch det war ich nich'.« Die Zeiten am Fenster seien ihm wie eine Ewigkeit vorgekommen. »Sie können sich gar nich' vorstellen, wat ick mir da für 'ne Rübe jemacht hab. Dass die entführt wär'n, 'nen Unfall hatten oder mir einfach vajessen. Und det icke jetzt och sterben oder zumindest ins Heim müsste ... ick hab jeheult und jezittert und hab mir erst immer beruhigen können, wenn ick den Schlüssel im Schloss jehört hab. Dann bin ick schnell ins Bett und hab jetan, als ob ick schlafe. Schließlich wollt ick mir ja nich' blamieren.«

Der Zusammenhang zwischen Kindheit, Angstüberflutung und fehlendem Halt war überdeutlich. Als Erstes zeigte ich Edgar A. einige Methoden, wie er, wenn es ihm mal nicht gelänge, sofort nach Hause zu kommen, mit akuten Panikattacken umgehen konnte: Erst mal riet ich ihm, ein paar Atemübungen zu machen, die ich ihm beibrachte. Als Nächstes sollte er versuchen, die Angst anzunehmen und ihr zum Beispiel zu sagen, dass es gut sei, ihn warnen zu wollen, sie aber mal wieder mächtig übertreibe, denn hier geschehe gerade nichts Schlimmes. Wenn es ganz arg käme, schlug ich Herrn A. vor, solle er in eine Plastiktüte atmen, um ein Hyperventilieren zu vermeiden.

Nachdem wir das erarbeitet hatten, musste ich meinen Klienten in der nächsten Sitzung damit konfrontieren, dass er eventuell noch sehr lange auf einen äußeren Halt angewiesen sein würde, um sich selbst beruhigen zu können.

»Auf lange Sicht könnte ich als Ihr Therapeut vielleicht ein solcher Halt werden«, sagte ich. »Sie können dann vorbeikommen oder mich anrufen, wenn's brenzlig wird.« Ich blickte Herrn A. an und beobachtete, wie er sich mit dieser Idee anfreundete. »Allerdings braucht es seine Zeit, bis Sie so weit sind, und wenn Ihre Wohnung bis dahin nicht zu einem Gefängnis werden soll, benötigen wir einen ›mobilen Halt‹ für Sie.«

Wir erwogen viele Szenarien, die meinem Klienten einen ähnlichen Schutzraum bieten könnten wie seine Wohnung, doch nichts taugte dazu, sie in ihrer Bedeutung gleichwertig zu ersetzen.

»Ick müsst meine Bude schon in die Tasche stecken und überall mit hinnehmen können, damit der janze Scheiß aufhört.« Edgar A. ließ die Schultern sinken. »Sie machen ja 'nen guten Job, Herr Rauh-Köpsel, aber det kriegen Se nich' hin.«

Nachdenklich betrachtete ich Herrn A., wie er so mutlos vor mir saß, wie immer in seine Motorradkluft gekleidet, der Helm neben ihm auf dem Boden.

»Eins bleibt noch, das hilfreich sein könnte«, meinte ich, und Herr A. hob den Kopf. »Aber es wird Ihnen nicht gefallen.«

Ein Hoffnungsschimmer flog über das Gesicht meines Klienten. »Egal. Mich wie 'n Karnickel im Loch zu verstecken, wo draußen nich' mal der Fuchs rumschleicht, gefällt mir ooch nich'.«

»Gut.« Ich nickte und holte tief Luft. »Ich fürchte, Sie müssen Ihr Motorrad verkaufen.«

Edgar A. erbleichte. »Meine Maschine vakofen? Det is jetzt aber nich' Ihr Ernst, oder?! Die is' meen Leben!«

Ich wusste, dass ich hart bleiben musste, wie ein Zahnarzt, der einen kranken Zahn zu ziehen hat. Ähnlich wie bei der Geschichte mit dem verbrannten Rucksack hoffte ich darauf, dass der Verkauf seines Motorrads bei Edgar A. wie ein Gegenzauber wirkte. Der Schmerz der Entscheidung, die Maschine abzugeben, konnte eine wichtige Grundlage dafür sein.

»Ich weiß, wie schwer das für Sie ist, wie schier undenkbar«, setzte ich an. »Aber es muss sein. Das Motorrad ist zu sehr mit Ihren Angstzuständen verknüpft. Es ist zwar geeignet, um Sie schnell nach Hause zu bringen. Aber es holt Sie nicht aus Ihrer Angst vor der Gefühlsüberflutung heraus. Im Gegenteil, je öfter Sie die Panikattacken während der Fahrt darauf erleben, desto stärker verknüpft sich beides. Darüber hinaus bietet Ihnen die Maschine keinen Schutz. Sie werden damit immer im Wolkenbruch Ihrer Gefühle stehen.«

Edgar A. schnaufte und zupfte heftig an seinem Ohrring. Dabei schüttelte er fortwährend den Kopf, als könnte er das Gehörte nach wie vor nicht glauben. »Det is' wie amputieren, vastehn Se? Als würden Se mir die Beene abhacken und mir janz zu Hause festbinden. Soll ick jetzt etwa nur noch mit die Öffis fahr'n? Außerdem hilft dit ja och nüscht.« Er starrte mich fast feindselig an. Unruhig scharrten seine Beine auf dem Boden.

»Nee«, lächelte ich. Bei diesem Mann war tatsächlich schwer vorstellbar, dass er mit Bus und Bahn durch die Stadt gondelte. Abgesehen davon, dass sein Problem, wie er richtig erkannte, davon allein noch nicht gelöst wäre. Nein, Edgar A. benötigte einen Ersatz, der ihm den notwendigen Schutz bot.

»Bitte sajen Se mir, wat ick tun kann!« Er rutschte auf seinem Sessel nach vorn und machte ein flehendes Gesicht. »Ick vasteh zwar, wat bei mir los is', aber ick weeß nich', wie ick da rauskommen soll.«

Ich überlegte und dachte daran, wie viele Jahre ich gebraucht hatte, um zu akzeptieren, dass niemand gänzlichen Halt in sich selbst findet. Wir alle sind auf Unterstützung von außen angewiesen, der eine mehr, der andere weniger. Da kam mir eine Idee.

»Kaufen Sie sich ein Auto«, schlug ich vor. »Damit haben Sie ein mobiles Dach über dem Kopf und sind vielleicht sicher vor Ihrem Gefühlswolkenbruch.«

Edgar A. warf mir einen entgeisterten Blick zu. »Wie, ick soll mir inne Blechkiste einsperren und mir bei Stau jemütlich inne Reihe anstell'n?«

Natürlich war ein Auto nicht so cool wie ein Motorrad, und auf seine Ledermontur, die ihm zur zweiten Haut geworden war, künftig verzichten zu müssen, konnte Edgar A. sich nicht einmal vorstellen. Es kostete mich einige weitere Stunden, bis er sich allmählich mit der Idee anfreundete und sich entschließen konnte, seinen geliebten Scrambler zu verkaufen. Er suchte lange nach einem passenden Auto, das halbwegs seinem Bedürfnis nach einem coolen Image entsprach, ohne ihn finanziell zu überfordern. Schließlich blieb er zumindest bei derselben Marke und kaufte sich ein gebrauchtes BMW-2er-Cabrio.

Umso erstaunter war Edgar A., als der Wagen zu meiner Freude tatsächlich den erwünschten Zweck erfüllte. Er hatte kaum noch Panikattacken. Mit dem Cabrio war mein Klient in der Lage, sich stundenlang von zu Hause zu entfernen, besonders wenn er einfach nur so aus der Stadt fahren und Musik hören wollte, da ihm das geschlossene Verdeck einen ausreichend geschützten Raum bot. Ging Herr A. mit Kumpels auf Tour und tanzten ihm dabei doch mal die alten Dämonen auf der Brust herum, zog er sich kurz ins Auto zurück, wo stets eine Plastiktüte bereitlag, in die er hineinatmen konnte, wenn ihm die Luft knapp wurde.

»Nun bin ick zwar im Vergleich zu meinem Scrambler 'ne Schnecke uff de Straße«, lachte er, »aber – ick hab mein Haus immer bei mir.«

Die Bannmeile existierte nicht mehr.

ZWEIZEITIGKEIT

Unvergleichbare Leben

Jeder Mensch durchlebt im Laufe seines Daseins verschiedene Abschnitte. Und mit jeder neuen Lebensphase sind neue Schwierigkeiten und Freuden verknüpft. Manchmal bekommen wir jedoch aufgrund innerer Hemmungen oder äußerer Bedingungen gar nicht die Gelegenheit, jede Phase, die unsere Reife nahelegt, ausreichend zu durchleben. Kann sein, wir mussten Sorge und Verantwortung für die kleineren Geschwister oder für die Eltern zu einer Zeit übernehmen, in der Gleichaltrige ungezwungen in den Tag hineinlebten, während ihre Eltern sie umsorgten und entlasteten. Oder wir ließen uns schon früh auf Seriosität, auf eine ernste Partnerschaft, auf ein Zusammenziehen, eine Elternschaft ein, was die Möglichkeit, unverbindlichere Verhältnisse zu erleben, allzu bald ausschloss. Später empfinden wir unseren fehlenden Erfahrungsschatz von Unabhängigkeit, Ungebundenheit, Ungebändigtsein und Unverantwortlichkeit als Manko. Mehr noch, ohne den Grund zu kennen, fühlen wir uns vehement dazu gedrängt, diese Erfahrungen nachzuholen. Gleichzeitig wollen wir nicht gefährden, was wir uns zum Beispiel in unserer Ehe aufgebaut haben. Und doch drängt es uns dazu herauszufinden, wer wir ohne die tagtäglichen sozialen Erwartungen wären und wie es sich anfühlt, wenn wir ausnahmsweise auf uns selbst gestellt und nur durch uns definiert sein könnten. Wir wollen andere, vielleicht weniger seriöse und etablierte Lebensvarianten zumindest einmal erprobt haben, rechts und links von der, die wir normalerweise beschreiten.

Wir streben nach Erfahrungen, Freiheiten, Perspektiven, Gefühlswallungen aus einer verpassten oder als besonders erfüllend erlebten Entwicklungsphase.

Sind wir heute vierzig Jahre alt, so können wir dennoch den Teenager in uns spüren, der sich noch erproben will – eine Zweizeitigkeit entsteht. Der Jugendliche in uns ist genervt vom Festgelegten und Unfreien, während es der erwachsenen Seite bedrohlich erscheint, dass etwas in ihm vehement die Auflösung der bestehenden Strukturen verlangt, um das einst Verlorengegangene nachzuholen.

Ein uneinholbarer Vorsprung

Ich erinnere mich an einen Klienten, der seine Therapie bei mir leider nach wenigen Gesprächen abbrach. Karl M. arbeitete als Musikschullehrer und litt unter quälender Eifersucht. Er war ein attraktiver Mann mit schwarzem längerem, nach hinten gekämmtem Haar, der auffallende, buntgemusterte Hemden liebte. Dies und sein dunkler Teint ließen oberflächlich betrachtet auf einen Latin Lover schließen. Doch der Eindruck täuschte. Aufgewachsen in einer Familie schlesischer Nachkriegsflüchtlinge in Mönchengladbach, hatte er sich aufgrund seiner strengen katholischen Erziehung als Jugendlicher an Mädchen kaum herangetraut. Nach einer längeren, letztlich jedoch gescheiterten Beziehung verließ er Mönchengladbach und fand eine Anstellung in einer Berliner Schule. Schon nach kurzer Zeit zog er mit einer neuen Partnerin zusammen, die nun der Grund für seine Verzweiflung war.

Karl M. war dreißig Jahre alt und hatte erst diese zwei intimen Beziehungen gehabt. Er flirtete zwar gern und verstand es, Frauen mit allerlei Geschichten verbal zu umgarnen. Dennoch war er zu scheu, den »letzten Schritt« zu wagen und die »Weiber schließlich einfach flachzulegen«, wie er es formulierte.

Seine Partnerin stammte aus Ostberlin, war ehemalige Sängerin und arbeitete inzwischen ebenfalls als Lehrerin. Im Gegensatz zu Herrn M. konnte sie viele sexuelle Erfahrungen vorweisen, was ihn einerseits an ihr reizte, andererseits aber auch frustrierte. Immer mehr nagte es an seiner Männlichkeit, dass ihre Bandbreite an Erlebnissen so viel größer war als seine. Er fühlte sich im Nachteil, eine Unterlegenheit, die er ausgleichen wollte. Obwohl ihm seine Partnerin immer wieder bestätigte, dass sie in sexueller Hinsicht zufrieden sei, Spaß habe und nichts entbehre, plagten ihn Fantasien, mit wem sie es wohl auf welche Weise »getrieben« hatte, und er fragte sich, ob er gut genug sei und es mit ihren vorigen Liebhabern aufnehmen könne.

Deshalb hatte er seiner Partnerin eines Tages vorgeschlagen, eine offene Beziehung zu führen. Er strebte danach, seinen Erfahrungsschatz auszuweiten und damit sein Defizit endlich auszugleichen, um ihr auf Augenhöhe begegnen zu können. Mit größter Diskretion und nie im eigenen Zuhause sollten beide Partner andere sexuelle Beziehungen haben dürfen, über die sie sich gegenseitig grob informierten, ohne jedoch allzu viele Details preiszugeben. Allein verlieben dürfe man sich nicht. Passierte dies, müsste der Kontakt sofort abgebrochen werden. Herrn M.s Partnerin, die glücklich mit ihrem bisherigen Treuemodell gewesen war und nicht erpicht auf neue Erfahrungen, hatte die Idee zwar nicht gefallen, sie hatte ihm zuliebe aber schließlich eingewilligt.

Wenige Monate später saß Karl M. einmal pro Woche in meiner Praxis. Bei jedem Treffen leuchteten andere große bunte Blumen auf seinen Hemden, deren Fröhlichkeit in keiner Weise zu dem wachsenden Ärger passte, der sein Gesicht zerknitterte. Denn Karl M. hatte sich verkalkuliert. Während seine Partnerin nur mit »dem Finger zu schnipsen brauchte«, um von einem Mann »abgeschleppt« zu werden, wie er zähneknirschend berichtete, und beunruhigend aufblühe durch zahlreiche für sie, wie sie ihm gegenüber meinte, »unwesentliche« Affären und One-Night-Stands, konnte er lediglich drei eher harmlose Geschichten vorweisen.

»Und die waren nicht mal besonders aufregend.« Frustriert knibbelte Karl M. an seinen Fingernägeln herum und kaute auf seiner Unterlippe. Ihn kränkte seine deutlich geringere Jagdquote. Vor allem aber empfand er es als große Ungerechtigkeit, dass seine Partnerin nicht nur einen längeren Vorlauf, sondern grundsätzlich die besseren Karten gegenüber dem anderen Geschlecht zu haben schien und sie seiner Meinung nach schamlos ausspiele. »Ich meine, erst ist sie gegen das Experiment, und dann nimmt sie jeden!«

Auf diese Weise wuchs neben Herrn M.s vorherigen Gefühlen von Unterlegenheit und Neid nun auch noch bohrende Eifersucht heran. Statt die subtile Kränkung mit dem Modell der offenen Beziehung loszuwerden, hatte sie sich noch vergrößert.

Aus meiner Sicht hatte das Motiv meines Klienten, seine Unterlegenheitsgefühle mit sexuellen Erfahrungen abbauen zu wollen, das ganze Unternehmen von vorneherein aussichtslos werden lassen. Ich versuchte, ihm zu helfen, dies zu akzeptieren.

»Fokussieren Sie sich nicht auf den sexuellen Erfahrungsschatz und dessen Vergleichbarkeit. Sich zu messen macht erfahrungsgemäß unglücklich. Sie wissen ja, der Rasen des Nachbarn ist immer grüner als der eigene.« Ich schenkte ihm ein aufmunterndes Lächeln, doch Herrn M.s Miene blieb so finster wie eine Winternacht. »Warum nehmen Sie die sexuelle Zufriedenheit Ihrer Partnerin mit Ihnen nicht an? Das Konzept der offenen Beziehung ist psychisch schwer zu managen, das habe ich bei vielen anderen Paaren bereits miterlebt. Außerdem gehen wir in der Tiefenpsychologie davon aus, dass die meisten zwischenmenschlichen Konflikte die Folge eigener innerer Konflikte sind. Meines Erachtens sollten wir an Ihrem Bild von Männlichkeit arbeiten.«

Zu glauben, dass das Problem hauptsächlich in ihm verborgen sei und mit seiner Vorstellung der Geschlechtsidentität zu tun habe, fiel Karl M. schwer, und das Gespräch darüber verlief schleppend. Von einem richtigen Mann erwarte er, dass er aufgrund seines Erfahrungsschatzes und seiner Autorität seiner Partnerin Orientierung und Halt geben und Vorbild sein sollte. Seine Eltern hätten ihm dies vorbildlichst vorgelebt, sein Vater habe stets die Führung übernommen und seine Mutter ihn dafür bewundert.

Herr M. hatte sich aufrecht hingesetzt, während er dieses, sein Verständnis, wiedergab, und sprach mit der Bestimmtheit des Lehrers, der ein Naturgesetz erläutert.

»Na, das ist ein sehr konservatives, um nicht zu sagen veraltetes Bild vom Mannsein und von Partnerschaft«, warf ich ein. »Und es impliziert, dass eine Frau all das *braucht*, um zu ihrem Partner aufschauen zu können.«

»Nein, nein.« Herr M. schüttelte den Kopf, beugte sich vor und zielte mit seinem Zeigefinger auf mich. »Ich meine nur, dass der Mann das grundsätzlich zur Verfügung stellen sollte.«

Karl M.s Minderwertigkeitsgefühle fußten also auf der Tatsache, dass er sich an der Seite seiner modernen Partnerin nicht in der von ihm selbst erwarteten Rolle wiedergefunden hatte. Schlimmer noch: Sie bot ihm das Gegenteil dessen, was er glaubte, *ihr* bieten zu müssen.

»Wären Sie eventuell bereit, mit mir ein neues Bild von Männlichkeit zu kreieren?«, erkundigte ich mich, während mir gleichzeitig der Gedanke durch den Kopf schoss, dass Herr M., indem er an seinem konservativen Beziehungsbild festhielt, eigentlich grundsätzlich die Partnerschaft mit einer modernen Frau infrage stellen müsste.

»Wozu? Ich bin zufrieden damit«, erwiderte er auch prompt. Statt an einem neuen Geschlechtsverständnis zu arbeiten, steigerte

Karl M. sich immer mehr in sein dringendes Bedürfnis nach Ausgleich hinein. In der nächsten Sitzung kam er mit der fixen Idee in die Therapiestunde, von seiner Partnerin so lange Abstinenz zu verlangen, bis er einen vergleichbaren Erfahrungsschatz gesammelt hätte.

Ich riet ihm dringend davon ab. »Finden Sie wirklich, dass Ihr Vorschlag mit unseren heutigen Vorstellungen von Gleichberechtigung in der Partnerschaft vereinbar ist? Das Rad lässt sich nicht mehr zu der vor fünfzig Jahren üblichen Jungfräulichkeit vor der Ehe zurückdrehen. Also müssen wir Männer mit den Folgen leben und zusehen, wie uns das bereichern kann.«

Meine Worte waren vergeblich. Karl M. sah in seinem Vorschlag die letzte Hoffnung für seine verzweifelte Seele. Erwartungsgemäß ließ sich seine Partnerin nicht auf das Abstinenzabkommen ein, wie er mir in der nächsten Sitzung verärgert berichtete.

»Sie hat einfach Nein gesagt.« Mit beiden Fäusten schlug er auf die Lehnen seines Sessels ein. Nach wie vor war er besessen von der Vorstellung, etwas Verpasstes unbedingt nachholen zu müssen, um sich selbst gut zu fühlen.

Wir waren in eine Sackgasse geraten, und mir gingen allmählich die Ideen aus. Bei der folgenden Therapiestunde wartete ich vergeblich auf Karl M. Ohne sich zu verabschieden, ließ er sich nicht mehr blicken. Und auch das ist eine Erkenntnis, die man als Therapeut zuweilen hinnehmen muss: Diesem Mann konnte ich zu diesem Zeitpunkt seines Lebens nicht helfen.

Zwei Mütter

In einem Abstand von etwa zwei Jahren konsultierten mich zwei alleinerziehende Mütter von je vier Kindern. Sie haben sich zwar nie kennengelernt, ließen jedoch häufig Vergleiche in mir aufkommen, denn beide quälte ein ähnlicher Konflikt: Sie wollten sich endlich mal richtig ausleben und Erfahrungen machen, die ihnen in ihrer Jugend verwehrt geblieben waren. Um ihre Eltern zu entlasten, hatten sie sich intensiv um ihre jüngeren Geschwister kümmern müssen. Kaum traten sie ins Erwachsenenalter ein, wurden sie selbst Mutter. Auf diese Weise verfügten beide Frauen zwar über einen reichen Erfahrungsschatz in dieser Rolle. Wie es sich anfühlt, sich als Frau unbedarft, ungebunden und ungezwungen auszuprobieren, war ihnen jedoch fremd geblieben. Als ihre jüngsten Kinder etwa vier Jahre alt waren und die Mütter Ende dreißig beziehungsweise Anfang vierzig, brach in beiden plötzlich der unbewusste, aber maßlos drängende Impuls aus, diese Erfahrungen trotz aller Widrigkeiten nachzuholen, und beide begannen, zwei Leben parallel zu leben. Wie sie diese gestalteten und was das mit ihnen machte, darin unterschieden sich die beiden Frauen allerdings sehr.

Nadine F. war in der Gropiusstadt in prekären Verhältnissen aufgewachsen. In einer kleinen Dreizimmerwohnung hatte sie sich mit ihren vier jüngeren Geschwistern das Kinderzimmer geteilt. Der Vater war Alkoholiker und selten ansprechbar, die Mutter als Schichtarbeiterin vollkommen überfordert. Sie war froh, dass ihre gutmütige Tochter sich, ohne zu murren, um die Geschwister kümmerte, sie zur Kita oder zur Schule brachte, die Hausaufgaben kontrollierte, im Haushalt half und ihnen oft das Essen machte. Manchmal musste das älteste Kind die Kleinen auch vor dem Vater beschützen, der im betrunkenen Zustand gewalttätig wurde.

Überlastet von alldem, schwänzte Nadine F. häufig die Schule, was ihren Eltern jedoch kaum auffiel, und beendete sie nach der achten Klasse. Mit 18 bekam sie ihr erstes Kind, ein Jahr darauf ihr zweites mit einem Freund, der sie bald für eine andere Frau verließ. Danach lebte sie etliche Jahre allein, verdiente ihren Unterhalt mit

Gelegenheitsjobs und versuchte, ihren beiden Kindern eine gute Mutter zu sein. Von Männern wollte sie nichts mehr wissen. Bis sie sich in einen älteren Griechen verliebte, der ihr materielle Sicherheit versprach, auch wenn sie vorerst nur seine Geliebte war, wie er betonte. Sie hoffte auf eine spätere Heirat, bekam zwei weitere Kinder mit ihm und wurde kurz nach der Geburt des jüngeren erneut verlassen. Wie sich herausstellte, war ihr Geliebter bereits verheiratet und hatte in seiner Heimat noch eine andere Familie, zu der er nun zurückkehrte.

Wieder musste sich Nadine F., die mittlerweile als Verkäuferin arbeitete, allein mit den Kindern durchschlagen, was sie zunehmend überforderte. Als hätte sie ihre Mutterrolle einfach satt, empfand sie die Kinder bald nur noch als Last, als »Klotz am Bein«, wie sie es ausdrückte.

»Ich will endlich leben!«, sagte sie mit einem Trotz in der Stimme, als hätte ich sie getadelt. »So wie alle anderen auch.« Ohne es so zu formulieren, war klar, dass Frau F. all das nachholen wollte, was sie bisher verpasst hatte. Dreimal pro Woche ging sie deshalb in die Disco, wo sie mit Abstand die Älteste war, und ließ ihre Kinder allein. Ihre älteste Tochter kümmerte sich dann murrend um die jüngeren Geschwister, was sie auch tagsüber oft tun musste, wenn ihre Mutter zur Arbeit ging. Als Nadine F. einen deutlich jüngeren Mann kennenlernte, war sie noch seltener zu Hause und vernachlässigte ihre Kinder, die bald in Hort und Schule solche Verhaltensauffälligkeiten zeigten, dass sich schließlich das Jugendamt einschaltete.

Nadine F. kam nicht freiwillig zu mir. Die Sitzungen bei mir waren ihr auferlegt worden, wenn sie vermeiden wollte, dass man ihr die beiden jüngeren Kinder wegnahm. Solch ein Zwang ist selten eine gute Voraussetzung für den Therapieerfolg, denn es bedarf eines gewissen Leidensdrucks und der Einsicht, dass man wirklich Hilfe braucht, wenn die Zusammenarbeit zu etwas führen soll. Dennoch versuchte ich mein Bestes, Frau F. für eine Änderung ihres Verhaltens zu gewinnen.

Genervt und oft nicht bei der Sache saß sie vor mir, die Haare straff zu einem Pferdeschwanz nach oben gebunden, starkes Make-up, das erste Fältchen überdeckte, künstlich verlängerte Wimpern und ein Piercing am Nabel unter dem bauchfreien Shirt, wie es sonst 18-Jährige trugen. Einsilbig antwortete sie auf meine Fragen. Es fiel mir schwer, ihren Blick einzufangen. Gelang es mir, fühlte es sich an, als hätte sie eine gläserne Wand aus Misstrauen, Abwehr und Trotz zwischen uns errichtet. »Komm mir nicht mit Fragen. Ich mach sowieso, was ich will«, sprühten stumm ihre großen hellblauen Augen.

Manchmal begleitete sie ihr junger Freund. Er wartete dann draußen im Flur und vertrieb sich die Zeit mit Videospielen auf dem Handy, deren Geräusche bis ins Therapiezimmer drangen. Ich hatte meist das Gefühl, dass meine Klientin die Stunde schnell hinter sich bringen wollte, als säße sie in der Schule, um endlich wieder mit ihrem Freund zusammen sein zu können.

Um ihn kreisten die meisten unserer Gespräche, denn Frau F. litt darunter, dass er ihr nach der ersten Verliebtheit zu entgleiten drohte, weil er genervt sei von all ihren Problemen und Verbindlichkeiten mit den Kindern. Das löste inneren Druck in ihr aus, und sie hatte große Angst, ihn zu verlieren. Die drohende Gefahr, ihre beiden jüngeren Kinder im Alter von vier und sieben Jahren abgeben zu müssen, schien Frau F. hingegen nahezu vollkommen auszublenden.

Auf den Versuch, ihre Lebensgeschichte aufzuarbeiten, um ihr die Ursachen ihrer derzeitigen Sehnsüchte zu verdeutlichen und nach Möglichkeiten zu suchen, ihnen in einer auch für die Kinder angemessenen Weise gerecht zu werden, ging sie nicht ein.

»Erinnern Sie mich bloß nicht an diese beschissene Zeit«, murrte sie. »Ich will jetzt leben!« Das betonte sie immer wieder.

So hatten meine Versuche, mit ihr gemeinsam eine Lösung zu finden, wenig Aussicht auf Erfolg. Manchmal bat sie kurzfristig um Verschiebung der Therapiestunde, manchmal kam sie gar nicht erst.

Nach der fünften Sitzung unterrichtete mich das Jugendamt, dass man Nadine F.s beiden jüngeren Kinder in eine Pflegefamilie gegeben hatte. Man sehe nicht genug Anzeichen dafür, dass Frau F. ihrer Verantwortung als Mutter nachkomme. Wie es um die Sorgepflicht des Vaters stand, teilte man mir nicht mit. Alle Verantwortung schien – wie so oft – bei dieser alleinerziehenden Mutter zu liegen. Ich sah Nadine F. nie wieder.

Barbara W. kam freiwillig in die Therapie. Auch von ihren vier Kindern waren die beiden jüngeren wie bei Nadine F. noch im Kita-alter. Nach langen, frustrierenden Ehejahren mit einem Mann, der in ihr wohl eher eine Mutter statt ebenbürtige Partnerin gesucht hatte, trennte sie sich von ihm.

Als älteste Schwester hatte sich Frau W. wie Nadine F. ebenfalls schon sehr früh um ihre drei jüngeren Geschwister gekümmert, da ihre karrierebewussten Eltern beruflich oft unterwegs waren. Anders als Nadine F. stillte Barbara W. ihren Nachholbedarf an Jugend seit einem Jahr ausschließlich übers Internet. Abends und oft bis spät in die Nacht hinein surfte sie stundenlang auf Datingplattformen und flirtete dort mit jüngeren Männern. Die Existenz der Kinder sparte sie in ihren Schilderungen aus.

Wenn sie später ins Bett ging, schlief sie schlecht ein, wachte morgens übernächtigt auf und war genervt von ihren Kindern. Sie reagierte immer gereizter und ungeduldiger, was sie deprimierte.

Eine Entlastung durch den Vater der Kinder gab es nicht. Regelmäßig musste Frau W. seine Sorgepflicht einfordern und darum kämpfen, dass er die Betreuung zumindest hin und wieder stundenweise übernahm. Tagsüber fühlte sie sich überfordert und ausgelaugt, da es niemanden gab, der auf ihre Bedürfnisse einging und sie als Frau und nicht nur als Mutter wahrnahm, während sie dieses Defizit nachts auszugleichen suchte. Ihre Erschöpfung und auch depressive Stimmung nahmen zu, sodass Frau W. sich immer häufiger krankschreiben ließ. An ihrer inneren Misere aus Trauer, Wut und Erschöpfung änderte das nichts. Und Barbara W. setzte sich weiterhin jeden Abend an den Laptop und verfolgte mehrere Chats mit jungen Männern gleichzeitig. Ein Teufelskreis.

»Was reizt Sie eigentlich an jüngeren Männern? Vermutlich suchen Sie ja keinen neuen Partner, oder?«, fragte ich sie eines Tages.

»Nee, um Gottes willen. Ich möchte mich als Frau fühlen, mit der man Sex haben will.« Sie lächelte mich offenherzig an. »Gehört sich ja vielleicht nicht für eine über vierzigjährige Mutter von vier Kindern. Hab da ja selber Skrupel. Trotzdem will ich im Grunde wirklich nur Sex. Ich hab einfach keine Lust, schon wieder jemanden zu versorgen. Mein letzter Mann war wie ein fünftes Kind für mich. Wollte ewig nur kuscheln wie ein kleines Kind. Und vor ihm hatte ich gerade mal einen anderen Freund. Ich hatte seit ewigen Zeiten keinen richtigen Sex mehr! Das reicht mir allmählich!«

»Und weshalb schnappen Sie sich dann nicht einen von diesen Männern, die Ihnen Bereitschaft signalisieren, und gehen mit ihm ins Bett?«

»Ach was, die kriegen doch 'nen Schreck, wenn sie mich ausgezogen sehen«, brach es aus ihr heraus. »Dann ist doch sofort Sense bei denen! Schauen Sie mich mal an! Wer will denn so 'ne fette Drohne im Bett, die obendrein hinkt?« Sie hob ihren rechten Fuß, der in einem orthopädischen Schuh steckte. »Im Internet zu flirten, ist viel einfacher und irgendwie prickelnd.« Sie seufzte. »Aber leider auch frustrierend. Und überhaupt, wie soll ich das meinen Kindern beibringen? Am Ende sagt meine große Tochter zu ihren

Freundinnen: ›Unsere Mutter verschwindet manchmal nachts mit irgend so ’nem Typen ins Bett ...!‹« Sie straffte die Schultern und schüttelte den Kopf. »Das möchte ich nicht. Im Übrigen habe ich es einmal versucht. Doch als ich den Typen von Weitem vor dem Café stehen sah und wie verdammt gut der aussah, bin ich abgedreht. Dabei war ich extra früher gekommen, damit er mich erst mal sitzen und nicht gleich hinken sieht!«

Offenbar lag es also neben ihren moralischen Bedenken vor allem an ihrem negativen Selbstbild, dass Barbara W. ihren Bedürfnissen ausschließlich über das Internet nachging. Dabei zeigte sich in der Harmonie und Erotik der Üppigkeit ihrer Kurven eine eigentümliche Schönheit, die mich an Skulpturen von Niki de Saint Phalle erinnerte oder an steinzeitliche Venusfiguren. Von meinen Reisen nach Afrika hatte ich einige sehr eindrucksvolle Kopien mitgebracht.

Ich zeigte auf eine von ihnen, die auf der Kommode hinter Barbara W. stand. »Drehen Sie sich mal um und schauen Sie sich diese weibliche Figur an. Die hat jahrtausendelang Männer bezirzt und auf Frauen scharfgemacht!«, lächelte ich und fügte hinzu: »Ich glaube, Sie wissen gar nicht, wie schön Sie sind.«

Barbara W. starrte mich mit gerunzelter Stirn an, sodass ihre dichten schwarzen Augenbrauen zu einer Linie zusammenwuchsen. »Das glauben Sie doch selber nicht. Das sagen Sie doch nur so als Therapeut, um mich zu beruhigen.«

»Überhaupt nicht!«, verteidigte ich mich und die Ehre meiner Aufrichtigkeit. »Ich finde Sie wirklich attraktiv. Und Ihre Internetpartner vermutlich auch, oder?«

Tatsächlich hatte sie sehr zu ihrem eigenen Erstaunen sofort nach ihrer Anmeldung viele Likes bekommen, denen sie jedoch ebenso misstraute wie mir. »Die verarschen mich doch bloß. Ist eben Internet.«

Ich schüttelte den Kopf. »Meiner Meinung nach stecken Sie in einem uns Therapeuten bekannten Dilemma fest: Glauben Sie Ihrem Bild von sich selbst, können Sie anderen nicht glauben und fühlen sich ›verarscht‹, wenn die Sie gut finden. Misstrauen hält Menschen jedoch voneinander fern. Und Sie können neue Quellen für Ihren Selbstwert gar nicht annehmen, wenn Sie davon ausgehen, dass das sprudelnde Wasser vergiftet ist.«

Frau W. schwieg und knetete ihre Hände.

In der nächsten Sitzung beschrieb mir Frau W., immer unzufriedener zu sein mit ihren Internetchats, und ihr sei klar geworden, dass sie etwas real nachholen müsse, statt es sich lediglich via Internet vorzustellen. Doch dafür war es unumgänglich, dass sie an ihre Attraktivität glaubte.

»Ihr Selbstbild und das Bild, das andere von Ihnen haben, klaffen so weit auseinander, dass eines von beiden falsch sein muss«, sagte ich. »Bisher haben Sie sich dafür entschieden, dass wir Männer Sie verarschen wollen. Können Sie sich vorstellen, versuchshalber mal Ihrer eigenen Sicht zu misstrauen?«

Barbara W. schluckte und senkte den Kopf. Schließlich nickte sie.

»Gut, dann stehen Sie bitte mal auf.«

Sie warf mir einen überraschten Blick zu, kam meiner Aufforderung jedoch nach.

»Jetzt sagen Sie mehrmals laut: ›Ich bin schön!‹«

Frau W. zog die Schultern hoch und den Kopf ein, machte ein unbehagliches Gesicht. Fast rechnete ich damit, dass sie sich wieder setzte, als sie leise flüsterte: »Ich bin schön …«

Mit einer kleinen Geste gab ich ihr zu verstehen, dass sie den Satz wiederholen solle. Lauter, kraftvoller.

»Ich bin schön.«

Ich nickte.

»Ich bin schön.«

»Noch mal.«

»Ich bin schön. Ich bin schön!« Die letzte Wiederholung schwang tatsächlich durch den ganzen Raum. Schwer atmend ließ sich Barbara W. in den Sessel fallen. »Das war total schwer«, meinte sie. »Alles in mir sträubte sich, als wenn innere Stimmen mir das Sprechen verböten.«

»Ja. Und ich vermute, dass wir einige Verbindungen entdecken werden zwischen diesen inneren Stimmen und realen Personen ihrer Biografie. Für heute haben Sie aber genug geschafft. Was meinen Sie, wollen wir die Sitzung damit beenden, dass Sie bis zum nächsten Mal probehalber Ihrem Therapeuten vertrauen statt Ihrem Selbstbild?«

Mit einem zaghaften Lächeln verließ Barbara W. die Praxis.

Ein paar Sitzungen später stellte ich erfreut fest, dass sich die zuvor gedeckten Farben der Kleidung meiner Klientin änderten. Sie trug nun farbige Pullover, die ihre glänzenden Augen zur Geltung brachten. Als Barbara W. eines Tages in einem engen grauen und nur bis zu den Knien reichenden Rock mit ebenso eng anliegendem roten Pullover meine Praxis betrat, wusste ich, dass sie für den nächsten Schritt bereit war.

»Was halten Sie davon, wenn Sie als Nächstes ein reales Treffen wagen?«, konfrontierte ich sie.

»Sie meinen, ich soll nachts ins Hotel gehen?«, fragte sie erschrocken. »Mit einem Kerl?«

»Sie dürfen es gern erst mal mit einem Vortreffen tagsüber im Café versuchen. Das andere ergibt sich dann – oder auch nicht«, beruhigte ich sie.

Damit war Frau W. zwar grundsätzlich einverstanden, doch die Angst, dass sie erneut den Mut verlieren und im letzten Augenblick davonlaufen könnte, war nach wie vor groß. Erst als ich ihr anbot, mich während eines verabredeten Zeitfensters in dieses Café zu setzen und für die Dauer des Treffens dazubleiben, traute sie sich zu, eine erste reale Begegnung zu vereinbaren.

Wir verabredeten uns in einem nahe gelegenen Café, und Barbara W. bestellte einen ihrer Internetpartner, der sie sehr verehrte, dorthin. Ich hoffte, meine Anwesenheit würde sie nicht nur beruhigen, sondern auch die Hemmschwelle erhöhen, im letzten Augenblick davonzulaufen.

Mit einer Tasse Kaffee und einer Zeitung in der Hand saß ich am Nebentisch, sodass ich meine Klientin unauffällig im Auge behalten konnte. Sie saß steif auf ihrem Stuhl und schob einen Zuckerstreuer hin und her. Hin und wieder blickte sie auf ihre Uhr.

Schließlich betrat ein junger Mann das Café, ein gut aussehender Türke Mitte zwanzig. Hut ab, welche Herausforderung, dachte ich noch. Doch Barbara W. ließ den Zuckerstreuer los und meisterte die Situation mit erstaunlichem Charme, sprühte förmlich im Gespräch mit dem jungen Mann, der sie sichtlich anhimmelte. Bereits nach einer Viertelstunde warf mir Frau W. unseren vorher vereinbarten kurzen Blick zu, mit einer leichten Kopfbewegung Richtung Tür, der mir signalisierte: »Alles gut. Sie können gehen.« Im umgekehrten Fall hätte ich einen Bekannten gespielt und sie aus der Situation gerettet.

Noch am selben Tag ging Barbara W., die ihre Kinder sicher in Schule und Kita wusste, mit dem Mann ins Bett. Als sie mir mit glühenden Wangen davon erzählte, fühlte ich regelrechten Stolz auf sie.

In der Folgezeit traf sie sich, wenn die Kinder nicht zu Hause waren, zwei- bis dreimal pro Woche stundenweise mit wechselnden Männern. Die Treffen begannen stets in Szenecafés, und nicht wenige endeten noch am selben Tag im Bett. Ein gewisses Problem bestand anfangs noch darin, dass natürlich nicht alle Begegnungen aufregend oder angenehm waren und Frau W.s Frustrationstoleranz verständlicherweise gering war. Doch gemeinsam entwickelten wir eine sportlich-statistische Handhabe dafür. Wenn ein bis zwei von fünf Treffen zu Sex führten, sei das als Erfolg zu werten, beschlossen wir. Und für das Hinken hatten wir einen Satz erarbeitet, den Frau W. im Café oder schon im Internet äußern sollte, um ihre Partner humorvoll darauf vorzubereiten: »Alle werden mich lieben. Außer vielleicht Fußfetischisten.«

Trotz gewisser Enttäuschungen mit einzelnen Männern, die Frau W. jedoch gut wegsteckte, blühte sie zunehmend auf und wirkte nach einigen Wochen sogar deutlich jünger als zuvor. Je mehr positive Erfahrungen sie auf diese Weise sammelte, desto weniger unbewussten Groll hegte sie gegen ihre Kinder, die Frau W. immer seltener als Grund für Verpasstes wahrnahm. Mit ihren unverbindlichen Dates in der ersten Hälfte des Tages hatte sie sich eine lebbare Möglichkeit geschaffen, ein Stück jugendliche Unbeschwertheit nachzuholen, ohne dabei ihre Kinder, die ihr sehr am Herzen lagen, zu vernachlässigen.

Viel erlebt, viel verpasst

Ich hatte dreißig Sitzungen mit einer Klientin absolviert, die mit Depressionen zu mir gekommen war. In dieser Zeit hatten wir vor allem ihre Kindheit aufgearbeitet, die ich als eine wesentliche Ursache ihrer gegenwärtigen Traurigkeit und Antriebslosigkeit identifizierte.

Anita L. hatte als Kind, das in prekären Verhältnissen aufwuchs, über Jahre hinweg zuschauen müssen, wie ihre alleinerziehende Mutter von deren Mutter aufs Schlimmste gedemütigt wurde. Sie wiederum versuchte, ihre Mutter täglich bei Laune zu halten, sie aufzumuntern und ihr obendrein das Leben zu erleichtern, indem sie einen Großteil der Hausarbeit übernahm. Statt Dankbarkeit erfuhr

Anita L. dafür als einzige Zuwendung allerdings Beleidigungen und Schläge. Dennoch oder gerade aufgrund dieser Erfahrungen wuchs sie zu einem äußerst umsichtigen und fürsorglichen Menschen heran. Stets behielt sie die Bedürfnisse anderer im Blick, ohne an sich selbst zu denken. Fast zwanzig Jahre lang lebte sie mit einem Alkoholiker zusammen, den sie trotz seiner Gewalttätigkeit gegen sie und ihre drei gemeinsamen Kinder umsorgte, bis sie es schaffte, sich von ihm zu trennen. Nicht zuletzt, um die Kinder endgültig vor ihm zu schützen.

Zum Zeitpunkt der Therapie war sie 58 und lebte allein. Ihre Kinder, zu denen sie ein gutes Verhältnis pflegte, waren erwachsen und hatten bereits eigene Familien. Aufopferungsvoll kümmerte sich Frau L. um ihre Enkel; in ihrem großen Freundeskreis war sie eine Art Mutter Teresa. Jeder kam mit seinen Sorgen zu ihr, lud sie bei ihr ab, und für jeden fand sie einen Rat oder ein gutes Wort. Beruflich war Frau L. als Leiterin einer Physiotherapie-Praxis erfolgreich. Doch obwohl sie allseits breite Anerkennung dafür erhielt, raubte es ihr auch viel Kraft.

Das ständige Kümmern um andere erschöpfte Anita L. über die Jahre und schien sie immer weniger zu erfüllen. Sie schlief schlecht, wachte seit Jahren bereits morgens um fünf grübelnd auf, und manchmal lag sie den ganzen Tag vollkommen leer und antriebslos auf der Couch.

»Als hätte mir jemand den Stecker gezogen.« Sie wollte dann niemanden mehr sehen, für niemanden mehr da sein, was sie noch trauriger machte. In dieser Situation hätte ihr nichts besser getan, als wenn sich einfach mal jemand nach ihr erkundigt, sich um sie gesorgt hätte. Allerdings passte dieses Bedürfnis so wenig zu ihrem erarbeiteten Selbstbild als sich für andere aufopfernde Frau, dass Anita L. es unterdrückte und allenfalls diffus wahrnahm. Ohnehin kam niemand, um sich um sie zu kümmern. Keiner in ihrem Umfeld war das gewohnt. So entwickelte sie eine ausgeprägte Depressionssymptomatik.

Nachdem Anita L. die schlimmen Erfahrungen in Kindheit, Jugend und ihrer Ehe aufrichtig und quälerisch im geschützten Rahmen der Therapie noch einmal nacherlebt hatte, hoffte sie, dass nun alles verarbeitet sei. Doch dem war nicht so. Und ich wusste, der weit längere Abschnitt unserer Zusammenarbeit lag noch vor uns.

»Warum geht es mir immer noch nicht besser?«, fragte mich Anita L. eines Tages müde und resigniert.

»Weil die bisherige Therapie in gewisser Weise nur ein Vorspiel war. Denn in Ihrem Fall geht es nicht nur darum, was Sie viel zu viel erlebt haben«, erklärte ich ihr sanft. »Ihre Depression ist eine Trauer um das, was Ihnen vorenthalten wurde, was Sie in Ihrem Leben verpasst haben: Liebe, Fürsorge, Umsicht, Unabhängigkeit, Geborgenheit ... Und Sie verpassen es noch heute, weil Sie Ihr ganzes Leben anderen zur Verfügung stellen, wie Sie es schon als Kind taten. *Darauf* gilt es nun den Fokus zu richten.«

Ich hatte den Satz kaum zu Ende gesprochen, als Anita L. so heftig zu weinen anfing, wie sie es nie zuvor getan hatte. Ihr fülliger Körper, den sie meist in weiten schwarzen Gewändern verhüllte, bebte minutenlang. Offenbar hatte ich den Finger in die Wunde gelegt. Ich stellte einen Antrag auf insgesamt hundert Sitzungen beim Kostenträger, den der zuständige Gutachter sofort bewilligte.

Den nächsten Behandlungsabschnitt begannen wir damit, dem nachzuspüren, wie es gewesen wäre, wenn Anita L. die zahlreichen, sie belastenden Phasen ihrer Kindheit und Jugend mit liebenden, schützenden, fördernden und verantwortlichen Begleitern erlebt hätte. Auf diese Weise wollte ich meine Klientin in die Lage versetzen, andere innere Bilder als die bisher gewohnten von sich zu entwickeln.

Hierfür ließ ich Anita L. als tägliche Hausaufgabe auf der linken Seite eines Buches jeweils eine schreckliche und frustrierende Situation ihrer Geschichte aufschreiben, wie sie einst geschah. Auf der rechten Seite sollte sie dieselbe Situation schildern, wie sie wohl verlaufen wäre, wenn sie in günstigere Verhältnisse hineingeboren wäre.

Ein Beispiel ist mir in besonderer Erinnerung geblieben. So beschrieb Anita L., wie sie vor ein Auto gelaufen sei. Sie hörte die Bremsen quietschen, dann kam die Mutter aus dem Haus gerannt.

»Doch anstatt mich voller Sorge in den Arm zu nehmen« hielt sie auf der rechten Seite ihres Buches fest, bevor sie links notierte »Gab sie mir vor den Augen des Autofahrers eine Ohrfeige!«.

Das Niederschreiben dieser Erlebnisse wie auch deren Korrektur taten Anita L. sehr gut.

»Nun wissen Sie, was das Kind in Ihnen gebraucht hätte und was Sie sich damals sicherlich ersehnten.«

Frau L. nickte, zuckte jedoch gleichzeitig mit den Schultern, als hätte sie keine Ahnung, was sie mit den Erkenntnissen anstellen sollte.

»Es geht nicht darum, dass Sie das frühzeitig Verpasste in dieser Weise nacherleben«, erklärte ich. »Das würde nicht funktionieren. Doch es wäre tragisch, wenn Sie sich weiterhin selbst ins Defizit Ihrer eigenen Bedürfnisse treiben, indem Sie auch in Zukunft jede Erfüllung unmöglich machen. Damit würden Sie bloß immer weiter in Ihre Depression abrutschen.«

Anita L. senkte den Kopf und wirkte in diesem Moment wie ein Ballon, aus dem die Luft entwichen ist.

»Jemand, der sich um alles und alle kümmert, der wird niemals selbst genug Fürsorge erfahren«, fuhr ich fort. »Weil Sie alles wuppen, kommen die Leute gar nicht drauf, dass auch Sie etwas brauchen. Und wenn sie Ihnen doch mal etwas anbieten wie ›Komm doch mal am Wochenende zu uns in den Garten und lass dich verwöhnen!‹, dann wette ich, dass Sie es abweisen. So dauert es nicht lange, und niemand macht Ihnen noch Angebote. Oder was denken Sie?!«

Anita L. schluckte. Ihre Augen füllten sich mit Tränen, die auf ihre Hände herabtropften. »Ja, ich bekomme oft solche Einladungen. Zigmal«, flüsterte sie. »Aber irgendwie kann ich die nicht annehmen. Ich komme mir dann wie ein Störenfried vor, wie jemand, der ihnen zur Last fällt. Die sollen sich doch erholen am Wochenende!«

Wie sich herausstellte, hatte es durchaus Momente im Leben von Anita L. gegeben, in denen sich Freunde und Partner darum bemühten, ihr Verantwortung abzunehmen, sich treiben zu lassen und sich anzulehnen. Doch hatte sie sich dabei stets so unwohl gefühlt, dass niemand einen zweiten Versuch startete. Zahllose Gutscheine klebten an ihrer Pinnwand zu Hause, die sie nie eingelöst hatte.

»So zu denken, ist aus Ihrer Geschichte heraus absolut verständlich. Es gilt, sowohl die alte Rolle der sich um alles Kümmernden zu einem erheblichen Teil abzulegen als auch das neue Bild, auch mal selbst umsorgt zu werden, anzunehmen. Das wird schwer für Sie!«

Anita L. schwieg, nach wie vor mit gesenktem Kopf.

»Wünschen Sie sich nicht vielleicht doch manchmal, wenn Sie wie ein Stein auf der Couch liegen, dass jemand klingelt?«, hakte ich nach. »Dass einfach mal jemand kommt und Ihren Sorgen zuhört und Sie tröstet?«

Jetzt hob meine Klientin den Blick und sah mich mit geweiteten Augen an. »Aber wenn ich um Hilfe bitte, kommen die vielleicht gar nicht mehr mit ihren Problemen zu mir. Dann brauchen sie mich doch gar nicht mehr, und ich bin viel einsamer!« Ich bemerkte, wie ein Zittern ihren Körper durchlief.

»Darum würde ich mir momentan am wenigsten Sorgen machen«, beruhigte ich sie. »Die meisten Menschen, die ich kenne, finden es gut und wichtig, dass man gegenseitig aufeinander aufpasst und sich kümmert, wenn der andere es braucht und zulassen kann. Sie werden bestimmt sogar noch beliebter werden.« Ich lächelte.

Anita L. fiel es extrem schwer, diesen neuen Weg zu gehen, um ihre reflexhafte Übernahme von Verantwortung für andere zu bekämpfen und sich stattdessen selbst hin und wieder bedürftig und angewiesen zu zeigen. Zeitweilig fühlte sich das in den nächsten Monaten für sie wie eine Gefährdung ihrer gesamten Identität an. Zum Glück war ihr Umfeld vorherrschend von der neuen Anita angetan. Die meisten ihrer Freunde und Verwandten freute es, ihr ebenfalls mal etwas bieten zu können. Und nur wenige wollten weiterhin an »Mutters Brust saugen«.

Die Wandlung fühle sich an wie eine Amputation, die ihr große Angst bereite, gestand mir Anita L. zwischendurch, mehr Angst, als sich um alles zu kümmern, alle bei Laune zu halten, Konflikte für andere auszutragen und alles zusammenzuhalten.

Mit viel therapeutischer Unterstützung gelang es ihr eines Tages dennoch, einen Freund anzurufen, mit dem sie einige Jahre zuvor eine kurze Beziehung gehabt hatte, und ihn zu fragen, ob er nicht die Nacht mit ihr verbringen wolle. Bedingung sei, dass nicht über Probleme geredet würde, und Sex sei auch nicht gewiss, aber gemeinsam dazuliegen und morgens nebeneinander aufzuwachen und vielleicht noch einen Kaffee gekocht zu bekommen, dafür sei sie sehr zu haben. Erstaunt willigte er ein, und nach und nach entwickelte sich eine zarte Altersliebe daraus, die Anita L. guttat. Zusammenziehen wollte sie jedoch auf keinen Fall mit ihm. Sie fürchtete, bei permanenter Anwesenheit eines anderen in alte Bemutterungsmuster zu verfallen, was ich als großen Therapiefortschritt wertete.

Der reinigende Prozess, den ich steuerte und auf den sich Anita L. hingebungsvoll einließ, war mühsam für sie, und manchmal verwandelte sie sich zum aufgelösten Kind, das sich meinem Halt überließ. Die Erweiterung ihres Rollenrepertoires fiel ihr schwer, und ich bestärkte sie vor allem darin, stolz auf ihre Kompetenzen zu sein, die sie früh entwickeln musste, um alle wichtigen Dinge ihres Lebens mutig, unbeirrt und ohne jede Hilfe zu meistern.

Der allmorgendliche Horror

Kindern zu helfen, ist eine der größten Herausforderungen für mich – und eine der schwersten. Insbesondere in bildungsfernen Familien sind Heranwachsende oft auf sich allein gestellt mit ihren Problemen wie Sehnsüchten. Ihre Eltern sind meist mit existenziellen Herausforderungen überlastet, fühlen sich hilflos und ohnmächtig, ignorieren die Bedürfnisse und das Verhalten ihrer Zöglinge oder reagieren darauf mit Abwertung und Gewalt. Bei besonderer Auffälligkeit einzelner Kinder und Jugendlicher greift der schulpsychologische Dienst ein, für den ich in Köln unmittelbar nach meinem Studium sechs Monate lang arbeitete und der mitten in einem sozialen Brennpunkt am Rande der Stadt lag. Meine Aufgabe bestand darin, einen ganzen Tag lang mit Kindern und Jugendlichen Tests durchzuführen, diese auszuwerten und dann Empfehlungen für das weitere Vorgehen zu geben. Das war der Einstieg für anschließende Maßnahmen wie Psychotherapie, Familientherapie, Lerntherapie, Einzelfall- oder Familienhilfe.

Eines Tages saß Sven vor mir, der eine sogenannte soziale Brennpunktschule besuchte, die regelmäßig Kinder zu mir schickte. Gewalt war dort an der Tagesordnung, die LehrerInnen mehr mit Sozialarbeit statt Bildung beschäftigt. Sven war zwölf Jahre alt und allein gekommen. Seine dunklen vollen Haare türmten sich wild um seinen Kopf. Sein schmales Gesicht war auffällig blass. Unter den Augen hatten sich bläuliche Ringe eingegraben, die auf Schlafmangel deuteten. Er sei oft sehr müde und abwesend im Unterricht und beteilige sich kaum, obwohl er bei der Lehrerin einen durchaus klugen Eindruck erwecke, ließ mich eine Vorabinformation der Schule wissen. Aus dieser Akte wusste ich, dass Svens Eltern schon lange arbeitslos waren und mit der Erziehung ihrer fünf Kinder überfordert.

Von seiner beschriebenen Lethargie bemerkte ich an jenem Tag nichts. Sven schien sich regelrecht zu freuen, einmal die ungeteilte Aufmerksamkeit eines Erwachsenen zu genießen, und sog sie wie ein trockener Schwamm auf. Konzentriert absolvierte er einen Test nach dem anderen, in denen er über seinen Alltag berichten sollte, und hatte offensichtlichen Spaß daran. Bei der Auswertung fiel mir auf, dass er erstaunlich wenig Fehler machte. Am Ende wertete ich manche Tests sogar mit ihm zusammen aus, weil es ihn so sehr interessierte. Mehrmals fragte er, ob er nicht morgen nach der Schule wiederkommen könne.

Kurz vor Ende des gemeinsamen Tages erzählte mir Sven im Vertrauen, dass er auch deshalb in der Schule so müde sei, weil er jeden Morgen sehr früh allein aufstehe, um jenen Horrorfilm anzuschauen, den die Eltern tags zuvor in der Videothek ausgeliehen und abends angeschaut hätten, sobald er im Bett war. Gemeinsam Gruselstreifen zu schauen, sei das größte Hobby seiner Eltern. Als ich ihn nach ein paar Filmtiteln fragte, konnte ich mir in etwa ein Bild davon machen, welche Gräuel seiner Kinderseele auf diese Weise zugemutet wurden.

»Du magst also Horrorfilme?«, fragte ich nach, um mir die Hintergründe zu erschließen.

Sven schüttelte vehement seinen dunklen Wuschelkopf. »Nee, überhaupt nicht. Die sind grässlich.«

Ich war sprachlos. Dieser zwölfjährige Junge zog sich täglich die schlimmsten Thriller rein, und dann gefielen sie ihm nicht einmal? »Aber warum guckst du dir den Mist dann an?« Ich hatte Mühe, meine Erregung zurückzuhalten.

»Na, weil ich dann ganz viel Schreckliches schon hinter mir hab, ehe ich zur Schule gehe! Wenn ich einen von denen zu Ende geschaut hab, kann mich danach nichts mehr kriegen!«

Ich schluckte. Dieser Junge tat sich das seit über einem Jahr an, um sich für den Tag in der Schule zu rüsten? Um abzustumpfen, sodass ihn nichts mehr berühren konnte? Es stellte sich heraus, dass Sven zwar an sich gern lernte, die Schule ihm aber mit den vielen, teilweise gewalttätigen Schülern Angst einjagte.

»Die kloppen sich ständig rum. Als ich ankam, hab ich jeden Morgen meine Tracht bekommen, weil ich keine Lust hatte, denen Geld zu geben. Ich hatte ja auch keins. Und ich bin nicht stark genug, um zurückzukloppen.«

Ja, Sven war ein zarter Junge mit feingliedrigen Händen, die besser Klavier gespielt hätten, als sich zu Fäusten ballen zu müssen. »Außerdem hab ich keine Brüder, die mich verteidigen könnten. Nur Weiber ...« Am liebsten wäre er schon erwachsen, meinte er nachdrücklich.

Berichte über Gewalt in der Schule waren im Rahmen meiner Tätigkeit nichts Besonderes, wenngleich es mich jedes Mal traurig machte, den betroffenen Kindern und Jugendlichen nur einen einzigen Testtag anbieten zu können, statt sie durch ihr vernachlässigtes Leben zu begleiten.

Sven hatte seinen ganz eigenen Weg gefunden, mit dem alltäglichen Horror umzugehen. Doch war der Preis für dieses doppelte Leben eindeutig zu hoch, zumal ihn die Übermüdung nicht nur vor der Grausamkeit seiner Mitschüler abschirmte, sondern auch gegenüber dem Lernstoff und positiver Zuwendung dumpf werden ließ.

Mein Handlungsspielraum für diesen Jungen war gering. In meinem Gutachten empfahl ich, ihn auf eine Montessori-Schule zu geben, wo sehr viel gemäßigtere Schüler und Schülerinnen hingingen, sowie die Zuteilung einer Familienhilfe.

Üblicherweise werden auch die Eltern nach einem solchen Testtag eingeladen. Svens Vater kam allein, ein dünner, schüchterner Mann, der früher auf dem Bau gearbeitet hatte, nach einem Unfall zu trinken anfing und deshalb immer wieder entlassen wurde. Natürlich erzählte ich ihm nicht, was mir sein Sohn im Vertrauen berichtet hatte. Allerdings erkundigte ich mich nach den Hobbys der Eltern. Und als der Vater von den Filmen erzählte, riet ich ihm, sie gut verschlossen aufzubewahren.

Mehr konnte ich zu meinem Leidwesen nicht tun für Sven. Es war ein Tropfen auf den heißen Stein, und ich kann nur hoffen, dass dieser sympathische, kluge Junge es geschafft hat, in einer gewaltfreieren Umgebung die Chance auf Bildung zu nutzen.

DER ARCHETYP DES TRICKSERS

Kreative Lösungen

Mehrmals täglich werden wir von gegenläufigen Gefühlen und Impulsen in innere Konflikte gedrängt. Doch nur selten ist uns dies bewusst. Stattdessen fühlen wir uns angespannt, müde und schlecht gelaunt.

Vielleicht würden wir heute am liebsten im Bett bleiben, während uns unser Pflichtbewusstsein zur Arbeit mahnt. Und wäre es nicht schön, dem Werben dieses Mannes nachzugeben? Quälten uns nur nicht die dauernden Verlustängste, die uns ständig dazwischenfunken und unsere innere Ausgeglichenheit gefährden …

Damit wir angesichts der vielen Konfliktfelder nicht dauerhaft unter Spannung geraten, muss die vermittelnde Instanz in uns, quasi der Moderator und Mediator, synthesefähig sein und Ichstärke besitzen. Häufig ist er gezwungen, Drängendes abzuwehren oder verträgliche Kompromisse zu finden.

Gelingt das nicht und fordern die widerstreitenden Instanzen die Erfüllung ihrer Wünsche überall rigide und kompromisslos ein, kann manchmal nur noch ein Therapeut helfen, die betroffene Person aus dem zermürbenden Spannungsfeld zu befreien, indem er ihr die inneren Konflikte spiegelt und ihnen die Radikalität entzieht, die vorher jeden Kompromiss und jede Lösung verunmöglichte. Gibt es einen überzogenen Ehrgeiz, ein süchtiges Verlangen, ein dogmatisches Wertesystem oder ein Selbstbild, das vollkommene Einheitlichkeit erzwingt?

Therapeuten ergreifen dabei üblicherweise nicht Partei, sondern geben allen Forderungen ein Forum, sodass nichts abgewehrt werden muss. Sollten wir beispielsweise seit Jahren unsere pflegebedürftigen Eltern betreuen, so darf zugegeben werden, dass zeitweilig Abschiebeimpulse in uns auftreten. Auch sie müssen angenommen und integriert werden. Erlaubt man sich, den »Trickser« (Archetyp bei C. G. Jung) in uns zu nutzen, der gern unkonventionelle Wege geht, dann finden wir manchmal sogar für scheinbar Unversöhnliches eine originelle Lösung. Als Therapeuten unterstützen wir das Ich bei seiner mühsamen Vermittlung und Versöhnungsarbeit und bei der Suche nach ungewöhnlichen Lösungen.

So konsultierte mich einmal ein Manager, der nicht nur viele wichtige berufliche Termine wahrnehmen musste, sondern auch abends jede Menge Anfragen von Freunden und Nachbarn bekam. Obwohl er beides genoss, sehnte er sich seit Jahren danach, hin und wieder ein paar Abende nur für sich zu haben. Solange sich aber eine Freistelle in seinem Kalender zeigte, sah er sich einfach nicht in der Lage, eine Verabredungsanfrage abzulehnen. Die Lösung dieses Dilemmas gelang uns durch einen einfachen Kniff: Wir nahmen seinen Terminkalender in die Hand und trugen in jeder Woche der nächsten Monate an mehreren Tagen eine Verabredung mit sich selbst ein. »20 Uhr – Treffen mit Lutz.« Mithilfe dieses Tricks konnte der Manager endlich und, ohne zu lügen, jede Anfrage mit der Begründung absagen, an jenem Tag habe er leider schon vor langer Zeit einen wichtigen Termin ausgemacht.

Lass uns gemeinsam fremdgehen

Als Unterstützer lebbarer Lösungen kann es vorkommen, dass wir Therapeuten moralische oder emotionale Bedenken bezüglich mancher Verhaltensweisen unserer Klienten hegen. Und dennoch gilt es, ohne Denkschablonen zu forschen, was der betroffenen Person und ihrem Umfeld am besten hilft.

Als Beispiel möchte ich von Leopold D. erzählen, der sich nach spätestens ein bis zwei Jahren in seiner Partnerschaft regelmäßig sexuell langweilte und dann fremdging, was ihn in gewisser Weise erleichterte.

»Ich bin ein Jäger, wissen Sie«, sagte er mir zu Beginn der Therapie. »Mich reizt das Neue an Frauen und ob ich sie erobern kann.« Wenn er im Folgenden jedoch erfolgreich war, störte ihn sein eigenes Verhalten. »Das ist doch irgendwie entwürdigend, und ich kann mich danach selbst nicht leiden.« Es klang zerknirscht, was in gewissem Widerspruch zur verwegenen Ausstrahlung stand, die mit Herrn D.s Outfit einherging. Stets trug er ein etwas weiter als üblich aufgeknöpftes weißes Hemd mit aufgekrempelten Ärmeln zu Jeans und pflegte einen kleinen, feinen Oberlippen-Schnurrbart.

»Die Frauen waren oft gar nicht so schlecht, einige habe ich richtig geliebt«, resümierte er, während er breitbeinig und zurückgelehnt in seinem Sessel saß. »Trotzdem kann ich einfach nicht anders. Ich komm nicht raus aus der Nummer!«

Alles, was Leopold D. bisher ausprobiert hatte, um sich zurückzuhalten oder in der bestehenden Partnerschaft neu zu stimulieren, hatte nicht funktioniert. Ich sollte ihm dabei helfen, aus diesem inneren Konflikt zwischen Treue und Reizhunger herauszufinden. Zumal seine neue Freundin »etwas ganz Besonderes« sei, wie er betonte.

»Die hat genau den Sex-Appeal, der mich anmacht. Schönes Gesicht, große Brüste, knackiger Arsch und so.« Er zwinkerte mir zu. »Na, Sie wissen schon, was ich meine. Schlau ist sie auch und trotzdem anschmiegsam. Irgendwie frech und nicht so leicht zu fassen. Und 'nen ordentlichen Job hat sie obendrein. Ist also nicht auf Versorgung durch mich aus. Aber das Beste ist: Die liebt mich wirklich.

So richtig dolle. Das spür ich.« Herr D. war Mitte vierzig und wollte endlich eine stabile Partnerschaft ohne monogame Langeweile oder entwürdigende Untreue.

Einige Stunden lang verbrachten wir damit, sein genaues Dilemma in all seinen Facetten herauszuarbeiten, damit er sich selbst besser verstehen lernte. Anschließend ging es darum, hilfreiche und vor allem kreative Strategien zu entwickeln, mit seinem inneren Zwiespalt umzugehen. Wie könnte Herr D. treu sein und dennoch das Ausleben seiner Sinnlichkeit mit Fremden zulassen? Manche Therapeuten wie Milton Erickson arbeiten mit ihren Patienten darauf hin, deren Leiden zu erhöhen, um den Gewinn der Symptomatik, also hier den Lustgewinn des Fremdgehens, zu zerschlagen. So hätte ich mit Herrn D. beispielsweise verabreden können, dass er bei jedem Akt der Untreue zweihundert Euro an einen gemeinnützigen Verein zahlen müsse. Da überlegt man sich vielleicht zweimal, ob der letzte Schritt heute Abend wirklich notwendig ist. Und falls ja, fördert es damit wenigstens an anderer Stelle das Gemeinwohl.

Für meinen Klienten schien mir allerdings eine andere Lösung für sein überfordertes Ich geeigneter.

»Vielleicht hilft Ihnen der ›Archetyp des Tricksers‹, aus Ihrem Dilemma zweier starker innerer Wünsche bzw. Impulse herauszufinden. Der Psychoanalytiker C. G. Jung«, erklärte ich Herrn D., »hat im Wesentlichen zwölf Typen entwickelt, die unbewusst bestimmte Eigenschaften repräsentieren, die in der Menschheitsgeschichte immer wieder auftauchen. Was bedeutet, dass Sie mit Ihrem Problem beileibe nicht allein dastehen.« Ich lächelte ihn an. »Solche Archetypen sind zum Beispiel der ›Weise‹, dem es vor allem um die Wahrheit geht, der ›Schatten‹ als der ungelebte Teil in uns oder eben der ›Trickser‹. Das ist einer, der unkonventionelle Wege sucht und geht, jenseits von rigider Moral oder bisher Üblichem. Der vielleicht nicht immer ganz korrekt handelt, aber letztlich eine Möglichkeit findet, für sich und andere lebbarer zu handeln. Schauen Sie, es ist quasi der ›Trickser‹ in Ihnen, der Sie zum Fremdgehen treibt, weil Sie ohne die Abwechslung, die er Ihnen dadurch verschafft, eine normale Beziehung gar nicht ertragen würden. Ich denke, dieses Bild kann Ihnen helfen, dazu zu stehen und damit zu arbeiten. Die Geschichte lehrt uns, dass es bei Weitem nicht immer *die* glatte Lösung für ein Problem gibt, sodass uns Menschen gar nichts anderes übrig blieb, als zu lernen, die konstruktiven Aspekte des Tricksens anzunehmen.« Ich machte eine Pause, um Leopold D. das Gesagte erst einmal durch den Kopf gehen zu lassen. »Ein erster Schritt diesbezüglich wäre«, fuhr ich fort, als er mehrmals hintereinander nickte, »wenn Sie Ihre neue Partnerin bereits jetzt in den Umstand Ihres Dilemmas einweihen, also lange bevor Sie die Lust am nächsten Seitensprung erwischt.«

»Wie, Sie meinen, ich soll ihr gleich von vornherein sagen, was für ein schlimmer Finger ich bin?« Herr D. machte ein ungläubiges Gesicht. »Ich glaube, das ist keine gute Idee. Dann läuft sie mir doch gleich davon!«

Ich schüttelte den Kopf. »Nein, das glaube ich nicht. Viel zu oft denken wir, man müsse für jedes Problem bereits eine Lösung mitbringen. Oft ist es hingegen viel besser, mit dem anderen gemeinsam nach Strategien zu suchen und erst mal nur die Schwierigkeit herauszuarbeiten.«

Ich sah, wie es in Leopold D.s Miene arbeitete, sein Hirn »ratterte«. Er war ein flinker Denker und es als Journalist gewohnt, sich schnell auf komplett Neues einzustellen.

»Vielleicht hat sie ja irgendwann selbst Lust auf andere? Was sie sich aber nie eingestehen würde. Ich müsste sie nur draufbringen«, sagte er schließlich mehr zu sich als zu mir, bevor er den Kopf hob und mich anblickte. »Aber manipuliere ich sie dann nicht?«

»Könnte ein Spießer denken«, lachte ich. »Vielleicht ist ja Heimlichkeit letztlich die größere Manipulation. Aber sicher, der Trickser hat immer auch etwas Zwiespältiges«, gab ich zu, »was ich allerdings spannend finde, weil er Lösungen entdeckt, die zu leben eine Kunst für sich sind.«

»Gut.« Herr D. nickte; fast erwartete ich, dass er sich die Hände rieb, so geschäftsmäßig klang er. »Dann schenk ich Beate reinen Wein ein. Und anschließend schau'n wir mal.«

Mit diesem Entschluss öffnete sich für ihn ein weites Feld von Handlungsoptionen, die wir besprachen, er in den folgenden Wochen ausprobierte und wir anschließend mit großem Vergnügen beiderseits analysierten. Dabei erwies es sich als äußerst fruchtbar, mit dem Bild der inneren Figur des »Tricksers« zu arbeiten – auch im Zusammenspiel mit der neuen Freundin meines Klienten, die er tatsächlich vorbereitend in sein Dilemma eingeweiht hatte.

Nachdem sie gemeinsam hin und her überlegt und manches ausprobiert hatten, kam er auf die Idee, beim Sex so zu tun, als sei er ein Unbekannter oder als würde ein Fremder ihnen zuschauen. Wie sich herausstellte, halfen diese Fantasien nicht nur Herrn D. dabei, neue Pfade zu betreten, sondern erregten auch seine Freundin mehr, als sie zunächst gedacht hatte.

Nachdem mein Klient auf diese Weise »sicheren Boden« unter seinen Trickser-Schuhen hatte, schlug er seiner Freundin vor, einmal dabei zuzuschauen, wie sie von einem anderen Mann angemacht wurde. Sie fand das spannend, und so besuchten sie einen Klub, der für seine Freizügigkeit bekannt war. Leopold D. genoss, wie seine Partnerin begehrt wurde und fremde Männer mit ihr flirteten oder sie eindeutig anmachten. Das weckte seinen Jagdinstinkt wie bei einer Fremden.

»Gott, hatten wir geilen Sex danach!«, bekannte er mir nach jenem Besuch strahlend. »Und das Beste ist, dass Beate total angefixt ist!«

Durch die Erweiterung ihres Sexlebens habe sie unbekannte Seiten an sich entdeckt, die sie vermutlich nie zugelassen hätte, wenn sie die neuen Erfahrungen nicht unter dem Mantel der Treue gemacht hätte.

Beim Besuch eines weiteren Klubs eine Woche später wollte Beate zuschauen, wie Leopold D. Sex mit einer anderen Frau hatte – unter Einhaltung zweier Regeln: Sie behielt sich die Möglichkeit vor mitzumachen, wenn es sie erregte, oder ihn abzuhalten, wenn die Situation sie schmerzte. Leopold D. erklärte sich einverstanden und staunte in den nächsten Wochen, wie selten seine Freundin von ihrem Recht auf Unterbrechung Gebrauch machte. Offensichtlich hatte sie ihren eigenen Jagdinstinkt entdeckt und lebte Wünsche aus, die ihr vorher gar nicht bewusst gewesen waren – sehr zur Freude meines Klienten. Zunehmend gewann er sie sogar dafür, mit ihr gemeinsam fremdzugehen.

Leopold D. hatte einen Weg aus seinem Dilemma gefunden, und nach drei Monaten beendeten wir die Therapie. Als ich ihn Jahre später zufällig wiedertraf, erzählte er mir, dass er noch immer mit Beate zusammen sei, sie inzwischen geheiratet hätten und ihr Sex nach wie vor Spaß mache. Beide schienen gut damit zurechtzukommen, den Partner zwischendurch bewusst zu »verleihen«, wie sie es nannten, um sein Dilemma zu lösen.

»Besser ein Trickser als ein Verräter«, lachte er.

Sich selbst überlisten

Herr D. hatte sein Dilemma gelöst, indem er die Umstände veränderte. Es gibt aber auch Menschen, die sich selbst austricksen müssen, um Frieden zu finden. Zu ihnen gehörte die Sekretärin eines sozialen Trägers, für den ich jahrelang Supervisionsgruppen leitete.

Annette P. beschrieb mir, so erschöpft von ihrer Arbeit zu sein, dass sie nachts nicht mehr schlafen könne. Nicht zuletzt vor Ärger, denn den Träger beschäftigte inzwischen die doppelte Fallzahl von Hilfesuchenden wie zum Zeitpunkt ihres Arbeitsantritts. Aber noch immer sei sie die einzige Sekretärin und könne ihr Pensum trotz aller Anstrengung nicht schaffen. All ihr Klagen und Bekunden von Überforderung stießen bei der Geschäftsführung auf taube Ohren, weshalb sie große Angst hatte, in ein Burn-out zu geraten.

»Und weshalb arbeiten Sie nicht einfach weniger?«, fragte ich bewusst naiv nach.

Worauf sie mir antwortete, was ich bereits vermutete, da es das Problem vieler meiner KlientInnen ist: »Ich kann einfach nicht nach Hause gehen, wenn nicht alles, was an dem Tag anliegt, erledigt ist. Das kriege ich nicht übers Herz.«

»Also machen Sie Überstunden?«

»Genau. Manchmal sitze ich bis zehn Uhr abends im Büro. Zu Hause falle ich nur noch ins Bett und kann dann nicht mal schlafen. Vor Erschöpfung oder Ärger. Was weiß ich. Es ist fürchterlich! Manchmal nehme ich Schlaftabletten. Aber das ist doch keine Lösung!« Annette P., deren kurze blondierte Haare wie kleine Antennen abstanden, streifte sich wütend links und rechts über die Arme, als wollte sie imaginäre Blusenärmel herunterrollen.

»Nein, das ist das wahrlich nicht. Das Problem ist nur: Solange Sie nichts liegen lassen können, spüren nur *Sie* den Leidensdruck, wenn immer mehr verlangt wird. Die Geschäftsführung, von der Sie wollen, dass sie etwas ändert, merkt davon nichts. Es wird ja immer alles zur vollen Zufriedenheit erledigt. Und es ist nun einmal so: Ändern will nur der etwas, der unter seiner Situation leidet. Insofern wird erst dann etwas geschehen, wenn die Geschäftsführung leidet. Oder wollen Sie kündigen?«

»Nein, um Gottes willen. Mir macht die Arbeit ja eigentlich Spaß. Es ist bloß viel zu viel!«

»Vielleicht lassen Sie sich immer mal krankschreiben, wenn Sie nicht mehr können?«

»Wie soll das denn gehen? Nein, das will ich auch nicht.« Annette P. schüttelte den Kopf und hob die Hände, wie um mich zu stoppen. »Das passt nicht zu mir.«

»Stimmt, und außerdem haben Sie danach vermutlich noch mehr Stress«, lenkte ich ein, »und ein schlechtes Gewissen obendrauf.«

»Ich müsste es endlich schaffen, etwas liegen zu lassen. Aber genau das kriege ich beim besten Willen nicht hin.« Sie seufzte und ließ die Hände wieder sinken. »Sobald ich beschließe, endlich Feierabend zu machen, obwohl es noch was zu tun gibt, schaut mich der Stapel an wie ein trauriges Kind, das ich zurücklasse ... Es ist wie ein innerer Zwang. Erst wenn ich den blanken Schreibtisch sehe, gestehe ich mir zu, nach Hause zu gehen.«

»Also macht Sie Ihr Perfektionismus kaputt, weil Sie permanent an Ihre Reserven gehen müssen.«

»Stimmt.« Ein schwaches Lächeln huschte über Frau P.s Gesicht. »Den müssen Sie mir irgendwie aus dem Kopf zaubern.«

Als Therapeut ist es mir noch nie gelungen, jemanden dazu zu bringen, seinen Anspruch an sich selbst herabzuschrauben. Folglich, so dachte ich, musste ich erreichen, dass Annette P. quasi sich selbst überlistete, indem sie einen noch höheren Anspruch an sich stellte.

»Was halten Sie davon, wenn wir gemeinsam einen neuen Maßstab entwickeln bezüglich dessen, was eine gute Mitarbeiterin ausmacht, vielleicht sogar eine noch bessere? Das, was Sie von sich verlangen, muss doch noch zu toppen sein.«

Annette P. schaute mich skeptisch an. »Wie, noch anspruchsvoller?«

»Aus meinem Verständnis heraus wäre es für Sie eine noch größere Herausforderung, an einem 9-bis-17-Uhr-Arbeitstag so viel wie möglich zu erledigen, ohne danach kaputt zu sein – durch Pausen zwischendurch und pünktlichen Arbeitsschluss. Effektivität und Selbstfürsorge. Das schaffen nur die Besten …« Ich wartete gespannt, ob sie dieser ausgelegten Fährte folgen würde.

»Wie soll das gehen? Wenn ich Ihren Rat befolge, bleibt jeden Tag ein Stapel an ungeschriebenen Rechnungen, Dokumentationen und Korrespondenzen unerledigt. Genau das halte ich doch nicht aus!«

»Ja, es wird eine echte Herausforderung, wenn Sie sich ab sofort zusätzlich um die Selbstfürsorge kümmern müssen«, bestätigte ich.

Annette P. dachte nach. Ihre klaren blauen Augen wanderten durch den Raum, während ihre sorgsam manikürten Finger unruhig aufs Knie klopften. »Wenn ich Sie richtig verstehe, würde sich dann mit der Zeit der Leidensdruck weg von mir hin zur Geschäftsführung verlagern?«

»Ja, so denke ich mir das. Was meinen Sie, schauen wir, was passiert?«

Wir spielten die Situation mehrmals durch, bis sich Annette P. auf den Plan einlassen konnte. Zum einen sollte sie sich ein Programm auf den Computer herunterladen, das sie alle zwei Stunden daran erinnerte, eine kleine Pause einzulegen, zum Beispiel für ein paar Übungen, sich in der Küche etwas zu trinken zu holen oder die Treppen im Haus einmal hoch- und wieder runterzulaufen, um den Kreislauf zu trainieren. Außerdem sollte sie sich einen Wecker mit einem sehr unangenehmen Ton kaufen, der sie am Arbeitsplatz Punkt 16.55 Uhr dazu aufforderte, Feierabend zu machen. Wir verabredeten, dass ich sie am kommenden Freitag kurz vor zwölf anriefe, um zu besprechen, wie die erste Woche mit den neuen Maßnahmen gelaufen war.

Als ich zum verabredeten Zeitpunkt das Telefon klingeln ließ, wirkte Annette P. deutlich entspannter. Sie hatte sich in eine Ecke im Flur zurückgezogen, damit ihr Chef sie nicht hören konnte.

»Bereits nach zwei Tagen ist es mir tatsächlich zum ersten Mal gelungen, einen Teil des Stapels unerledigt zu lassen. Sie können sich gar nicht vorstellen, wie vorwurfsvoll der mich angeguckt hat!« Sie lachte. »Aber ich hab's geschafft. Und ich habe Pausen gemacht. Natürlich wächst der Stapel nun von Tag zu Tag, und das ist schrecklich anzuschauen. Doch ich sage mir immer wieder: ›Du darfst das! Sei anspruchsvoll und fordere etwas Unglaubliches von dir. Damit du gesund bleibst!‹ Ich hab das auch auf einen Zettel geschrieben, den ich oben auf den Stapel lege, bevor ich nach Hause gehe, sodass er mich begrüßt, wenn ich mir die Sachen am nächsten Morgen vorknöpfe. Das hilft. Genauso wie der fürchterliche Wecker fürs Schlussmachen. Wenn der klingelt, rufe ich laut ›Oh, ich muss Schluss machen!‹ und fange an, meine Sachen aufzuräumen und die Programme zu schließen. Ich weiß genau, wie sehr das meinem Chef auf die Nerven geht. Aber bislang hat er sich nicht getraut, was zu sagen. Ich glaub, der weiß genau, was Sache ist.« Annette P. kicherte in ihr Telefon, und ihre Freude steckte mich an.

Von nun an richtete sie all ihren Ehrgeiz auf das Erfüllen ihrer drei Hauptaufgaben: ihre Arbeit erledigen, so gut es ging, Pausen einlegen und es ertragen, den Stapel abends liegen zu lassen. Der größte Therapieerfolg für uns war, dass sie immer dann ein schlechtes Gewissen bekam, wenn sie an den letzten beiden Aufgaben scheiterte. Der Trickser in ihr funktionierte.

Was sie allerdings belastete, waren die zunehmenden genervten Anfragen, wo denn die Sachen blieben, die sie neuerdings liegen ließ. Doch bevor wir uns intensiver diesem Problem widmen mussten, löste es sich von selbst: Fünf Wochen nach Beginn der Selbstfürsorge bekam Annette P. eine neue Kollegin.

Der passende Rahmen

Auch Heidemarie M. fand für ihr Dilemma eine tragfähige Trickser-Variante. Sie arbeitete als Spitzenmanagerin in einem großen Konzern und war wegen extremer Arbeitsunlust in meine Sprechstunde für akute Krisenintervention gekommen. Mehrere Sitzungen lang besprachen wir ihr Problem, für das wir schließlich eine akzeptable Lösung erarbeiteten. Am Ende unseres letzten Gespräches überraschte sie mich mit einem Geständnis.

»Herr Rauh-Köpsel, eines muss ich Ihnen noch sagen zum Thema des Tricksers in mir, der nach unkonventionellen Lösungen sucht. Ich hätte die letzten Jahrzehnte mit Sicherheit nicht überlebt, wenn ich mich nicht schon seit 28 Jahren mit demselben Liebhaber träfe.«

Ich schluckte und brauchte ein paar Sekunden, um meine Überraschung zu überwinden. »Warum erzählen Sie mir erst in unserer letzten Sitzung von ihm?«

Heidemarie M. drehte an ihrem Ehering. »Ich wusste nicht, ob Sie mich dafür verurteilen und vielleicht gedacht hätten, er sei der wahre Grund für meine beruflichen Schwierigkeiten. Ist er aber nicht. Dessen bin ich mir sicher.« Auf ihrem olivfarbenen Gesicht mit braunen, aufmerksam blickenden Augen lag eine große Ruhe, als sie das sagte.

»Wir Therapeuten recherchieren weder wie Kriminalisten, noch urteilen wir wie Richter. Wir suchen nach Lösungen für innere Konflikte«, erwiderte ich. »Ich freue mich aber, dass Sie heute noch das Vertrauen gefunden haben, mir davon zu erzählen.«

Frau M. überlegte kurz, dann atmete sie tief durch. »Okay, dann sollen Sie auch die ganze Geschichte erfahren. Sie sind der Erste, dem ich alles erzähle, aber Sie sind ja auch so eine Art Priester mit Schweigegelübde.« Sie lächelte fein. »Also, Jürgen und ich, wir lernten uns vor 28 Jahren kennen. Wir liebten uns sehr und zogen zusammen. Allerdings merkten wir schnell: Das geht gar nicht. Dauernd gerieten wir in Streit darüber, wie der andere mit irgendwelchen alltäglichen Dingen umging, Haushalt, Schlafgewohnheiten, das Einhalten von Verabredungen. Nach nur drei holprigen Monaten war es aus. Wir trennten uns. Um zwei Monate später wieder zusammenzukommen. Wir konnten uns einfach nicht vergessen, wir begehrten einander, denn im Bett war es super gelaufen, und auch die Gespräche hatten wir sofort vermisst. Wir schrieben uns wieder Nachrichten und sehnten uns immer mehr nach einander, obwohl er schon bald eine neue Partnerin hatte und ich einige Wochen später ebenfalls jemanden fand. Es half nichts, wir begannen, uns heimlich zu treffen. Das war unglaublich schön und gleichzeitig belastend. Natürlich hatten wir auch ein schlechtes Gewissen. Nicht nur einmal wollten wir aus Rücksicht auf die Partner alles beenden, aber es blieb bei kläglichen Versuchen.« Sie schwieg einen Moment, als zögen einige Erinnerungen an ihrem inneren Auge vorbei. Dann fuhr sie fort: »Das Verrückte ist, Jürgen hat in all den Jahren zweimal geheiratet, ich sogar dreimal, wie Sie wissen. Das klingt vielleicht absurd, aber bereits während ich mich auf eine neue Beziehung einließ, kündigte ich beim jeweiligen Mann an, am letzten Wochenende jedes Monats an obligatorischen Führungskräfteseminaren teilnehmen zu müssen. Ich war beruflich erfolgreich und bekam verschiedene Firmenleitungen zugewiesen, deshalb weckte meine Ausrede nie einen Verdacht. Wer unterstellt schon Untreue, wenn gerade erst alles richtig ins Laufen kommt? So treffen Jürgen und ich uns seit Jahren in immer derselben Pension auf dem Land. Es ist, als ob wir untertauchten, wir haben Sex, wandern und reden über alles, was uns im letzten Monat widerfahren ist und beschäftigt. Wie Sie wissen, hatte ich ja einiges zu verkraften! Nach dem Wochenende begeben wir uns jeder zurück in seinen Alltag mit unseren Ehepartnern, was dann genauso schön ist. Ich weiß nicht, wie es gewesen wäre, wenn wir beide Kinder gehabt hätten. Doch wir haben keine. Zumindest keine eigenen.«

»Sie führen eine echte Liebschaft«, entgegnete ich beeindruckt und nickte. »Sie lieben sich, Sie bringen Leidenschaft mit, und das unterscheidet Ihre Beziehung von einer Affäre. Der Unterschied zu einer klassischen Partnerschaft wiederum ist, dass Sie den Alltag nicht miteinander teilen.«

»Das würde noch heute nicht klappen! Da bin ich mir sicher.«

»Gut möglich. Und vielleicht haben Sie mir auch deshalb erst heute von diesem Arrangement erzählt, damit daran nicht gerüttelt wird. Zumal die monatliche Auszeit und das intensive Eintauchen für Sie zeitweilig überlebenswichtig waren. Sie gewinnen inneren Abstand von allem und erleben dennoch eine intensive Zeit.«

»Ja, wir lachen selbst darüber, dass unsere Liebesgeschichte so viel länger hält als unsere Ehen.«

»Wahrscheinlich, weil Sie frühzeitig merkten, dass das, was Sie verbindet, und das, was Sie trennt, am besten in eine Liebschaft hineinpasst.«

»Stimmt.« Heidemarie M. stand auf und reichte mir zum Abschied die Hand. »Jedes Bild braucht wohl den passenden Rahmen.«

Aber sie muss mich doch lieben!

Noch während meiner Ausbildung zum Psychotherapeuten arbeitete ich in einer Klinik nahe Köln, und man betraute mich mit allen Aufgaben, die man als Kliniktherapeut zu leisten hat: mit der Leitung von Gruppentherapien, Einzeltherapien, autogenem Training, Diagnostik, täglichen Morgenrunden, und – was das Schlimmste für mich war – dauernd musste ich Abschlussberichte verfassen.

In meinem ersten Jahr lernte ich einen 26-jährigen Mann kennen, der mich reichlich überforderte. Max B. war Maurer von Beruf, und sein Arbeitgeber hatte ihn dazu gedrängt, sich in Behandlung zu begeben. Er kam zwar, wusste aber nicht, was er bei mir sollte. In jeder der fünf Therapiestunden, die ihm zustanden, saß er verschreckt vor mir und zog seine Schultern hoch, als befürchtete er Schläge in den Nacken. Allein das zu sehen, war qualvoll. Außerdem gelang es ihm nicht, meinem Blick länger als für den Bruchteil einer Sekunde zu begegnen, bevor er sich abwandte oder den Kopf senkte, was es mir erschwerte, wirklich in Kontakt zu ihm zu treten. Was mich jedoch am meisten verunsicherte, war seine äußerst undeutliche Sprache. Immer wieder musste ich nachfragen, ob ich alles richtig erfasst hatte.

Erst allmählich glaubte ich, zumindest Folgendes verstanden zu haben: Max B. hatte eine vier Jahre jüngere Frau kennengelernt, mit der er mehrere Wochen lang enthemmten Sex gehabt hatte. Bis sie ihn von einem Tag auf den anderen plötzlich abwies. Jeder weitere Versuch, ihr erneut nahezukommen, scheiterte. Sie wolle ihn einfach nicht mehr sehen, was er überhaupt nicht verstehen konnte.

»Warum, warum?«, ächzte er wiederholt. Dass plötzlich alles vorbei sein sollte, ohne zu wissen, warum, quälte Herrn B. so sehr, dass er zu spät auf seiner Baustelle erschien, stundenlang untätig vor sich hingrübelte und schlampig arbeitete, wenn er doch zur Kelle griff. Sein Vorarbeiter hatte sich das eine Weile lang angesehen und ihm nun das Ultimatum gestellt, sich entweder Hilfe zu suchen oder einen neuen Job.

Als ich nach dem Hintergrund seiner Freundin fragte, erfuhr ich mühsam, dass sie die jüngste Schwester vom Anführer seiner Motorradgang war. Neben meinem Mitgefühl äußerte ich daraufhin meine Erwägung, ob sie Max B. nicht vielleicht deshalb abwies, damit sie keinen Ärger mit ihrem Bruder bekam.

»Nein«, versuchte er mir zu erklären, während sein Blick über den Fußboden meines Behandlungszimmers huschte. »Ihr Bruder hat gewusst, dass zwischen uns was lief.« In Max B.s Augen ergab es überhaupt keinen Sinn, dass seine Freundin ihn nicht länger an sich ranließ, und er nuschelte eine Begründung hervor, die ich bis heute wörtlich im Kopf habe: »Aber sie muss mich doch lieben, sie schluckt doch und lässt mich hinten rein!«

Ich habe ewig gebraucht, diesen Satz zu erfassen, erst akustisch und dann, weil ich mir nicht sicher war, ob ich die Worte und den Inhalt korrekt verstanden hatte. Schließlich war jedoch klar: Mindestens ebenso sehr wie die Frage, warum seine Freundin ihn abwies, quälte Max B. die Ungewissheit, ob sie ihn vielleicht noch liebe. Aus seiner Sicht *musste* es sich um Liebe handeln, wenn eine Frau bereit war, sein Sperma zu schlucken und ihm Analsex zu gewähren. Bloß passte eben der Rest ihres Verhaltens nicht zu dem einer Liebenden.

Während Max B. sich von der Unlösbarkeit dieses Widerspruches zermürben ließ, vermutete ich, dass ihn die besagte Frau tatsächlich nicht liebte und den gefühlten Disput zwischen Körper und Geist durch eine Trennung für sich gelöst hatte. Meine entsprechende Deutung, es könne durchaus sein, dass seine Freundin zwar Spaß am enthemmten Sex mit ihm gehabt habe, aber dennoch nicht verliebt in ihn sei, stieß auf völliges Unverständnis bei Max B., ja große Entrüstung.

Den letzten Terminen blieb er fern, obwohl wir noch zwei Therapiestunden zur Verfügung gehabt hätten. Ich bedauerte sehr, ihm nicht mehr vermitteln zu können, dass ich volles Verständnis dafür habe, wenn jemand, der große Gefühle für einen anderen hegt, es nur schwer akzeptieren kann, nicht wiedergeliebt zu werden. In solch einer Lage klammert man sich an jeden Hinweis, der sich als Liebe deuten lässt, und versteht die Person nicht, die einen abweist, obwohl wir doch eine so perfekte Passform annehmen. Doch zu alldem kamen wir ja nicht mehr.

RADIKALE AKZEPTANZ

Das Nichtänderbare annehmen

Vielen tatkräftigen Menschen fällt es schwer, sich mit unumstößlichen Tatsachen abzufinden. Sie verbleiben beharrlich im Modus, das Problem um jeden Preis lösen zu wollen. Dabei wissen sie meist längst, dass dies unmöglich ist. Das Aushalten von Ohnmacht fällt ihnen jedoch schwerer, als sich sinnlos zu verausgaben, und das, obwohl der tägliche Kampf ihr Leben mehr erschwert als die unumstößliche Tatsache selbst, wenn sie denn angenommen werden könnte.

Für einen solchen Fall bedarf es des Werkzeugs sogenannter radikaler Akzeptanz gegenüber dem Unabwendbaren. Denn erst mit der willentlichen Beendigung des verbissenen Ankämpfens wird eine zweite Form der Bewältigung freigesetzt: das Coping. Damit meinen wir Psychotherapeuten die Entwicklung neuer und guter Bewältigungsstrategien, die der betroffenen Person dabei helfen, mit Problemen zu leben, beispielsweise mit einer chronischen Krankheit, mit der Unfähigkeit der Eltern zur Selbstreflexion, mit dem Handicap des Kindes, mit den Eigenarten des Partners …

Euer Kind in meinem Bauch

Es war der bitterste Moment ihres Lebens und so ungeheuerlich, dass Natalie D. mehrmals nachfragen musste, bis sie wirklich verstand, was David sagte: »Wir … ich, Erik und ich, wir wollen das Kind nicht mehr. Es tut uns leid …«

»Was? Wie? Wo ist Erik überhaupt?«

»Ausgezogen!«

Von einer Stunde auf die andere, nachdem herausgekommen war, dass er bereits seit Längerem ein Verhältnis mit einem anderen Mann hatte. David habe sich daraufhin sofort getrennt. Unwiederbringlich. Zu groß sei der Vertrauensbruch. Ein gemeinsames Kind? Kein Gedanke mehr daran!

Allerdings war es schon da, das Kind. Es wuchs in Natalie D.s Bauch. Das Kind, das sie für ihre Freunde austrug und das sie selbst nie haben wollte. Sie liebte ihre Freiheit und hatte sich lediglich aus Freundschaft bereit erklärt, ihren Körper dem homosexuellen Paar zur Verfügung zu stellen. Und des Geldes wegen. Endlich war sie ihre Schulden losgeworden, die sie gemacht hatte, um nach Deutschland kommen zu können. Und nun gedieh dieses Wesen in ihrem Bauch, vierzig Zentimeter groß, ein Kilo schwer. Zappelte fremd in ihr herum, drückte auf den Ischias und ließ sie nachts nicht schlafen. Klaglos erduldete sie es. Für Erik und David, die sie angefleht, die sie schließlich überredet hatten, die Schwangerschaft auf sich zu nehmen, um ihnen diesen sehnlichsten Wunsch zu erfüllen.

Sie hatte sich zwischen beide gelegt, erst mit Erik, dann mit David geschlafen; kurz und emotionslos hatten sie es hinter sich gebracht. Sachlich. Die Angst der beiden, dass sie es sich doch anders überlegen könnte, und ihre beständigen Nachfragen diesbezüglich. »Es bleibt doch dabei, oder?«, wiegelte sie ab, schließlich hatten sie eine Vereinbarung. Und an so etwas hielt sich Natalie D. Ehrensache.

Wie oft hatten sich Erik und David in den letzten Monaten erkundigt, ob sie auch wirklich alles richtig mache, sich gut ernähre, viel an die frische Luft gehe, Stress vermeide? Wegen des Babys, das bereits einen Namen besaß: Jonas.

Noch zwei Monate, dann hätte Natalie D. es überstanden und das Baby abgegeben. Hätte, hätte, hätte ... Jetzt gehörte das Kind ihr, unwiderruflich ...

»Kein Rückgaberecht bei Privatverkauf! Kein Rückgaberecht bei Privatverkauf!«, hämmerte es in ihrem Kopf. Sie schlug sich mit solcher Wucht vor die Stirn, dass sie taumelte.

Natalie D., 31 Jahre alt, stand vor dem Scherbenhaufen ihres Lebensplans, als sie zu mir in die Praxis kam. Sie war groß und mager und sah blass und übernächtigt aus. Unter den entzündeten Augen stachen hart ihre hohen Wangenknochen hervor. Ihr für Ende des siebten Monats erstaunlich kleiner Bauch wölbte sich sanft unter einer Jeanslatzhose.

Nachdem sie mir ihre Geschichte erzählt hatte, unterbrochen von Weinkrämpfen – wobei sie die Gründe, aus denen sie ihren Körper verlieh, vorerst unerwähnt ließ, ebenso das Wie der Empfängnis –, versuchte ich Natalie D. in unserer ersten Sitzung vor allem zu trösten. Ich konnte mir vorstellen, wie unendlich schmerzlich es sein muss, anderen Menschen einen Herzenswunsch zu erfüllen und dann mit der Konsequenz davon mutterseelenallein dazustehen.

Diesen Trost zuzulassen, fiel ihr schwer. Fassungslos und verzweifelt rang sie vor allem mit einer unglaublichen Wut auf sich selbst.

»Wie konnte ich nur so dumm sein, so unendlich dumm, mir das anzutun?!« Eine neue Tränenwelle stürzte aus ihren Augen. »Sie müssen es sich noch mal überlegen. Das kann doch nicht sein!«, flüsterte sie wieder und wieder und drehte sich in einem Hamsterrad aus Selbstvorwürfen und sinnlosen Hoffnungen, dass David und Erik doch noch zur Vernunft kommen und sich versöhnen könnten.

Mich packte Mitgefühl für die schluchzende junge Frau, und ich unterdrückte den Impuls, sie in den Arm zu nehmen, obwohl es ihr bestimmt gutgetan hätte. Doch ist eine solche Geste in der Beziehung zwischen Therapeut und Klientin unangemessen. Genauso wie es zu diesem Zeitpunkt noch nicht angebracht war, Deutungen in Hinsicht auf das schwule Paar vorzubringen, die in meinem

Kopf bereits losratterten. Wahrscheinlich, so nahm ich an, steckte hinter dem massiv nach vorn gebrachten Wunsch nach einem gemeinsamen Kind insgeheim der Rettungsversuch einer bereits brüchigen Partnerschaft. Ich vermutete außerdem, dass beide Männer mit ihren regelmäßig vorgetragenen Befürchtungen bezüglich eines möglichen Zurücktretens von der Vereinbarung seitens der Leihmutter ihre eigene Beziehungsmorbidität unbewusst abwehrten. Oder anders ausgedrückt: Natalie D.s Zuverlässigkeit sollte sie vor ihren eigenen Zweifeln retten.

Um Natalie D. aus ihrer Verzweiflung herauszuholen, verwandte ich den Rest unserer Stunde darauf, ihre Wut weg von sich selbst, hin auf das Paar zu richten, das sie in diese Situation gebracht hatte. Ungeachtet dessen, dass meine Klientin die Denkbarkeit des jetzigen Verlaufs in ihrem Kalkül offensichtlich ganz außer Acht gelassen hatte.

Als sie ging, wirkte sie etwas gefasster. Doch noch immer lag in ihrem Blick die irrationale Hoffnung, dass sich am Ende alles irgendwie regeln würde. Die Hand auf ihren Bauch legend sagte sie: »Es ist nicht meins und wird es nie sein. Sie helfen mir doch, oder?«

Ich nickte, wohl wissend, dass ich damit etwas anderes meinte, als sie in diesem Moment sicher dachte.

Natalie D. war mit drei Geschwistern im Osten der Ukraine aufgewachsen. Die Mutter arbeitete als Lehrerin, der Vater war als Bauarbeiter meist auf Montage und selten zu Hause. Und wenn er da war, trank er zu viel. Schon früh wollte Natalie D. der konfliktreichen Familie und der tristen Neubausiedlung, in der sie lebten, entfliehen und ging nach Donezk, um dort ein kleines »Bisnis«, wie sie mit ihrem leichten Akzent sagte, aufzubauen. Der Versuch scheiterte, als der Krieg begann. Eine Bombe traf das Haus, in dem sie einen Frisiersalon eingerichtet hatte. Über eine Agentur, der sie einen

Haufen Geld bezahlte, fand sie einen deutschen Mann, den sie heiratete und der es ihr ermöglichte, nach Deutschland zu ziehen. Nach zwei Jahren ließ sie sich scheiden. Sie arbeitete hart, um ihre Schulden loszuwerden. Doch nie blieb etwas übrig am Monatsende. Eines Tages traf sie in einem Klub auf Erik und David. Ein Geschenk des Himmels, dachte sie, als die beiden ihr nach einigen Begegnungen den Deal mit dem auszutragenden Kind vorschlugen.

»Haben Sie damals auch darüber nachgedacht, ob die Schwangerschaft und Geburt Sie vielleicht in Ihren Einstellungen verändern könnten?«, fragte ich Frau D. in der folgenden Therapiestunde.

Nein, sie habe nicht lange überlegt. Es würden ja nur neun Monate sein, habe sie gedacht. Und dafür 20.000 Euro zu bekommen, sei einfach zu verlockend gewesen.

»So viel verdiene ich als Friseurin im ganzen Jahr nicht. Jedenfalls was netto dabei rauskommt. Und das kam ja noch obendrauf, denn ich kann ja fast bis zum Schluss arbeiten.« Vor allem, das betonte sie mehrmals, sei sie endlich ihre Schulden los.

Das hatte eine Logik, die ich verstand. Zusätzlich lag ein Gewinn darin, den sie anerkennen konnte und der es ihr erleichterte, die Monate bis zur Geburt in ihrer Unumstößlichkeit zu akzeptieren. Doch wie würde sie sich danach entscheiden?

Allen Ausfluchtversuchen zum Trotz musste ich Natalie D. in den nächsten Sitzungen auf die zwei verbleibenden Möglichkeiten vorbereiten: entweder das Neugeborene umgehend zur Adoption freizugeben oder mithilfe anderer selbst großzuziehen.

Natalie D. konnte sich zu keiner der beiden entschließen. Sie hatte ihr Ziel, irgendwann selbst einen Frisiersalon zu gründen, nie aus den Augen verloren, auch wenn sich die Umsetzung dieses Vorhabens in Deutschland noch schwerer gestaltete als in ihrer Heimat.

»Ein Kind ist da nur ein Klotz am Bein«, meinte sie und zuckte mit den Achseln. »Ich wollte nie eins haben. Meine Freundinnen haben alle einen Kinderwunsch und schieben jetzt ihre Bäuche und Kinderwagen vor sich her und langweilen sich auf Spielplätzen. Aber mir fehlt dieser komische Mutterinstinkt.«

Ihre Worte stimmten mich nachdenklich. Gab es so etwas wie den Mutterinstinkt wirklich? Besaß ich äquivalent dazu einen »Vaterinstinkt«? Oder war das eine wie das andere nur ein soziales Konstrukt? Vermutlich, so überlegte ich, ist es wohl eine Mischung aus beidem, etwas Biologisches sowie soziale Muster, die sich in unterschiedlicher Relevanz herausgebildet haben.

In meinem Freundeskreis gab es einige Frauen, die bewusst keine Kinder wollten. Auf genaueres Nachfragen hin zeigten sich bei einem Gutteil von ihnen nachvollziehbare Gründe dafür: aufgrund unangenehmer Erfahrungen in der Kindheit, wegen finanzieller Probleme oder weil nicht der passende Mann zur rechten Zeit gefunden war. Einige hatten aus gesundheitlichen Gründen auf ein Kind verzichten müssen. Manche richteten sich nach ihrem Partner, der bereits eigene Kinder mit in die Beziehung brachte und nicht noch für weitere aufkommen wollte. Allerdings kannte ich nicht wenige Klientinnen, die nach der Menopause verzweifelt zu mir kamen, da sich ihr Partner aus der kinderlosen Beziehung getrennt und mit einer neuen, jüngeren Frau doch noch Nachwuchs gezeugt hatte. Das war besonders bitter. Und auch in diesen Fällen half am Ende nur die radikale Akzeptanz.

Bei den Gesprächen in den folgenden zwei Sitzungen schritten Natalie D. und ich alle »Räume« von Konsequenzen möglicher Entscheidungen ab, sowohl jene der Adoption als auch das Szenario, tatsächlich alleinerziehende Mutter zu sein. Dabei achtete ich darauf, die eventuellen positiven Effekte einer Mutterschaft ebenfalls in den Blick zu nehmen. Aus eigener Vaterschaft wusste ich, dass man sich als Mann vor der Geburt oft nur die Schwierigkeiten, die eingeschränkten Freiräume, die unumstößlichen Verzichte vorstellt und selten den emotionalen Gewinn: das Strahlen in den Augen des Kindes, dieses uneingeschränkte Vertrauen, die Arglosigkeit, die Wärme, die man gibt und die doppelt zurückkommt. Das soziale Netz im Alter, wenn alles gut läuft.

Letztlich schälte sich für Natalie D. folgende vorläufige Lösung heraus: Sie wollte sich Zeit geben für eine endgültige Entscheidung. In den Tagen nach der Geburt würde sie ganz für sich allein nachspüren, ob sie sich auf eine Mutterschaft einlassen könnte.

Zu einer weiteren Sitzung kam Natalie D. nicht mehr. Ich wusste also nicht, wie so oft, wofür sie sich entschieden hatte. Bis ich eines Tages eine SMS erhielt: »Ich behalte es, danke!«

Ich musste lachen. Am Ende hatte sie womöglich doch noch der so gefürchtete Mutterinstinkt gepackt.

Der achte Arzt

»Hoffnung ist in Wahrheit das übelste der Übel,
weil sie die Qual der Menschen verlängert.«
F. Nietzsche

Sterben zu lernen, ist sicher die größte Herausforderung radikaler Akzeptanz. Wie lange darf man hoffen, dem Tod doch noch von der Schippe zu springen? Wann gilt es, das Unabwendbare anzunehmen? Welche Hilfe ist angemessen und sinnvoll? Jeder von uns muss diesen Weg gehen. Doch manchen trifft es zu einem Zeitpunkt, an dem er oder sie noch nicht bereit ist dafür.

Eines Tages rief mich die Ehefrau eines Paares an, das seit 35 Jahren verheiratet war. Ihr Mann habe Lungenkrebs, sagte sie, mit zahlreichen Metastasen. In den letzten Monaten seien sie bei sieben Fachärzten gewesen, und alle hätten ihnen zu verstehen gegeben, es bestünde keine Hoffnung auf Heilung. Der zuletzt konsultierte

Mediziner, Dr. K., gehe davon aus, dass ihrem Mann vermutlich nur noch wenige Monate zu leben blieben. Deshalb rufe sie an, denn er empfahl ihnen, sich gemeinsam therapeutische Begleitung zu holen, um das Unabwendbare annehmen zu lernen.

»Bitte lassen Sie uns nicht lange warten«, bat sie zum Schluss. Ihre Stimme klang matt, als habe sie die Sätze schon oft abgespult. Ich kannte Dr. K. und begrüßte seine Empfehlung. So vereinbarte ich in meiner psychotherapeutischen Sprechstunde, die ich einmal pro Woche für Notfälle bereithielt, einen baldigen Termin mit den Eheleuten. Dieser Rahmen ermöglichte es mir, mit jedem Patienten bis zu sechs Termine à 25 Minuten abzuhalten. Manchmal legte ich mehrere dieser kleineren Einheiten zusammen und beraumte für das erste Gespräch dieses Falles entsprechend einen Fünfzig-Minuten-Termin an.

Edda und Hans W. waren ein äußerst sympathisches Paar. Wie Edda W. mir bereits am Telefon kurz angedeutet hatte, waren beide gemeinsam Inhaber eines Ladens für Jalousien. Ihr Mann sei der Chef gewesen, sie habe die Buchhaltung gemacht. Nun würde es ihr ältester Sohn wohl übernehmen müssen.

Die Eheleute wirkten sehr harmonisch, fast symbiotisch miteinander. Schon äußerlich in der aufeinander abgestimmten Kleidung. Beide trugen dunkelblaue Outdoor-Funktionsjacken mit farblich passenden Sneakern und einem sportlichen Kurzhaarschnitt. Selbst die Gesichtszüge hatten sich im Laufe der Zeit anscheinend angeglichen. Man hätte sie für zweieiige Zwillinge halten können. Als sie nebeneinander in den Sesseln Platz nahmen, griffen sie sofort nach der Hand des anderen und hielten sie die ganze Therapiestunde hindurch fest.

Was mich erstaunte: Obwohl ihre Gesichter unverkennbar von der seit Monaten bestehenden Sorge und Verzweiflung gezeichnet waren, strahlten die beiden mich an, als hätten sie gerade im Lotto gewonnen. Ich setzte gerade an zu wiederholen, was ich aus dem Vorgespräch verstanden hatte, um dann gemeinsam ein entsprechendes Therapieziel zu erarbeiten – in diesem Falle vermutlich »radikale Akzeptanz« des bevorstehenden Todes von Herrn W. –, als Edda W. mich höflich unterbrach: »Wir danken Ihnen sehr, dass Sie sich so schnell Zeit für uns genommen haben. Aber ich denke, das ist nun nicht mehr nötig. Wir wollten bloß den Termin nicht einfach so absagen.«

»Wie, nicht mehr nötig?«, fragte ich verblüfft. War etwa eins der seltenen Heilungswunder geschehen? Ich hatte so etwas zwar noch nie in meinem Umfeld erlebt, doch halte ich es grundsätzlich für nicht unmöglich. Extrem selten gibt es aus den unterschiedlichsten Gründen sogenannte Spontanheilungen. Was mir vor allem zeigt, welch großes Wunder das Zusammenspiel von Körper, Geist und Seele ist.

»Wir haben noch einen weiteren Arzt aufgesucht«, erklärte Hans W. Ich horchte auf.

»Und der hat was ganz anderes gesagt«, fiel ihm seine Frau ins Wort. »Nämlich dass die Lage für Hans keineswegs hoffnungslos ist. Dieser Doktor beherrscht ganz andere Methoden, die er uns sehr ans Herz gelegt hat.«

»Was genau soll das sein?«, fragte ich beunruhigt nach.

»Das wissen wir noch nicht«, erwiderte sie.

»Es sind ganz neue und ungewöhnliche Praktiken«, ergänzte er.

»Was Spirituelles unter anderem.« Edda W. lächelte. »Wir kennen uns da ja nicht so aus, aber Genaueres erfahren wir noch. Jedenfalls sagte dieser Arzt, dass er außerdem Kollegen im Ausland habe, die er uns empfehlen könne. Mit denen habe er in vergleichbaren Fällen schon sehr eng und erfolgreich zusammengearbeitet.«

»Man muss doch alles nur Mögliche ausprobieren, oder?« Hans W. warf mir einen Blick zu, in dem ich eine stumme Bitte nach Zustimmung ausmachte.

»Kommt darauf an«, wandte ich vorsichtig ein. »Es gibt da auch ...«

»Wir wollen jedenfalls nichts unversucht lassen«, unterbrach mich Herr W. und schaute liebevoll seine Frau an. »Damit ich mir keine Vorwürfe machen muss, Edda einfach so zurückgelassen zu haben, obwohl ich noch etwas hätte tun können. Und dieser Arzt klingt wirklich kompetent und seriös! Wir haben beide ein gutes Gefühl.«

Und dann kam es wie aus einem Mund: »Und endlich wieder Hoffnung!«

Ich brauchte einen Moment, um in mich hineinzuhorchen, denn ich fühlte mich in einer äußerst verzwickten Lage. In den Blicken der beiden war zweifellos zu sehen, wie sehr sie von mir erwarteten, die Freude mit ihnen zu teilen. Gleichzeitig konnte ich den Aussagen des mir unbekannten Arztes keinen Glauben schenken. Sicher ist es sinnvoll, die klassische Medizin um alternative Methoden wie die jahrtausendealte asiatische Heilkunde, Akupunktur, Ayurveda oder Shiatsu zu ergänzen, um die Nebenwirkungen der Behandlungen besser zu vertragen, das Immunsystem wiederaufzubauen und langfristig zu stärken und zurück in die eigene Energie zu finden. Und auch im Prozess des Sterbens haben sich ganzheitliche Ansätze nachweisbar bewährt, etwa bei der Linderung von Symptomen, die Krankheit, Medikamente oder das Sterben selbst auslösen, oder bei Praktiken, die Schmerzen, Müdigkeit und Schwäche erträglicher machen. Manchen meiner KlientInnen half eine spezielle Atemtherapie. Aber es gibt eben leider auch viel Scharlatanerie unter solchen Angeboten. Und bei diesem absoluten Heilversprechen des neuen Arztes schrillten all meine Alarmglocken. Denn selten irren sich gleich sieben Ärzte auf einmal.

Mir schoss die berühmte Frage durch den Kopf: *Was würdest du tun, wenn du wüsstest, dass du bald sterben musst?* Mit Sicherheit lässt sich das erst beantworten, wenn man selbst in solch eine Situation gerät, doch ich stellte mir vor, mir im Auge meines baldigen Todes alles zu gönnen, was mir Spaß macht und was ich vielleicht schon immer tun wollte, wofür mir aber stets die Zeit gefehlt hat, und vor allem, was möglichst nichts mit meiner Krankheit zu tun hätte. Ich dachte an sogenannte »Löffellisten«, auf denen man notiert, was man alles unternehmen möchte, bevor man den »Löffel abgibt«, wie sie im Film *Das Beste kommt zum Schluss* mit Jack Nicholson und Morgan Freeman vorkommen. Die Hoffnung stirbt zuletzt, dachte ich. Nicholson überlebte ... Oder hat Nietzsche recht, dass Hoffnung das übelste aller Übel sei?

Wie sollte ich mich dem Paar gegenüber verhalten? Ich stoppte meine Gedanken und entschied mich dafür, Patenschaft für meine Zerrissenheit zu übernehmen.

»Ihr neuer Arzt möchte Ihnen Hoffnung machen. Und wenn sie berechtigt ist, dann ist das eine sehr gute Sache. Allerdings meinen es die Ärzte vor ihm genauso gut mit Ihnen, und ich denke, sie wollen, dass Sie aus der verbleibenden Zeit das Beste machen. Um das hinzubekommen, müssen Sie jedoch den Tod als unabwendbar akzeptieren. Und dafür brauchen Sie wahrscheinlich wirklich eine Begleitung wie mich. Gemeinsam können wir überlegen, wie Sie die Zeit, die Ihnen bleibt, am intensivsten und schönsten nutzen können.«

»Jaja, aber verstehen Sie doch«, rief Hans W. aus, »ich muss doch vielleicht gar nicht sterben!«

»Mein Mann und ich haben, wenn alles gut geht, noch zig Jahre vor uns, um all dies zu machen! Jetzt soll er erst einmal gesund werden. Und dafür sind wir bereit, *alles* zu tun!« Ein ärgerlicher Ton schwang in Frau W.s Stimme, als sei ich ein uneinsichtiges Kind, das sich nicht vom doch Offensichtlichen überzeugen ließ.

»Wir sind Ihnen sehr dankbar«, lenkte ihr Mann ein, »dass Sie bereit waren, uns zu begleiten, wenn es so weit ist. Aber im Moment brauchen wir unsere ganze Kraft für die Hilfe des neuen Arztes.«

Die Vehemenz, mit der beide sich an diesen Strohhalm klammerten und ihre Hoffnung verteidigten, war so stark, dass mir nichts anderes übrig blieb, als ihnen zu empfehlen, wenigstens kritisch zu bleiben, was den Arzt anging.

»Rufen Sie mich an, falls Sie doch noch meine Hilfe brauchen«, wiederholte ich mein Angebot. Es verpuffte im Therapieraum.

Acht Monate später rief mich Dr. K. an, der mich damals dem Ehepaar empfohlen hatte. Er müsse das mal loswerden. Eben sei Frau W. bei ihm in der Sprechstunde gewesen. Es habe alles ganz grausam geendet. Vor wenigen Wochen sei ihr Mann unter schrecklichen Schmerzen gestorben. Dieser achte Arzt hätte eine unsinnige Maßnahme nach der anderen eingeleitet, außerdem wären sie in den USA gewesen, wo Hans W. schmerzhafte Behandlungen über sich ergehen ließ. Alles wäre unglaublich stressig und aufwühlend gewesen. Vor allem aber vergeblich. Und dafür hätten sie privat auch noch mehrere Zehntausend Euro bezahlt.

»Wären wir doch lieber auf Kreuzfahrt gegangen, statt all diese Quälerei zu ertragen«, habe ihr Mann zuletzt gesagt. Das belaste Frau W. sehr.

Ich dankte Dr. K. für diese Information, die ich so gefürchtet hatte. Recht zu behalten, ist nicht immer eine befriedigende Erfahrung.

Ambivalenzen

Als ich noch in Dresden an der Klinik arbeitete, beriet ich einmal einen Freund, der seit fünf Wochen mit einer acht Jahre jüngeren Frau in einer »verhexten« Beziehung steckte, wie er sagte.

Thorsten war Anfang dreißig, und wir trafen uns zweimal pro Woche zum Tischtennis in einem Verein. Nach jahrelangem Judo, Basketball und Handball hatte ich dieses schnelle Spiel gerade für mich entdeckt, das einen erholsamen Ausgleich zu meiner oft stressigen Arbeit bot.

Ringsherum klackten die Bälle auf die Platten und verrieten lange Ballwechsel, während unser Spiel eher schleppend verlief. Es hatte ihn also erwischt, meinen Freund, der von Natur aus vorsichtig war und es sich dreimal überlegte, bevor er auf eine Frau zuging. Spielte er deshalb heute so unkonzentriert? Ich hatte gerade zwei Sätze gegen ihn gewonnen, was selten passierte, und wir machten eine Pause.

»Du hast dich verliebt, und nun klemmt es«, nahm ich das Gespräch, das wir vor dem Spiel begonnen hatten, wieder auf. »Wieso?«

Thorsten griff nach einer Wasserflasche und trank ein paar Schlucke, bevor er antwortete: »Zuerst hat sie sich total für mich interessiert, ich aber kaum für sie. Na ja, sie war nett und so, mehr aber nicht.« Er seufzte, stellte die Wasserflasche ab und ließ sich auf eine Bank fallen. Ich setzte mich neben ihn. »Danach war's genau umgekehrt. 'ne ganze Zeit sind wir uns aus dem Weg gegangen, bloß um danach intensiv aufeinanderzustoßen. Wir planen viele Unternehmungen und so, aber fast immer kommt etwas dazwischen. Gerade war sie drei Tage bei ihrer Mutter in Bayern, und ich habe sie so sehr vermisst, dass ich ihr am liebsten nachgereist wäre. Jetzt ist sie wieder da, und plötzlich läuft es eher lau zwischen uns. Es ist wirklich verrückt.« Thorsten schüttelte den Kopf und fuhr sich mit den Händen durchs Haar. »Mal krieg ich mich nicht ein vor Glück mit ihr, mal bin ich total fertig. Am liebsten möchte ich Schluss machen, weil mir das alles irgendwie zu anstrengend ist. Andererseits macht sie mich unglaublich an. Ich bin verliebt und kann sie doch nicht einfach so abservieren! Sag du mir, was ich tun soll.« Unter seinen buschigen Augenbrauen hervor bedachte mich Thorsten mit einem traurig-lieben Dackelblick, in dem Hoffnung glomm. »Du kennst dich doch aus mit so was.«

»Hm, wenn du mich fragst, klingt das Ganze ziemlich psychologisch«, sagte ich direkter, als ich es einem Klienten gegenüber geäußert hätte, wechselte jedoch in den therapeutischen Modus, als ich sah, wie er zusammenrutschte. »Jedenfalls hochambivalent. Merkst du das nicht selbst? Du steckst in einem Beziehungssystem, das längst selbst erhaltende Strategien entwickelt hat, damit auch zukünftig alles ambivalent bleibt.«

Thorstens Stirn kräuselte sich. »Hä, ich mach das doch nicht mit Absicht! Verstehe ich nicht.«

»Es gibt nicht nur ein Ich und ein Du, es gibt auch ein Es. Etwas Übergeordnetes. Quasi der Motor des Systems.« Thorsten war Ingenieur. Vielleicht verstand er das technische Bild besser. »Wenn sich Beziehungen zum Beispiel auf die Ausgewogenheit von Anziehung und Abschreckung eingespielt haben, so bilden sie Selbstorganisationsstrukturen aus, wodurch das Gleichgewicht der beiden Kräfte auf Dauer erhalten bleibt. Zuerst wollte die Frau, aber du nicht, dann umgekehrt. Anschließend beide gar nicht, um danach umso intensiver angezogen zu werden. Jetzt wollt ihr beide, doch immer kommt etwas dazwischen, und in der Ferne spürt ihr die Anziehung mehr als in der Nähe.«

»Lässt sich so ein Motor nicht einfach wieder abstellen?«

Den Zahn musste ich meinem Freund leider ziehen. Ich begann damals erste Materialien für ein Buch zu sammeln, in dem ich Beziehungsdynamiken von Paaren vom ersten Verliebtsein bis zu Trennung oder Tod untersuchte. Am Ende kam ich auf vierhundert verschiedene Muster, doch eins war mir bereits zu diesem Zeitpunkt klar: In den ersten sechs Wochen einer beginnenden Partnerschaft etabliert sich das Grundmuster einer Beziehung in seiner Dynamik, das sich später selten noch signifikant verändert.

Also sagte ich: »Das glaube ich nicht. Wenn du Lust hast, können wir schauen, was die besondere Anziehung und was die unabwendbare Abschreckung zwischen euch begründet.«

»Nee, nee«, wehrte Thorsten grinsend ab. »Mit dir mache ich keine Therapie!« Er schwieg eine Weile. Seine Augen folgten dem endlosen Hin und Her eines Balles auf der gegenüberliegenden Platte. »Du meinst also, ich müsse das so hinnehmen. Ich komm da nicht wieder raus, richtig?«, fragte er schließlich mit einer Hoffnungslosigkeit in der Stimme, die mein Mitleid weckte.

»Erst mal wirst du das wohl so akzeptieren müssen«, erwiderte ich und beobachtete ebenfalls das Spiel. »Ist jedenfalls eine Möglichkeit, wenn du der Frau nicht doch lieber gleich den Laufpass geben willst.« Endlich machte der eine der beiden Spieler einen unerreichbaren Schmetterball, und der ungewöhnlich lange Ballwechsel war zu Ende. Ich schaute Thorsten lächelnd an. »Entweder ihr merkt, dass Dauerambivalenzen keine Basis für eure Partnerschaft sind, und ihr trennt euch. Oder es gelingt euch, die Widersprüchlichkeit grundsätzlich zu akzeptieren und passende Beziehungsformen zu erproben, in denen so ein Hin und Her gut aufgehoben ist, ihr es quasi ›professionalisiert‹. Vielleicht entdeckst du auf diese Weise sogar Freude an der Jagd? Mal bist du der Jäger, mal der Gejagte, und umgekehrt. Das kann eine Beziehung ganz schön lange lebendig halten. So manche heiße Affäre lebt davon.«

Thorsten schaute mich zweifelnd an. Er stand auf. »Genug gequasselt. Lass uns spielen.«

Während der nächsten Wochen mieden wir das Thema einvernehmlich und redeten wie sonst über die üblichen Männerthemen wie Dynamo Dresdens Verlust seiner besten Spieler Matthias Sammer und Ulf Kirsten, der uns damals sehr beschäftigte. Erst ungefähr drei Monate nach unserem Gespräch sagte Thorsten mitten im Spiel beiläufig: »Übrigens, ich hab 'ne Neue.«

»Wow! Das ging ja schnell«, staunte ich. »Und – wieder Ambivalenzen?«

»Nö, dieser Motor läuft einwandfrei«, lachte er und zog elegant einen Schmetterball über die Platte.

Abgelenkt

In Köln arbeitete ich einige Monate in einer Rehaklinik, die psychotherapeutische Begleitung anbot. Das war kein einfacher Job, denn vielen PatientInnen dort wurde die Psychotherapie eher aufgedrückt, als dass sie selbst das Bedürfnis danach verspürten. Wer allerdings zu einer Behandlung gezwungen wird, versteht oft nicht, wie sie ihm helfen kann, eigene Verhaltensweisen oder bestimmte Erfahrungen besser nachzuvollziehen beziehungsweise zukünftig zu vermeiden.

So auch Stephan M. Dieser Bulle von einem Mann, dessen Arme zahlreiche Tätowierungen schmückten, fuhr seit 21 Jahren als Lkw-Fahrer für ein Logistikunternehmen und war in den letzten Monaten innerhalb von vier Wochen in gleich vier kleinere Unfälle verwickelt gewesen, weshalb ihm die Firma gekündigt hatte. Herrn M. belastete das so sehr, dass er in einer Depression versank und sein Arzt ihn in unsere Klinik schickte, da er hier schneller einen Therapieplatz bekam als anderswo.

Stephan M., der sich als Opfer von totalem Unverständnis seitens der Firma sah, verstand die Welt nicht mehr. Er sei über zwanzig Jahre unfallfrei für seine Spedition Lkw gefahren. »Da kann man mich doch nicht einfach so rausschmeißen!«, ereiferte er sich bei unserer ersten Sitzung und ließ ein paarmal seine geballte Faust durch die Luft schwingen. »Ich liebe meinen Job und bin ein

Superfahrer! Okay, ich habe ein paar kleine Unfälle gehabt. Aber sorry, Herr Doktor, das geht nicht gegen Sie persönlich, dafür brauche ich doch keinen Seelenklempner!« Vehement leugnete er, dass diese Anhäufung von – wenn auch kleineren – Unfällen irgendetwas mit ihm als Fahrer zu tun haben könnte.

Nun, wir hatten einige Stunden zusammen zu verbringen, und so versuchte ich mein Bestes, der Ursache für die Häufung der Zusammenstöße auf die Spur zu kommen, oder, falls dies misslingen sollte, Herrn M. beim Loslassen der Firma auch ohne Rehabilitation zu helfen.

»Herr M., erzählen Sie mir doch mal ganz genau, wie das alles passiert ist. Und bitte, mich interessiert jedes Detail.«

Sofern ich seinen Schilderungen trauen konnte, war er tatsächlich nicht der eigentliche Verursacher der Schäden gewesen. Mal musste er einem »Trottel« ausweichen und riss dabei die hinteren Meter des Anhängers an einer Planke auf, mal hatte er zwar einen Baustellenblinker übersehen, der jedoch so miserabel angebracht gewesen war, dass es »da mit Sicherheit ständig krachte«.

»Hm, das klingt tatsächlich nicht nach größeren Sachen. Aber gab es in den zwei Jahrzehnten ihres täglichen Fahrens nicht auch zig ähnliche Situationen, die Sie unfallfrei gemeistert haben?«

»Klaro, Hunderte! Und da hat's nie auch nur 'nen Kratzer gegeben.«

Aha, dachte ich. Womöglich gab es also doch etwas, das sich in letzter Zeit verändert hatte.

»Hm, waren Sie in diesem ereignisreichen Monat vielleicht nicht ganz so aufmerksam wie sonst?«

»Also hören Sie mal! Mich kann man zwölf Stunden lang auf dem Sitz festschnallen, was heute gar nicht mehr erlaubt ist, und ich mach nicht ein einziges Mal die Augen zu. Ich liebe meinen Job! Und ich bin verflucht gut!« Er klopfte sich auf die beeindruckend breite Brust, über die sich kursiv ein aufs T-Shirt gedruckter Spruch spannte: »*Niemand ist perfekt. Aber als Lkw-Fahrer ist man verdammt nah dran.*«

Seine Berufsehre war ihm zu wichtig, als dass er einen Kratzer daran zulassen konnte. Ich versuchte es mit einem Perspektivwechsel. »Könnte es eventuell sein, dass Sie zwar meinten, Ihre Aufmerksamkeit vollkommen dem Straßenverkehr zu schenken, ein paar Gedanken Sie jedoch ablenkten? Hatten Sie möglicherweise auch im Privaten damals eine turbulente Zeit?«

Ich hatte ins Schwarze getroffen. Stephan M.s Blick verschleierte sich. »Ja, das kann man wohl sagen ...« Er stockte. Dann liefen ihm zu meiner großen Überraschung plötzlich Tränen über die stoppeligen Wangen. »O Gott, jetzt heule ich wie ein Balg, entschuldigen Sie.«

»Kein Problem, das bin ich gewöhnt. Erzählen Sie, was war los?«, ermunterte ich ihn.

Herr M. schnäuzte sich ausgiebig, dann erfuhr ich, dass seine Tochter in dieser Zeit von zu Hause aus- und zu ihrem Freund gezogen sei, den er und seine Frau fürchterlich finden. Er habe so eine Angst um seine Tochter, die sich diesem Idioten an den Hals geworfen habe und ihn zu allem Überfluss auch noch heiraten wolle.

»Die versaut sich das ganze Leben!«, krächzte er. Obendrein habe es damals einen »Riesenärger« gegeben, da herausgekommen war, dass seine Frau Material der Firma, für die sie arbeitete, bei einer Party verwendet hatte. Ausgerechnet ein eingeladener Kollege hätte sich verquatscht. »Wir wissen nicht, ob Jule nicht auch noch gekündigt wird. Die Ka... ist richtig am Dampfen. Das macht mich echt fertig, verstehen Sie?«

»Ja, das verstehe ich sehr gut«, bestätigte ich Herrn M.s Gefühle, die auszudrücken ihm sichtlich schwerfiel. Trotzdem war der Bann gebrochen, und Stephan M. konnte endlich zugeben, dass er beim

Fahren in jener Zeit nicht in der Lage gewesen war, das Grübeln über all die privaten Schwierigkeiten ganz abzuschalten. Diese Einsicht war die zentrale Wende gegen seine Bockigkeit. Er hatte die Realität seines Verhaltens akzeptiert.

In den folgenden Therapiestunden zeigte sich Herr M. nicht nur bereit, all seine familiären Nöte mit mir durchzuarbeiten. In der vorletzten Woche schrieb er sogar an den Chef seiner ehemaligen Firma einen Brief, in dem er ihm gegenüber erstmals eingestand, dass er wohl durch seine beeinträchtigte Aufmerksamkeit doch nicht ganz unschuldig an den vier kleinen Unfällen gewesen sei. Nun habe er jedoch alle belastenden Themen in der Klinik intensiv besprochen und verarbeitet. Zwei Tage vor Herrn M.s Abreise erhielt er einen Brief von seinem Chef, der ihn aufforderte, sich nach Ende der Reha wieder im Unternehmen einzufinden. Damit hatten weder Herr M. noch ich gerechnet.

SCHMERZLICHE ENTSCHEIDUNGEN

Abschied von der »Totalität des Möglichen«

Man sagt, der Schlaf ist der kleine Bruder des Todes. Das Gleiche lässt sich über Entscheidungen sagen. Indem wir uns für etwas entscheiden, entscheiden wir uns gleichzeitig für das Sterben anderer Denkbarkeiten. Und damit gegen das Verbleiben in der »Totalität des Möglichen«, das doch so angenehm ist. Im Bilde gesprochen fahren wir manchmal im Kreisverkehr eine Runde nach der anderen, damit alle Ausfahrten optional bleiben. Wir vermeiden den Verzicht und die damit verbundene Trauer um das, was wir verpassen könnten.

Manche entscheiden sich beinahe ohne Schmerz, weil sie ihren Fokus darauf richten, was sie mit ihrer Entscheidung gewinnen. Andere tun sich mit Entscheidungen schwer, weil sie sich in bunten Bildern vorstellen, was sie dadurch einbüßen. Wir sind alle wie Zauberer mit nur einem Zylinderhut, unter den weniger Kaninchen passen, als uns lieb ist. Deshalb ist es schmerzlich, die davonhoppeln zu sehen, die wir in unserem Leben nicht unterkriegen. Es lässt uns manchmal sogar an Entscheidungen zweifeln, die wir längst vollzogen haben.

Schweigt der eine, sagt es der andere

Als Behjat G. die Mütze abnahm, ihr schwarzes langes Haar über die Schultern fiel und sie den Kopf nach vorn neigte, wurde für alle mit einem Schlag sichtbar, was sie bewegte: mehrere kreisrunde kahle Stellen, die wie Monde erschreckend hell zwischen dem dunkelglänzenden Rest leuchteten. Sie war erst kürzlich zu einer meiner Therapiegruppen dazugestoßen und hatte zur allgemeinen Verwunderung bisher die Mütze nie abgesetzt. Nun wussten wir, warum.

»Seit wann haben Sie das?«, fragte ich.

Es habe vor fünf Monaten begonnen, erzählte die 27-jährige Iranerin, morgens habe sie in der Bürste immer mehr Haare gefunden und eines Tages die ersten kahlen Stellen entdeckt. Einen Arzt nach dem anderen habe sie aufgesucht. Doch keiner habe ihr helfen können. »Es sei wohl psychisch bedingter Stress, meinte der letzte schließlich. Deshalb bin ich hier.«

»Gibt es denn etwas, das dich belastet und das vor fünf Monaten begonnen hat?«, fragte Karin O., eine Gruppenteilnehmerin, die Psychologie studierte und seit Jahren mit starken unspezifischen Schmerzen kämpfte.

Behjat G. dachte kurz nach. »Ich steckte mitten in meinen Abschlussprüfungen. Klar war das stressig. Allerdings habe ich schon ganz anderes hinter mir. Das Physikum zum Beispiel war schlimmer.«

»Etwas Persönliches vielleicht?«, hakte Lisa F., eine andere Teilnehmerin, nach, die mitten in einer Trennung steckte. »Liebeskummer?«

»Nein, nein«, wehrte Behjat G. ab. »Ich bin verheiratet. Mein Mann unterstützt mich in allem. Hm ...« Erneut überlegte sie. »Ich bin nicht sicher, ob es damit zusammenhängen kann. Aber mein Papa ist mitten in der Prüfungszeit verstorben.«

Für mich lag es nahe, dass ein Zusammenhang bestand zwischen dem Verlust des Vaters und dem Verlust der Haare kurze Zeit darauf. Eventuell war inmitten der Prüfungen die Trauerarbeit zu kurz gekommen?

»Psyche und Körper stehen in einem wechselseitigen Ausdrucksverhältnis. Sie melden sich besonders dann lautstark, wenn einer der beiden nicht genügend gewürdigt wird«, erklärte ich. »So ist ein schlimmer Unfall psychisch leichter zu verkraften, wenn damit eine körperliche Verletzung einhergegangen ist. Und umgekehrt, einer psychischen Erschütterung folgt oft eine somatische, also körperliche Störung, wenn der Grad der Erschütterung sonst keinen Ausdruck dafür erfuhr und der Seele nicht genügend Raum gegeben wurde. Schweigt der eine, sagt es der andere!«

»So wie ich immer Angst hatte, meine Wut über meinen Mann zu zeigen, und deshalb Magengeschwüre bekam?«, fragte Lisa F.

»Vermutlich«, bestätigte ich und wandte mich wieder an die junge Iranerin. »Wie war denn Ihr Verhältnis zu Ihrem Vater?«

»Er war alles für mich«, sagte sie leise, während sie sich ihre Mütze überzog. »Ich war ein Papakind, verstehen Sie? Sein ganzer Stolz. Dass ich Medizin studieren durfte, war sein größtes Glück, da ihm das selbst verwehrt geblieben war im Iran, weil er ... als Bahai hat man uns verfolgt ...« Plötzlich verbarg sie das Gesicht im Arm.

Ich gab den anderen ein Zeichen, sich zurückzuhalten, damit Behjats Gefühle, die nun aufbrachen, Raum fassen konnten. Ich wusste wenig über das Bahaitum, fiel mir auf. Einmal betreute ich eine andere Klientin, die zur Berliner Bahai-Gemeinde gehörte. Wie Behjat war sie vor der Verfolgung mit ihrer Familie nach Deutschland geflüchtet und erzählte mir, dass man ihnen im Iran grundsätzliche Menschenrechte wie Bildung und Versammlungsfreiheit verweigerte und viele Glaubensgenossen im Gefängnis saßen, seit die Mullahs die Macht übernommen hatten.

Nach einer Weile, während der die Gruppe schweigend abgewartet hatte, bis Behjat G.s Schluchzen abebbte, wischte sich die Iranerin über das Gesicht und erzählte: »Mein Papa war im Gefängnis und wurde gefoltert. Als er freikam, flüchteten wir sofort nach Deutschland. Für ein Studium blieb ihm keine Zeit. Er musste

Geld verdienen und arbeitete als Krankenpfleger. Meine Mutter als Krankenschwester, damit wenigstens mein Bruder und ich zur Uni konnten.«

Ich fragte mich, wie man unter den Bahai wohl trauerte. Ob es wie bei den Juden aufwendige Rituale gab, deren Einhaltung die Glaubensgemeinschaft erwartete.

»Haben Sie angemessen trauern können, so mitten im Prüfungsstress?«

Behjat schüttelte den Kopf und betrachtete ihre Hände, die in ihrem Schoß lagen. »Dafür hatte ich keine Zeit. Ich habe mich bloß gefragt, was mein Vater wohl gewollt hätte, und kam zu dem Schluss, dass ich meine Prüfungen mache, das hätte er gewollt! Dessen war ich mir sicher. Also habe ich mich zusammengerissen und gelernt. Bin nicht mehr zu den Treffen der Bahai gegangen, obwohl die mich immer wieder einluden. Vielleicht war das ein Fehler.« Behjat sah auf, blickte sich in der Runde um. In den Mienen der anderen GruppenteilnehmerInnen zeigte sich Mitgefühl. »Wenn die Tränen kamen, habe ich mir Papas Stimme vorgestellt, wie er sagt: ›Heul nicht, sondern mach weiter, Kind!‹, und mich zusammengerissen. Jetzt hab ich den Schein. Er wäre so stolz auf mich.« Sie lächelte. Ihre Augen glänzten.

»Ich vermute, wie gesagt, einen Zusammenhang zwischen unterdrückter Trauer und Ihrem Haarausfall. Sehen Sie das auch so?«, wandte ich mich nun an die Gruppe. »Das können wir gern gemeinsam diskutieren.«

Ringsherum nickten die TeilnehmerInnen.

»Dann lassen Sie uns eine kleine Trauergemeinde bilden, in der Frau G. mit ihrem Haar in den Dialog treten wird.« Für mich stellte das Psychodrama eine passende Methode dar, um die Verbindung zwischen Psyche und Körper dieser Klientin wiederherzustellen, insbesondere die Technik des Rollentausches. Denn nur so können

Klienten ihren Symptomen eine Stimme geben und in der anderen Rolle zuhören, was ansonsten unausgesprochen und damit unverstanden bliebe.

»Frau G., sind Sie bereit für ein zugegeben etwas ungewöhnliches Gespräch mit Ihrem Haar und möchten sich anhören, warum es ausfällt und was Sie vielleicht dagegen tun können?«, wandte ich mich an die junge Frau. »Ich bin bei Ihnen und unterstütze Sie.«

»O je, ob ich das kann? Klingt kompliziert ...« Behjat G. war skeptisch, allerdings auch neugierig genug, um sich schließlich darauf einzulassen.

Ich bat sie, ihren Stuhl zu nehmen und in der Mitte der Gruppe Platz zu nehmen. Als Nächstes sollte sie ein sogenanntes Hilfs-Ich auswählen, das sowohl in der Rolle ihrer Haare agierte als auch beim Rollentausch sie selbst verkörperte.

Frau G. wollte die Auswahl nicht selbst treffen und fragte in die Runde: »Wer möchte das Hilfs-Ich in der Rolle meiner Haare spielen?«

Eine Frau von Anfang vierzig, die ihren Sohn bei einem Unfall verloren hatte, meldete sich. Sie hieß Ariane N. und war mir bereits durch ihre besondere Empathiefähigkeit aufgefallen.

»Stellen Sie sich hinter Frau G., legen Sie ihr die Hände auf den Kopf und geben Sie sich als ihr Haar zu erkennen.«

Vorsichtig folgte Frau N. meiner Anweisung und sagte: »Behjat, ich bin dein Haar.«

»Frau G., nehmen Sie sich Zeit und spüren Sie in Ihre Gefühle hinein. Was geht Ihnen durch den Kopf, nun, da Ihr Haar Kontakt zu Ihnen aufgenommen hat?«

Behjat G. war leicht zusammengezuckt, als sie Ariane N.s Hände spürte. Es fiel ihr sichtlich schwer, am Kopf berührt zu werden.

»Schließen Sie die Augen.«

Lange sagte sie nichts. Ihre Augenlider zuckten. Sie schien ratlos, deshalb half ich nach: »Hatten Sie nicht eben ernste Fragen an Ihre Haare und waren verzweifelt, keine Antworten zu bekommen?«

Schließlich hörten wir Frau G. flüstern: »Hallo Haar, ich habe dich immer sehr gemocht. Du warst mein ganzer Stolz, das Schönste an mir. Nie hatte ich Probleme mit dir. Deshalb habe ich dich so selten abgeschnitten.«

Ich ließ die Worte nachklingen, bevor ich Behjat G. und Ariane N. aufforderte, die Rollen zu tauschen. »Frau G., was erwidert Ihr Haar darauf?«

Diesmal mussten wir auf Behjat G. in der Rolle ihrer Haare nicht lange warten. Kaum stand sie hinter Ariane N. als sie selbst, sagte sie: »Auch ich mochte es, dein ganzer Stolz zu sein. Ich sah ja aus wie Papas Haar. So schwarz und glänzend, mit einem leichten rötlichen Schimmer. Wie oft hat er mich gestreichelt und gesagt: ›Dein Haar, mein Kind, ist wie schwarzes Gold. Das hast du von mir!‹« Frau G.s Stimme zitterte und war so leise, dass wir anderen uns alle vorbeugten, um sie zu verstehen.

Nachdem sie geendet hatte, wandte ich mich an die Gruppe: »Die Haare symbolisieren also eine besondere und zarte Verbindung zwischen Frau G. und ihrem Vater. Frau G., bringen Sie es als Haar bitte noch einmal in Ihre eigenen Worte.«

»Ja, ich bin deine ganz besondere Verbindung mit Papa!«, wiederholte Behjat G. Noch immer stand sie hinter dem Stuhl, hatte die Hände auf den Scheitel ihres Hilfs-Ichs gelegt und streichelte es unmerklich. Ihre Augen waren weit geöffnet, als wanderten sie in einer anderen Welt.

Zurück in ihrer eigenen Rolle schloss Frau G. erneut die Augen. Wir warteten, was sie als Nächstes sagen würde. Es dauerte zwei lange Minuten, in denen sie sichtlich um Fassung rang. Immer stärker zitterten ihre Augenlider.

»Und warum fällst du mir dann aus?«, schluchzte sie schließlich. »Das macht es doppelt schlimm für mich!« Tränen suchten sich schlingernd einen Weg über die Wangen.

Ich bat Ariane N., unser Hilfs-Ich, als Haar frei darauf zu antworten. Sie überlegte kurz und erklärte dann: »Ich falle aus, um dich an deinen Papa zu erinnern, der dich so geliebt hat.«

Ich befragte Behjat G. in ihrer eigenen Rolle, ob sich die Aussage ihres Haares richtig anhöre. Sie bestätigte dies, und auch ich spürte es.

»Irgendwie haben Sie mit dem Tod die Verbindung verloren, scheint mir«, wandte ich mich an die beiden Protagonisten. Ich instruierte das Hilfs-Ich in der Rolle des Haares, vorwurfsvoller zu werden, weil ich davon ausging, dass das Abstoßen der eigenen Haare höchstwahrscheinlich mit unbewussten Vorwürfen ihrem Vater gegenüber zu tun hatte.

»Klar bin ich tot«, meinte Ariane N. als Haar nun vorwurfsvoll. »Aber ich hätte mir gewünscht, dass du dennoch an mich denkst. Ich habe das Gefühl, dass du überhaupt nicht um mich getrauert hast. Warst ja immer mit dem Studium beschäftigt.«

Behjat G. öffnete die Augen und zog schniefend die Nase hoch. »Das sagst du so, Papa! Aber was hätte ich denn machen sollen? Hättest du etwa gewollt, dass ich meine Prüfungen verhaue, weil ich mich meiner Trauer um dich hingebe?«

Ich lächelte, denn indem sie als Behjat G. »Papa« sagte, waren die Haare in unserem Psychodrama tatsächlich zu ihrem Vater geworden. Ich machte mit der Hand ein Zeichen zum Rollentausch und sagte zu Ariane N., nachdem sie auf dem Stuhl Platz genommen hatte: »Bitte wiederholen!«

Sie tat es, und Behjat G. antwortete darauf als Haar. Es klang nun ruhiger, bestimmter: »Nein, das hast du richtig gemacht, mein Kind. Ich hätte es nicht anders gewollt. Du weißt ja, wie wichtig mir der Abschluss deines Studiums immer war. Deine ganze Zukunft liegt darin. Finanzielle Unabhängigkeit, ein selbstbestimmtes Leben, das ich mir stets für dich wünschte. All das, was mir verwehrt blieb.«

Ich hielt den richtigen Zeitpunkt für das sogenannte »Doppeln« für gekommen. Das bedeutet, der Therapeut ermutigt die GruppenteilnehmerInnen für den Fall, dass Einzelne glauben, eine besonders gute Einfühlung in eine Rolle auf der Bühne zu haben, hinter diese Figur zu treten und dort eine Aussage einzubringen. So profitiert ein psychodramatischer Prozess erheblich von den mitfühlenden Zuschauern. Erst danach meldet der Protagonist zurück, ob ihm der Gedanke weiterhilft, indem er ihn in eigenen Worten aufgreift.

Ein Teilnehmer schien sich sehr gut in den Vater versetzen zu können. Er trat hervor und stellte sich hinter Behjat G., die weiterhin ihr Haar verkörperte, und sagte: »Dennoch ist in dieser Zeit zu kurz gekommen, wie katastrophal unser gemeinsamer Verlust ist, der noch gar nicht Zeit bekam, betrauert zu werden. Deshalb verzweifle ich, und nur deshalb falle ich aus.«

Während der Teilnehmer in den Zuschauerbereich zurückkehrte, fragte ich Behjat G.: »Stimmt das so?«

Sie nickte und antwortete erneut im Flüsterton: »Ja, vermutlich.«

»Sag, was daran stimmt, du Haar von Behjat, in deinen Worten!«

»Ich falle aus, aber nicht als Vorwurf an dich, sondern weil ich dadurch ausdrücken möchte, wie verzweifelt wir insgeheim über Papas Verlust sind und darüber, dass wir keine Zeit hatten, das zu betrauern.«

Auf mein Zeichen wechselte sie abermals den Platz mit Ariane N., die Behjat G.s letzte Worte wiederholte, sodass die junge Iranerin ihnen lauschen konnte. Daraufhin schwieg sie eine Weile. Bevor sie ungewöhnlich ruhig sagte: »Papa, ich werde mir ab jetzt ganz viel Zeit für dich nehmen. Versprochen.«

»Wie könnte das aussehen?«, hakte ich nach.

Kein Laut war im Raum zu hören. Die Gruppe wartete gespannt.

Behjat G. dachte eine Weile nach, und ihre Augen richteten sich erneut in eine imaginäre Ferne. »Ich werde mir von Mama die Fotoalben geben lassen und an die Geschichten denken, die du immer erzählt hast, wenn wir sie gemeinsam anschauten.« Ein verschmitztes Lächeln trat plötzlich auf ihr Gesicht. »Ich werde mir deinen Lieblingsespresso mit ganz viel Zucker machen und dabei aufschreiben, woran ich mich mit dir erinnern will und was du für mich bist.« Sie legte den Kopf auf die Seite und überlegte erneut. »Es gibt so viel, das uns verbunden hat! Als ich 14 wurde, hast du mir einen Stein aus deiner Heimatstadt geschenkt, den du mitgenommen hattest bei unserer Flucht. Ich habe ihn kürzlich wiedergefunden. Er wird mich von jetzt an überallhin begleiten!«

Die Sitzung näherte sich dem Ende. Wir hatten viel geschafft. Für den letzten Schritt übernahm ich die Rolle der Haare und legte meine Hände auf Frau G.s Kopf, so wie es vielleicht ihr Vater getan hätte. »Gibt es noch etwas, das ich tun kann für dich, meine Tochter?«

»Bitte streich mir noch einmal über die Haare, Papa!«, bat sie und schloss die Augen. Ich zögerte einen Moment, fragte mich, ob so eine Geste eventuell grenzüberschreitend sei. Doch die Rollen waren klar in diesem Moment, und so folgte ich dem Wunsch und streichelte Behjat G. einige Minuten lang über den Kopf. Zum Schluss nahm jeder der GruppenteilnehmerInnen sie in den Arm.

Während der nächsten Wochen unserer Gruppentherapie behielt Frau G. ihre Mütze nach wie vor auf. Erst bei der letzten Sitzung kam sie zu unserer Überraschung ohne. Die kahlen Monde waren verschwunden.

Spontanheilung am Telefon

Ich musste einer Frau am Telefon mitteilen, dass ich in den nächsten Monaten leider keinen freien Therapieplatz für sie habe. Sie könne aber kurz erläutern, worum es gehe, um wenigstens zu klären, ob die Aufnahme auf meine Warteliste sinnvoll sei oder ob sie etwas anderes brauche.

Daraufhin schilderte sie mir, dass sie seit vielen Jahren unglücklich in ihrer Beziehung, jedoch nicht in der Lage sei, sich zu trennen.

»Dabei braucht er mich viel mehr als ich ihn«, sagte sie. »Wenn er mal nicht da ist, genieße ich es, ganz für mich allein zu sein.« Von Anfang an habe sie sich um alles allein kümmern müssen. Sie koche, sie räume ihm nach, sie mache sämtliche Erledigungen ...

Beiläufig ließ ich fallen, vielleicht um meine Anteilnahme zu bekunden oder auch nur, um herauszufinden, ob sie für Deutungen empfänglich war: »Eine Frau kann einen Mann verlassen, nicht aber eine Mutter ihr Kind!«

Die Frau schwieg längere Zeit, bevor sie ein zustimmendes Geräusch von sich gab und murmelte: »Da haben Sie vermutlich recht.«

Nun, zumindest schien sie sich verstanden gefühlt zu haben. Am Ende des knapp zehnminütigen Telefonats einigten wir uns, in ein paar Monaten ein Erstgespräch zu führen – zu dem es nie kam. Denn schon zwei Tage später erkannte ich die Stimme der Dame auf dem Praxis-AB. Sie habe ihren Partner rausgeschmissen. Er wohne jetzt bei seinem Kumpel.

»Die Mutter in mir hat zwar ein schlechtes Gewissen, aber als Frau bin ich sehr stolz auf mich und fühle mich prächtig.«

Verzicht als Liebesbeweis

Verzicht scheint ein Sinnbild für das Einlassen auf die Beziehung und ein Liebesbeweis ersten Ranges zu sein. Das zeigte sich unter anderem im Fall des äußerst gut aussehenden und charmanten 32-jährigen Thomas F., der »viel Pech« mit den Frauen habe, wie er sagte. Er kam in meine Therapie, weil er herausfinden wollte, woran das liege, denn er könne es einfach nicht verstehen. Jedes Mal ginge es erst stürmisch los, bevor sich die Auserwählte nach wenigen Wochen aus der Begegnung herausziehe.

»Was schreckt sie ab?«, fragte er mit Verzweiflung im Blick. »Ich möchte so gern eine dauerhafte Beziehung und endlich eine Familie gründen.« Für einen Moment verbarg er das Gesicht in den Händen und schüttelte den Kopf. Dann sah er mich erneut an. »Erst habe ich gedacht, dass *das* meine Partnerinnen vielleicht abschreckt, aber das war's nicht. Viele Frauen wollen in dem Alter doch durchaus schon Kinder, oder?«

»Kommt auf das soziale Milieu an«, erwiderte ich. »Bei Akademikerinnen meldet sich der Kinderwunsch meist erst nach den ersten Arbeitserfahrungen um die dreißig. Trotzdem stößt der Wunsch an sich sicherlich nur in den seltensten Fällen ab. Haben Sie denn die Frauen mal gefragt, warum sie sich zurückgezogen haben?«

»Die eine oder andere schon. Aber die meisten konnten mir nicht wirklich erklären, weshalb sie gegangen sind. Ich weiß auch nicht, irgendetwas muss die regelrecht davonjagen. Bin ich so ein Monster?« Er warf die Arme in die Luft und ließ sie dann fallen, sackte komplett in sich zusammen. »Ich seh doch ganz passabel aus und bin ein netter Kerl ... Dachte ich zumindest immer. Aber vielleicht stimmt das ja gar nicht.« Von unten herauf schielte er mich an. »Oder?«

»Sie sind ein sehr netter Kerl«, bestätigte ich lächelnd. »Also lassen Sie uns herausfinden, was die tiefere Ursache des Abwendens der Frauen sein könnte.«

Während Herr F. von sich erzählte, forschte ich in *mir* nach, was mich als Frau an diesem Mann abschrecken könnte. Mir fiel nichts auf, und ich konnte Herrn F.s Ratlosigkeit nachvollziehen. Doch dann erinnerte ich mich daran, dass die Frauen erst nach einer gewissen Zeit aus der Beziehung ausstiegen, und beschloss, besonders auf den Prozess unserer Zusammenarbeit zu achten.

Volltreffer, denn letztlich brachte mich mein eigenes Gefühl, das Herr F. mit seinem Verhalten in mir auslöste, auf die Lösung. An seinem Äußeren und der Absicht einer Familiengründung lag es nicht, dass die Frauen ihn immer wieder verließen. Dessen war ich mir bald ziemlich sicher. Nein, etwas anderes störte die Menschen seines Umfeldes. Ich hatte es inzwischen selbst mehrfach mit ihm erlebt.

»Ich denke«, sagte ich deshalb eines Tages, »ich habe einen Hinweis darauf gefunden, warum Ihnen die Frauen ständig davonlaufen, auch wenn es lediglich eine Vermutung ist.«

»Ja?« Herr F. setzte sich auf, ein erwartungsvolles Lächeln im Gesicht, als sei das Problem damit bereits gelöst.

»Bedenken Sie, dass Ihre Partnerinnen Sie immer erst nach einer Weile verlassen, nachdem es zunächst gut gelaufen ist.« Herr F. nickte. »Nun, auch mir ist einiges erst in der Summe der Erfahrungen mit Ihnen aufgestoßen. Vielleicht gibt es da einen Zusammenhang.« Und dann erzählte ich ihm, dass es mich manchmal geärgert habe, wenn er mehrmals die therapeutischen Sitzungen mit einem anschließenden Privattreffen in derselben Gegend verknüpft und deshalb hibbelig das Ende erwartet hatte. Oder wenn er zu spät kam, weil er vorher noch bei einem Freund gewesen war. Oder wenn er – wie heute – kurz vor der Sitzung noch schnell einkaufen ging und mit Tüten in den Händen in den Wartebereich kam. »Nie geben

Sie mir das Gefühl, ein Stück Exklusivität in Ihrem Leben zu bekommen. Ich bin ein beliebiger Punkt auf Ihrer Agenda, nicht wichtiger als Ihr Wocheneinkauf. Für mich als Therapeut ist das in Ordnung, aber wenn ich Ihre Partnerin wäre, würde mich das stören.«

Verblüfft fuhr sich Thomas F. durch die blonden Locken und kratzte sich verlegen am Hinterkopf. »Hm ...«, sagte er nach einer Weile. »Ich glaub, ich will einfach nicht in ein Loch fallen, wenn was mal nicht klappen sollte.«

»Deshalb haben Sie immer einen Plan B oder C in der Tasche und verknüpfen verschiedene Optionen miteinander?«

Thomas F. nickte. »So ungefähr.«

»Machen Sie das auch bei einer neuen Beziehung so?«

Das wies er deutlich von sich, gab jedoch zu, dass seine Derzeitige jüngst ein Treffen mit ihm aus beruflichen Gründen absagen musste und sich zerknirscht dafür entschuldigte. Er habe sie daraufhin damit beruhigt, dass er ja auch mit anderen etwas unternehmen könne.

»Nett, dass Sie Ihre Freundin trösten wollten«, sagte ich. »Vielleicht hätte es ihr aber auch gefallen, wenn sie bei Ihnen in diesem Moment eine spürbare Lücke und Leere zurückgelassen hätte, die nicht einfach so mit anderen Personen zu schließen gewesen wäre.«

»Na ja ...« Wieder dachte Herr F. eine Weile nach, wobei er ungewöhnlich heftig mit den Augen zwinkerte. »Hm ... ich erinnere mich. Vor Kurzem reagierte Anna sehr gekränkt, als ich in der Nacht vor unserem Treffen lange mit meinem Kumpel unterwegs war und am nächsten Tag, als wir uns trafen, dann einen ziemlichen Kater hatte. Sie war richtig sauer, dass ich mich nicht schnieke gemacht und topfit auf sie gefreut hatte. Dabei hatte ich mich ja schon auf sie gefreut, nur wollte ich eben auch mit dem Kumpel um die Häuser ziehen. Ich hatte ja den Abend frei davor ...«

Beim Graben in früheren Beziehungen oder auch an seinem Arbeitsplatz – Thomas F. war Softwareberater – zeigte sich, dass ihn

Lücken depressiv machten. Daher versuchte er, viel zu arbeiten, viel zu unternehmen und intensive Beziehungen einzugehen, ohne dabei von jemandem abhängig zu werden.

»Sie haben immer gedacht, Ihr Streben nach ewiger Liebe und Familiengründung schrecke die Frauen ab«, spiegelte ich ihm erneut mein Empfinden. »Wenn ich mir jedoch vorstelle, Ihre Partnerin zu sein, mit der Sie vorgeben, alt werden zu wollen, dann würde es mich verletzen, dass Sie mir nicht ausreichend Raum für Würdigung, Exklusivität, Unverzichtbarkeit und Abgrenzung vom Alltäglichen bieten. Sind nicht das Aushalten des schmerzlichen Verlustes und der Verzicht auf andere Optionen der wahre Liebesbeweis und die Voraussetzung für eine Familiengründung, die ja ebenfalls oft Abhängigkeit und Verzicht verlangt? Stellen Sie sich die Wirkung eines Gemäldes in einem Museum vor, das eine ganze Wand für sich bekommt, obwohl es genug Platz für viele andere gäbe.«

Thomas G. blieb skeptisch, ob es tatsächlich seine Umtriebigkeit war, die die Frauen vertrieb. Deshalb stellten wir ein kleines Übungsprogramm auf, um es auszuprobieren. So sollte er zu den nächsten Sitzungen nicht nur stets 15 Minuten vor den Terminen in die Praxis kommen, sondern auch anschließende Aktionen weglassen. In jeder Stunde spiegelte ich ihm, wie das auf mich wirkte.

In ähnlicher Weise folgte er dem Konzept auch mit seiner neuen Freundin. Wenn sie sich ankündigte, so verzichtete er auf größere Aktionen im Vorfeld. Und wenn sie einen Termin nicht einhalten konnte, so füllte er die entstandene Lücke nicht umgehend. Auf diese Weise räumte er ihr einen besonderen Stellenwert ein.

Thomas F. fiel all das nicht leicht. Er musste lernen, mit Leere, mit Gefühlen von Alleinsein umzugehen, Stille auszuhalten, in sich hineinschauen zu lernen und sich dabei liebevoll mit all seinen Gefühlen anzunehmen. Seiner neuen Beziehung tat es hingegen gut, wie er nach einiger Zeit erstaunt bemerkte. Seine Freundin habe jetzt nicht mehr das Gefühl, wie sie ihm liebevoll ins Ohr geflüstert hatte, eine Möglichkeit von vielen zu sein. Sie fühle sich endlich wirklich gemeint und könne sich vorstellen, bald mit ihm zusammenzuziehen.

Die beiden Prostituierten

Zwei Frauen sind mir gut in Erinnerung geblieben. Beide prostituierten sich beruflich und erbaten aus sehr unterschiedlichen Gründen meine therapeutische Hilfe.

Die erste arbeitete seit vielen Jahren in einem Bordell, in dem sie sich, wie sie sagte, bisher sehr wohlgefühlt habe. Doch nun stand ihr die Entlassung bevor, weil sie sich konsequent weigerte, sich von Freiern »lecken« zu lassen. Jedem Versuch der Bordellbesitzer, sie zu dieser Dienstleistung zu zwingen, widerstand sie.

»Ich mach ja sonst alles mit, wirklich«, beteuerte sie mir gegenüber, während sie sich die langen dunklen Haare aus der Stirn strich. »Alles Gängige – kein Problem. Nur das eben nicht.«

Da sie vorerst keine Alternative für ihren Lebensunterhalt hatte, wollte sie in unseren Sitzungen herausfinden, warum sie sich nicht zu Cunnilingus überwinden konnte, um im besten Falle am Ende der Therapie von dieser Hemmung befreit zu sein.

Ich mochte Melinda B. von Anfang an. Sie war nicht mehr ganz jung und hatte etwas sehr Warmherziges und Aufrichtiges, das mich für sie einnahm. Besonders aber schätzte ich ihre tapfere Verweigerung, etwas zu tun, das für sie innerlich nicht stimmte.

Bei der Erforschung dieser »Blockade«, wie sie es nannte, fanden wir heraus, dass sie viel leichter der Lust eines Mannes folgen konnte, wenn sie seinen Körper erregte, als selbst körperlich erregt zu werden. Letzteres passe einfach nicht in ihre Berufsauffassung.

»Immerhin bin ich doch dazu da, *ihnen* Freude zu bereiten und nicht mir selbst«, meinte sie.

Aus vielen Schilderungen von Klienten, die regelmäßig zu Prostituierten gingen, wusste ich jedoch, dass manche Männer tatsächlich ihre größte Lust darin fanden, ja sogar größten Ehrgeiz dabei entwickelten, es einer Prostituierten »so richtig zu besorgen« und ihr Orgasmen zu verschaffen; wohinter sich allerdings keineswegs Altruismus versteckte, sondern eher Narzissmus durch den Beweis der eigenen Männlichkeit. Melinda B. nahm dieses neue Verständnis der Lust von manchen Freiern erstaunt zur Kenntnis, gleichwohl hob es ihre Blockade nicht auf.

»Im Laufe der Jahre habe ich von einigen Klientinnen beiläufig erfahren, dass sie ebenfalls nicht gern geleckt werden aus Angst, ihre Scheide könne unangenehm riechen«, bot ich eine andere Möglichkeit an.

Doch Melinda B. schüttelte den Kopf. »Nö, das ist es nicht«, versicherte sie mir. »Wenn die mein Geruch stören würde, kämen wir ja gar nicht erst ins Geschäft.«

Obwohl wir dem vereinbarten Therapieziel keinen Schritt näher kamen, war ich froh, dass keine meiner Erklärungen dazu taugte, Frau B.s Problem zu lösen. Denn ich hielt meine Erinnerung daran wach, was ich während ihrer ersten Schilderungen in mir therapeutisch gefühlt hatte: Begeisterung darüber, dass sie sich so mutig und treu in ihrem ausgewählten Punkt verweigerte.

So beschritten wir in der zweiten Sitzung neue Wege, indem ich sie einlud, mit mir zu erforschen, ob nicht in ihrer Verweigerung möglicherweise statt einer neurotischen Blockade viel mehr weiser Sinn steckte. Wie schon beim letzten Mal kam sie ungeschminkt und in Jeans und schlichtem Wollpulli. Die Haare waren heute zu einem seitlichen Zopf geflochten. Die Füße steckten in Sneakers. Nichts an Frau B.s Äußerem deutete auf ihr nicht ganz alltägliches Gewerbe hin. Ich fragte mich, was die Sexualpraktik, die sie so tapfer verweigerte, genau für sie bedeutete.

»Sind Sie jemals von einem Mann geleckt worden, bevor Sie Ihren Beruf ausübten?«, wagte ich einen sehr direkten Vorstoß.

»Nein, noch nie«, antwortete sie, ohne zu zögern. »Es ist etwas ganz Besonderes für mich ... das Intimste überhaupt. Das kann ich nicht mit jedem machen. Das darf nur der, den ich liebe ...«

Noch während sie es aussprach, war ihr offensichtlich selbst klar geworden, dass sie ausschließlich mit ihrem für die Zukunft erhofften Partner genau diese größte Intimität teilen wollte.

»Ein zukünftiger Mann?«, fragte ich nach.

»Ich glaube, ja«, sagte sie langsam und schaute mich überrascht an. »Vielleicht ist es ja wirklich so, und irgendwann treffe ich jemanden, mit dem ich das teilen will. Kein Kunde natürlich.« Es klang fast schüchtern.

Wir schwiegen längere Zeit, doch konnte ich sehen, wie Melinda B. gedanklich einen Mann visualisierte, mit dem sie sich eine Zukunft vorstellen konnte.

»Weil Sie offenbar bereits offen dafür sind, ist mir eben noch ein weiterer Gedanke gekommen«, meinte ich irgendwann. »Jeder Mensch hat eine Beziehung zu sich selbst. Wir wollen nicht nur liebevoll und achtsam von anderen behandelt werden, sondern sollten auch im Umgang mit uns selbst achtsam sein und unsere Würde und unsere Selbstbestimmung wahren. Und beides müssen wir manchmal verteidigen.« Ich unterließ es, Melinda B.s Vergangenheit auf negative Erfahrungen zu erforschen, da ich so oder so eine starke innere Kraft in ihr vermutete, die ihr lediglich bewusster werden musste.

»Sie meinen, indem ich mich verweigere und etwas für mich behalte«, sagte sie schließlich, »passe ich auf meine Selbstachtung, meine Selbstbestimmung und auf meinen Selbstwert auf?«

»Ja.« Ich nickte ihr zu. »Für alles offen zu sein, heißt gar keinen eigenen Willen zu besitzen, keine Kontur, kein eigentümliches Selbst. Egal ob es das Lecken, das Küssen auf den Mund oder sonst etwas ist – wichtig ist, sich selbst und anderen zu signalisieren, dass alle Rechte bei mir liegen, meinen Körper anzubieten und über den Grad der gebotenen Intimität nach freien Stücken zu entscheiden. Bin ich ›eigentümlich‹, dann bin ich auch Eigentümerin, ich bestimme über mich.«

Ein erstauntes Lächeln zog über Melinda B.s Gesicht, das einige Sommersprossen verjüngten. »Verstehe ich Sie richtig, dass ich sogar stolz auf meine Verweigerung sein sollte?«

»Genau! Und vor allem: Bleiben Sie dabei. Denn sie ist der größte Beweis Ihrer Selbstbestimmung, Ihrer Unbestechlichkeit und Treue sich selbst gegenüber und, wenn ich richtig vermute, der Treue zu einem Lebensgefährten, der noch kommen könnte.«

»Dann wäre es ja gar keine Blockade, die ich ablegen müsste, weil sie mir berufliche Nachteile verschafft, oder?«

»So ist es. Die Beziehung zu uns selbst beweist Wert, wenn wir sie leidenschaftlich verteidigen. Gleichermaßen kann sich im besten Fall Ihr späterer Partner wertgeschätzt fühlen, wenn er erfährt, dass Sie im Dienste seiner zukünftigen Exklusivität den Freiern Ihre größte Intimität standhaft vorenthielten.« Ich strahlte sie an. Sie hatte mich verstanden.

Trotzdem verlor Melinda B. ihre Anstellung im Bordell. Sie kam noch einige Stunden zu mir, in denen ich sie auf der Suche nach einem neuen Arbeitgeber begleitete, der ihre Bedingung schließlich akzeptierte. Und wer weiß, vielleicht hat sie ja inzwischen einen Partner gefunden, mit dem sie ihr Intimstes teilt.

Nadine E., die zweite Prostituierte, die mir in Erinnerung geblieben ist, war erst Anfang zwanzig, als sie meine Praxis in einem sehr kurzen roten Rock und weißen Stiefeln zur ersten Therapiestunde betrat. Das blonde lange Haar fiel ihr in schweren, glänzenden Strähnen über die Schultern. Das Bild einer Barbiepuppe drängte sich mir auf, das ein verzweifelt traurig-naiver Blick aus ihren großen dunkelblauen Augen jedoch sofort wieder löschte.

Nadine E. führte die ungewollte Schwangerschaft durch einen ehemaligen Freier zu mir. Lange bevor es Tinder gab, hatte sie sich in einem Internetportal als käufliche Liebhaberin angeboten. Nach der Erfahrung mit gerade mal drei Kunden buchte der vierte, ein charmanter, großzügiger Mann, sie gleich an drei Tagen in Folge. Am Ende des letzten Treffens gestand er ihr, sich in sie verliebt zu haben, und schlug ihr vor, sich persönlicher kennenzulernen. Er habe auf Ibiza eine gut gehende Bar direkt am Strand und könne sich, wenn es miteinander klappen sollte, dort eine Zukunft mit ihr vorstellen. Er zeigte ihr ein Foto seiner Bar und meinte, sie brauche sich dann keine Sorgen mehr um Finanzen zu machen. Er besitze weitere Restaurants in Spanien.

Mehrmals pro Woche hatten sie daraufhin in einfachen Hotels die ganze Nacht lang Sex. Nadine E. verliebte sich in ihren Freier und glaubte einen Mann an ihrer Seite, mit dem ihr Leben endlich schön und unbeschwert verlaufen könne. Dazu passte, dass er sich wünschte, ohne Kondome mit ihr zu schlafen, was sie für ein Zeichen seiner Liebe und der gemeinsamen Zukunft hielt, sodass sie nicht länger auf Verhütung bestand.

Als Nadine E. kurze Zeit darauf schwanger wurde, reagierte er zu ihrer großen Überraschung nicht erfreut und meldete sich seltener. Sie litt sehr darunter, hoffte aber, dass er nur Zeit brauche, um sich an den neuen Umstand zu gewöhnen.

Nachdem sie ganze zwei Wochen nichts von ihm gehört hatte, kamen Nadine E. erste Zweifel. Hatte er sie, ihre Liebe, ihre gemeinsamen Pläne etwa vergessen? Hatte er eine andere Frau kennengelernt? Als ihr das Geld ausging, da sie sich schwanger nicht länger prostituieren wollte, wuchs ihre Angst. Wie sollte es weitergehen? In der Hoffnung auf finanzielle Unterstützung von ihrem Freund rief sie ihn mehrmals an und sprach auf seine Mailbox. Doch nach wie vor ging er nicht ans Telefon und rief nicht zurück.

So machte sie sich eines Tages auf den Weg zu seiner Wohnung, die sie bisher nicht betreten hatte. Erstaunt stellte sie fest, dass sie entgegen seinen Schilderungen in einem schlichten, etwas heruntergekommenen Neubaublock lag. Als sie klingelte, öffnete ihr eine Frau mit einem kleinen Kind an der Hand. Im Gespräch stellte sich heraus, dass die andere Frau Nadine E.s Freund ebenfalls als Freier kennengelernt hatte und das Kind an ihrer Hand von ihm stammte. Sie wisse nicht, wo er stecke.

Mit einem Schlag begriff Nadine E., dass sie einem Hochstapler und Betrüger zum Opfer gefallen war, der sich unentgeltlichen Sex erschlich. Wenige Wochen später fiel ihr außerdem auf, dass er ihr schon vor längerer Zeit sämtliche Ausweise entwendet hatte. In zahlreichen Nachrichten bat sie ihn vergeblich, die Dokumente zurückzugeben. Oft reagierte er nicht, und wenn doch, schob er jedes Mal andere Ausreden vor, weshalb er die Papiere jetzt nicht zurückgeben könne. Ein paarmal trafen sie sich noch, und bei diesen Begegnungen verhielt er sich zugewandt und schlief besonders leidenschaftlich mit Frau E. Meistens kam er jedoch nicht zu geplanten Verabredungen und entschuldigte sich auch nicht dafür. Irgendwann tauchte er ab und ging gar nicht mehr ans Telefon.

Im Folgenden entwickelte Nadine F. eine mittelschwere Depression. Weder wusste sie, ob sie das Kind behalten wollte, noch wie es finanziell weitergehen würde. Zwar hoffte sie noch immer auf finanzielle Unterstützung des Kindesvaters, war sich aber nicht sicher, ob er überhaupt zu seiner Vaterschaft stehen würde. Ihre Gynäkologin überzeugte Nadine E. schließlich, sich therapeutische

Hilfe zu holen, um herauszufinden, wie das alles passieren konnte, und sich bei den anstehenden Entscheidungen unterstützen zu lassen.

In den ersten Gesprächen gab sich Nadine E. noch Illusionen über ihren Freund hin, dass er aufrichtig sei und es ernst meine und bloß in komplizierten Umständen stecke. Nach dem, was sie mir erzählt hatte, bestand für mich jedoch kein Zweifel an der Unglaubwürdigkeit dieses Mannes, von der ich meine Klientin allerdings erst noch überzeugen musste, die nach wie vor von einer gemeinsamen Zukunft träumte.

Mit seiner Methode hatte dieser Freier Nadine E. nicht nur betrogen, sondern sich von ihrem erschlichenen Glauben an ihn auch noch aufwerten lassen. Ich fürchtete außerdem, dass er sie mithilfe der entwendeten Dokumente zukünftig als Zuhälter auszubeuten beabsichtigte. Deshalb bestärkte ich Frau E. als Erstes darin, sich die Ausweise zurückzuholen. Wieder und wieder versuchte sie, den ehemaligen Freund zu erreichen. Vergeblich.

Ich scheute mich davor, die Polizei einzuschalten, denn der Typ hätte ja nur leugnen müssen, die Dokumente an sich genommen zu haben. Also schlug ich meiner Klientin vor, mit ihr zusammen zu seiner Wohnung zu fahren. Ich hoffte, ihn dort zu treffen und durch unsere überraschende physische Präsenz zur Herausgabe zu zwingen.

Nach einigem Zögern war Nadine E. einverstanden, und so machten wir uns eines Abends auf den Weg. Da wir es für unwahrscheinlich hielten, dass er die Tür öffnete, wenn sie ihren Namen sagte, gab ich mich durch die Gegensprechanlage des Hochhauses als Postbote aus. Erst unmittelbar an der Wohnungstür konfrontierte ich den Freier mit der Drohung: »Entweder Sie rücken sofort die Dokumente heraus, oder ich hole die Polizei.«

Vollkommen verdutzt händigte er sie uns aus. Ein wichtiger Schritt war getan.

Danach begann ein neues Kapitel in der Therapie. Wie würde es mit Nadine E. weitergehen? Welche Entscheidung würde sie in Bezug auf das Kind treffen?

Nachdem sie lange zwischen Hoffnung auf eine doch noch mögliche gemeinsame Zukunft und dem Misstrauen geschwankt hatte, dass ihr Freund sie nur ausgenutzt hatte, musste sie erst einmal Frieden mit ihrer Naivität finden. Nach wie vor brannte in ihr der starke Wunsch nach liebevoller Begleitung, nach einem sicheren, unbeschwerten Leben. Gleichzeitig wuchs die Angst vor der Fortsetzung ihres schwierigen Überlebenskampfes, künftig wahrscheinlich noch als alleinerziehende Mutter.

Wir streckten die bewilligten Sitzungen mit größeren Abständen zwischen den einzelnen Stunden in die Länge, sodass Nadine E. über einige Jahre hinweg zu mir kommen konnte, wann immer sie es brauchte.

Als ihre Tochter den siebten Geburtstag feierte, begann Nadine E. eine Umschulung zur Hotelfachfrau. Da das Pensum für sie kaum zu bewältigen war, bekam sie vom Jugendamt zur Unterstützung einen Einzelfallhelfer für ihre Tochter zur Seite gestellt. Von Männern hielt sie sich konsequent fern. Zu tief saß die Enttäuschung, zu groß war ihr Misstrauen.

Ab und zu sucht sie mich noch heute in meiner Praxis auf oder ruft an. Und kürzlich erzählte sie mir, dass sie seit einem halben Jahr mit einem Mann zusammen sei, dem sie vertrauen könne. Sie werde es dennoch langsam angehen, versprach sie mir.

DRAMATURGIE DES LEBENS

Verbitterung abwenden

»Helfen Sie mir, nicht zu verbittern!« Ein Satz, den ich nicht nur einmal gehört habe, da manche KlientInnen bereits ahnen, dass gewisse Erfahrungen wie Vergiftungen wirken und ohne geeignete Unterstützung das komplette Wesen vergällen können. Denn eine Verbitterung breitet sich auf unsere Wahrnehmung aus, auf die Grundstimmung, auf die Ausstrahlung und kann zur sozialen Isolation führen, die den Prozess noch verstärkt.

So gibt es Menschen, die vertrauensvoll in ihre Partnerschaft investieren, bloß um eines Tages plötzlich verlassen zu werden – manchmal sogar während einer gemeinsam angestrebten Schwangerschaft, nach Jahren der Duldung von Egoismus und Entwürdigung oder im Zustand einer bedrohlichen Erkrankung …

Die therapeutische Arbeit, die dabei hilft, eine Verbitterung abzuwenden, ist hauptsächlich durch Anteilnahme gekennzeichnet. In späteren Phasen wollen KlientInnen jedoch auch besser verstehen, warum etwas seinen bestimmten Verlauf genommen hat. Zuletzt brauchen von Verrat, Verzweiflung und Verlust Betroffene eine neue Perspektive, die ihnen Vorfreude bereitet auf zukünftige Entwicklungen.

Lebendig begraben

Es ist schon beinahe zwanzig Jahre her, seit ich bei meiner Ausbildungstätigkeit für Psychodrama in einer Gruppe auf einen Mann traf, bei dem ich mir nicht sicher war, ob er überhaupt Therapeut werden sollte. Obwohl Simon K. seinen vierzigsten Geburtstag noch vor sich hatte, wirkte er an jedem Ausbildungswochenende kraftlos und nahm an allem nur zögerlich und ohne Leidenschaft teil. Nie brachte er Ideen für das Geschehen ein oder bereicherte die Gruppe durch weiterführende Gedanken. An allem beteiligte er sich lediglich, als gelte es, eine Pflicht zu erfüllen.

Nach einigen Sitzungen, die in einem hellen Raum im Dachgeschoss stattfanden, dessen Licht durch zwei aufklappbare Fenster in der Decke floss, fragte ich mich: Würde dieser Mann wohl je ein für jeden angehenden Therapeuten so wichtiges Schlüsselerlebnis erfahren, das ihn spüren ließe, wie sehr Therapie helfen kann, eigene Lebenshaltungen und Muster zu überprüfen? Ich wusste nicht viel aus Simons Leben. Nur dass er Single war, kein ausgeprägtes Hobby außer ausgiebigem Fernsehen und Internetrecherchen hatte und selten ausging. Er war ein gebildeter und sogar attraktiver Mann, dessen eloquente Bemerkungen - wenn auch selten geäußert und dann oft sarkastisch - den Nerv einer Sache trafen. Doch wirkte er auf mich verbittert, wie lebendig begraben. Und tatsächlich, sooft er im Rahmen der Selbsterfahrung bereit war, sich selbst zum Thema zu machen und die Gruppe zu nutzen, verflogen der Tatendrang und Optimismus der anderen. Stattdessen legte sich Simons dunkler Schleier von Schwere, Ohnmacht und Lebensüberdruss über die gesamte Gruppe. Das löste zunehmend eine solche Wut und Ohnmacht in Bezug auf das Fortschreiten der Gruppe in mir aus, dass mich der Drang packte, etwas dagegen zu unternehmen.

Als es beim nächsten Gruppentreffen um unsere Pläne für die persönliche wie berufliche Zukunft ging, fragte ich Simon K., ob er sich auf ein Psychodrama einlassen wolle, das vielleicht für ihn ganz aufschlussreich sein könne.

Wie ein geplatzter Ballon hing Simon auf seinem Stuhl, die dürren, staksigen Beine, um die halblange Sportshorts schlackerten, ausgestreckt. Er rutschte ein weiteres Stück nach unten und murmelte: »Um was geht's denn?«

»Lass dich überraschen«, antwortete ich. »Willst du oder nicht?« Ich spürte, wie sich neue Ungeduld in mir breitmachte.

Er zierte sich noch ein bisschen, doch schließlich willigte er ein.

Ich bat die Gruppe, alles, was wir in unserem großen Fundus an Kleidungsstücken zusammengetragen hatten, auf einen Haufen zu legen. Zahllose Mützen, Schals, Tücher, Jacken, Pullis und andere Kleidungsstücke türmten sich bald in der Mitte des Stuhlkreises, der unsere Bühne war. Dann schickte ich die Teilnehmenden zurück auf ihre Stühle – bis auf Simon K., dem ich bedeutete, neben dem Kleiderhaufen stehen zu bleiben. Lang und knorrig, wie ein früh vertrockneter Baum, ragte er aus der Mitte der Gruppe. Unsicher wartete er auf meine weiteren Anweisungen und nestelte an seiner Brille. Als ich vor ihm stand, fühlte ich deutlich den Unterschied zwischen meinem damals noch durch Judo und Basketball gestrafften Körper und seiner Kraftlosigkeit. Obwohl er sehr dünn war, erhob sich ein kleiner Bauch und drängte nach vorn. Fast tat Simon mir leid für das, was ich mit ihm vorhatte.

Ich reichte ihm einen Besen, zeigte auf den Haufen und forderte ihn auf: »Wir sind auf dem Friedhof. Das hier ist Erde. Das deine Schaufel. Und jetzt heb dein Grab aus.«

Simon zuckte zusammen. »Was soll ich?«

»Lass dich ganz auf den Prozess ein, Simon, ich begleite dich.« Wahrscheinlich hörten die anderen aus meinem Unterton heraus, wie entschlossen ich war, mich nicht lähmen zu lassen.

Simon starrte mich einen Augenblick lang beinahe ängstlich an. Aus Erfahrung wusste ich, dass ihm die Kraft fehlte, um sich zu widersetzen, und er meinen Anweisungen folgen würde. Er ließ den Kopf hängen und nickte. Plötzlich wirkte er hilflos wie ein zu schnell gewachsener Junge, der noch nicht weiß, ob er noch Kind oder schon erwachsen ist. Mit dem Besen stocherte er in dem Kleiderhaufen und versuchte, ein paar Teile zur Seite zu »schaufeln«.

»Und, wie fühlt es ich so an, sein eigenes Grab auszuheben?«, fragte ich nach einer Weile.

»Ganz schön schwer«, seufzte er. Wobei unklar war, ob er das Herausfischen der Kleidungsstücke meinte oder es sich auf seine Gefühle bezog.

»Mach weiter«, sagte ich und gab der Gruppe ein Zeichen zu schweigen, als ich sah, dass einige Teilnehmer ihm Hinweise geben wollten, wie er seine Sache besser machen könnte.

Wieder vergingen einige Minuten. Mühsam schaufelte sich Simon durch den Klamottenberg, wobei er sich mit der Zeit tatsächlich etwas geschickter anstellte. Es wurde sehr still. Die Spannung stieg. Endlich waren wir im magischen Raum des Psychodramas angekommen, in dem aus dem Spiel Leben und Welt veränderndes Theater wird. Wir sahen das Bemühen dieses Mannes, dessen Bewegungen immer langsamer wurden, und spürten deutlich die große Traurigkeit, die in ihm aufstieg.

»Bist eigentlich noch recht jung, um zu sterben, oder?«, fragte ich leise.

Simon hielt inne und stützte sich auf den Besen. »Es tut weh.«

»Was? Dem eigenen Tod so nah zu sein?«

Er senkte fast unmerklich den Kopf. Ich las es als Zeichen der Zustimmung.

»Gut, dann mach weiter!«

Als er eine sarggroße Fläche freigelegt hatte, bat ich ihn, sich dort hineinzulegen, die Augen zu schließen und nicht mehr zu bewegen. Ohne ein Wort des Widerstandes folgte er meiner Anweisung. Dann fragte ich die Gruppe, wer eine improvisierte Grabrede halten möge.

Eine Frau meldete sich. »Das kann ich übernehmen. Ich verdiene neben der Ausbildung ab und zu mein Geld damit.«

»Leg den Fokus auf Simons frühen Tod und dass er sicherlich noch sehr viel Schönes und Bedeutsames vorgehabt hätte«, schlug ich ihr vor.

Während die Frau sprach, stellten sich die anderen um das »Grab« und blickten auf den am Boden Liegenden. Starr, die Arme neben sich auf dem Boden, rührte er sich kein einziges Mal. Doch seine Lippen zitterten und Tränen liefen unter den dunklen Brillengläsern seitlich die Wangen hinab.

Nachdem die Frau ihre Trauerrede beendet hatte, instruierte ich jeden Einzelnen der Gruppe, vor das Grab zu treten und den »toten« Körper mit Schals und anderen Kleidungsstücken als »Erdreich« zu bewerfen und Simon einen Satz der Verabschiedung mitzugeben. So als ließe man einen engen Freund oder ein Familienmitglied gehen.

Einer nach dem anderen zog etwas aus dem Haufen, ließ es über den scheinbar Toten fallen und warf seine Worte wie Grabblumen hinterher.

»Wie schade, bist viel zu früh von uns gegangen!«

»Mensch, Keule, wir hätten noch so viel miteinander erleben können. Weißt du noch, wir wollten doch mit dem Chevrolet quer durch Kalifornien kurven!«

»Mach's gut, vielleicht sehen wir uns in einem anderen Leben.«

»Und ich dachte, ich würde mal auf deiner Hochzeit tanzen.«

»Wie schade. Auch das Glück, Kinder zu haben, war dir nicht vergönnt.«

»Ich war verliebt in dich, und du hast es nicht mal gemerkt.«

»Ich wäre so stolz auf dich gewesen, wenn du eine eigene Praxis aufgemacht hättest.«

Während Simon langsam zugeschüttet wurde, setzte ich mich in die Nähe seines Kopfes und fragte laut: »He, Simon, alle denken, du bist tot! Aber ich weiß, dass du lebst. Willst du wirklich zulassen, dass sie dich lebendig begraben?«

Simon, der inzwischen schluchzte, schüttelte den Kopf. »Nein!«

»Dann mach dich bemerkbar und gib den anderen glaubhaft zu verstehen, dass du noch da bist.«

Er hob einen Arm und winkte stumm.

»Das reicht nicht. Sag, dass du nicht sterben willst.«

»Ich will nicht sterben«, wiederholte Simon krächzend, noch immer kraftlos.

Mit einer Handbewegung gab ich der Gruppe zu verstehen, weiter Sachen auf ihn zu häufen. Sein Körper war bereits unter Textilien verschwunden, eine Decke verdeckte einen Teil seines Gesichtes.

»Das reicht nicht, mein Lieber. Du musst sie überzeugen. Was musst du unbedingt noch erledigen und erleben? Sprich es aus, sonst ist es zu spät!«

»Ich will leben!«

»Weshalb? Was willst du noch alles tun?«

»Noch ganz viel!«

»Aha, was genau?«

»Ich wollte immer eine Familie haben ... Kinder ... Ich glaube, ich wäre sogar ein ganz guter Vater geworden.«

»Red nicht davon, was du irgendwann in der Vergangenheit vorhattest! Magst du Kinder überhaupt?«

»Ja, sehr ...« Simon sprach so leise, dass es kaum zu hören war.

»Wiederhole es bitte, sodass wir dich hören können. Dein Flüstern dringt aus deinem Erdloch nicht bis zu uns herauf.«

»Ja, sehr«, krächzte Simon lauter.

»Falls du heute nicht sterben solltest, was würdest du dann tun, um überhaupt erst mal eine Frau zu finden?«, bohrte ich nach.

»Wie willst du das anstellen? Schau dich an, du liegst im Grab und bist scheintot. Hängst energielos rum, nörgelst verbittert an allem, siehst schwarz für die Zukunft. Wie willst du eine Frau finden, die das aushält? Und vor allem wo, wenn du kaum das Haus verlässt?«

Simon nahm die Brille ab und wischte sich die Tränen aus den Augen. Seine Lässigkeit war verschwunden. »Ich habe eine Nachbarin, die mir schon seit Langem gefällt«, sagte er schließlich. »Und ich glaube, ich bin ihr ebenfalls sympathisch. Ich hätte sie schon längst mal ansprechen sollen ...«

»Hätte, hätte, Fahrradkette. Erzähl nicht von deinen alten Ideen, die du längst begraben hast! Was unternimmst du *jetzt,* um deinen Tod noch zu verhindern?«

Simon dachte nach. »Wenn ich sie das nächste Mal sehe, werde ich sie fragen, ob sie irgendwann Zeit hat, um mit mir was essen oder trinken zu gehen.«

»Und wenn sie dich abweist? Versuchst du es dann erneut?«

»Ja.«

»Versprochen?«

»Versprochen.«

»Und wenn sie dich ein zweites Mal abweist?«

»Dann suche ich woanders mein Glück.«

»Kannst ja unter den Psychologinnen suchen.« Ich zeigte in die Runde, in der tatsächlich die Mehrheit der Frauen in seinem Alter war. »Die Auswahl in unserem Metier ist groß.«

Zum ersten Mal sahen wir Simon lächeln.

Bis hierher waren es meine Ideen, die ich ihm in den Mund gelegt hatte, und das war okay. Doch er konnte das Grab erst verlassen, wenn er seine eigenen Einfälle einbrächte.

»Simon, sag uns noch einmal, schrei heraus, was du willst, wirklich du«, forderte ich ihn auf.

Er holte tief Luft, dann brüllte er: »Ich will ein leidenschaftlicher Therapeut werden, mich wirklich engagieren in diesem Beruf! Ich will eine Frau! Ich will endlich wieder Tennis spielen!«

Viele der Umstehenden nickten anerkennend.

»Das war überzeugend«, bestätigte ich das allgemeine Gefühl der Gruppe. Ich nahm die Decken von Simons Kopf und zeigte auf eins der Fenster, dessen Klappe der Hitze wegen geöffnet war. »Siehst du den Himmel da oben?«

»Ja.«

»Schau hin, da oben betrauern Seelen, dass du nicht mehr die Gelegenheit hast, etwas aus deinem Leben zu machen, ihm deinen eigenen Stempel aufzudrücken. Denn das hätten sie gern gesehen. Nimm dein Leben endlich in die Hand. Sonst geht die Klappe wieder zu, und Erde fällt auf dich.« Ich ließ die Decke fallen, sodass er nun ganz bedeckt war. »Willst du das?«

»Nein!«, hörten wir ihn dumpf. Mit einem Ruck warf Simon die Decke und all die anderen Sachen von sich ab und stand stöhnend auf. Er bückte sich nach seiner Brille, setzte sie aber nicht auf. Wir sahen seine verweinten Augen, in denen immer noch ein kleines Lächeln glomm.

»Gut.« Ich lächelte, erschöpft, aber glücklich wie ein Regisseur, dem eine Inszenierung gelungen ist. »Dann sag jedem von uns genau eine Sache, die du in der nächsten Zeit umsetzen willst, und versprich ihm in die Hand, dass du dich daran halten wirst.«

Er tat es und fand tatsächlich so viele Dinge, die er angehen wollte, dass es für alle GruppenteilnehmerInnen reichte. Natürlich haben wir nicht nachgefragt, ob Simon seine Versprechen einlöste. Bei den nächsten Treffen zeigte er aber deutlich mehr Engagement. Vielleicht war das Scheinbegräbnis zu jenem Schlüsselerlebnis für sein Leben geworden. Für mich war es das definitiv.

Wie können Sie nur so etwas denken!

Als Supervisor leitete ich in einem psychiatrischen Krankenhaus eine Gruppe von Ärzten, Therapeuten und Krankenschwestern, die sich in diesem Rahmen über Probleme oder Erfahrungen mit aktuellen Fällen austauschten. Eine Sitzung ist mir dabei in besonderer Erinnerung geblieben, in der sich prägnant die diagnostische Kraft der Analyse von Gegenübertragung offenbarte. Das heißt: Was löst ein Patient oder eine Patientin in *mir* aus, was mit *ihm* oder *ihr* zu tun hat, und warum?

Wir hatten bereits einen anderen Fall besprochen, als sich Dr. W. zu Wort meldete. Er war Stationsarzt einer Klinik.

»Folgendes ist mir kürzlich passiert, was mich bis heute sehr irritiert«, sagte er in seiner stets sehr ruhigen und bedachten Art, was in diametralem Gegensatz zum nun folgenden Inhalt seiner Aussage stand. »Als eine Patientin zum ersten Mal mein Therapiezimmer betrat, spürte ich sofort den Impuls, sie zu packen und ohne jedes unnötige Geplänkel von hinten zu ficken.« Dr. W. lehnte sich zurück, verschränkte die Arme vor der Brust und machte ein abwartendes Gesicht.

Mir blieb die Luft weg, und ich blickte in die Runde. Auf den Mienen, insbesondere der Frauen, malte sich Entsetzen. Die Männer schwiegen betreten. Alle waren erstarrt. Eine unangenehme Stille legte sich über die Gruppe.

»Wie können Sie nur!«, stöhnte schließlich eine ältere Krankenschwester.

»Das geht doch gar nicht, oder?«, schloss sich eine Therapeutin an und trat damit eine Welle der Empörung gegen den Arzt los. Einige stellten seine berufliche Kompetenz infrage, andere gleich ihn als Menschen, ein paar wenige meinten, das könne schon mal passieren, der Rest enthielt sich. Es entbrannte eine heftig und emotional ausgetragene Debatte über die Empfindungen der Beteiligten, die diese Fantasie des Arztes auslöste. Die Stimmung drohte zu eskalieren, und es hätte nicht viel gefehlt und einige Teilnehmerinnen wären aufgesprungen, um Dr. W. des Raumes zu verweisen oder selbst die Gruppe zu verlassen.

Ich hielt mich vorerst zurück, mir selbst noch unklar, wie ich den Prozess und die heftigen Emotionen konstruktiv lenken könnte. Wer musste geschützt werden: die Empörten, der Arzt, die Patientin, die Supervisionsgruppe? Alle müssen es, kam ich zum Schluss. Ich versuchte deshalb erst einmal, den bisherigen Prozess nachzubilden, denn ich spürte unglaublich große Empörung bei der Mehrheit der Beteiligten über das aus ihrer Sicht eindeutige Fehlverhalten des Stationsarztes. Damit geriet ich als Supervisor und als Leiter der Gruppensequenz in eine schwierige Lage. Denn mit seiner Aussage hatte der Vortragende bei allen schreckliche Bilder von Missbrauch in den Kopf gepflanzt. Andererseits hatte er lediglich seine Gedanken und Impulse bei der Erstbegegnung mit der Klientin geschildert, was ein wichtiges diagnostisches Mittel darstellt. Die Supervisionsteilnehmer ohne tiefenpsychologische Ausbildung mussten allerdings denken, es böte sich ihnen gerade ein tiefer Blick in den seelischen Abgrund des Stationsarztes und weniger in die Klientin.

An den Mienen der TeilnehmerInnen erkannte ich, dass fast alle im Raum von mir erwarteten, gleichermaßen empört zu reagieren. Ich wusste aber, dass Empörung nicht nur ein soziales Foul ahndet, sondern überdies eine grundsätzlich fragwürdige Person dahinter unterstellt. Fachlich betrachtet, handelte es sich aus meiner Sicht jedoch nicht einmal um ein soziales Foul, geschweige denn, dass der Arzt an sich mir plötzlich zweifelhaft erschien. Wenn die Gruppe in dieser Form erhalten bleiben sollte, ohne dass sich die TeilnehmerInnnen zukünftig dreimal überlegten, was sie aussprechen wollten oder lieber nicht, musste ich die Entrüstung im Raum umgehend auflösen.

»Die meisten von Ihnen sind sehr empört!«, nahm ich das Gefühl, das mir die Gruppe vermittelte, auf. »Und ich wäre es genauso, wenn Ihr Kollege seine Gedanken und Impulse in der beschriebenen Situation real umgesetzt hätte. Denn dann hätte er nicht nur schlimmen Missbrauch vollzogen, sondern sich auch umgehend als Arzt disqualifiziert. Doch für die, die es nicht wissen: Ihr Stationsarzt ist Psychoanalytiker und wurde jahrelang darin geschult, seine eigenen Gedanken und Impulse angesichts seiner Klienten und Klientinnen zu nutzen, um mehr über deren Geschichte und Not zu erfahren. Auf der Ebene der Mikrokommunikation bietet sich uns nämlich, sofern gut trainiert, die gelebte Verarbeitung von Erschütterungen. Die einen laufen sehr misstrauisch, andere völlig verunsichert, Dritte eher ungeschützt durch die Welt, und das weckt Impulse in uns. Dr. W. hat uns einen Einblick in seinen Impuls gewährt, der uns alle erschreckte. Ich kann Ihre erste Empörung nachvollziehen, trotzdem geht es hier um die Erkenntnis, die wir daraus ziehen können für die Behandlung der Klientin.«

»Aber sein Verlangen lässt doch auch tief blicken in die Psyche unseres Arztes«, warf eine der Krankenschwestern ein.

»Mit dieser Interpretation wäre ich an Ihrer Stelle etwas vorsichtig. Ist Dr. W. besonders versaut, und gibt es Hinweise, dass er solchen Impulsen anderswo nachgibt?«, wandte ich ein. »Oder macht er sich und uns ein Geschenk von ungefilterter Offenheit, bei der es ihm um ein gutes Arbeiten mit der Klientin geht? Ich möchte Ihnen an dieser Stelle einen kleinen Diskurs zur Empörung geben, dann sind Sie wieder an der Reihe. Ist das okay für alle?« Obwohl die Stimmung nach wie vor angespannt war, hatte niemand etwas dagegen, sodass ich fortfuhr: »Manchmal begehen wir soziale Fouls, zum Beispiel indem wir jemanden mit ungeeigneten Worten kritisieren. In einem solchen Fall ist es berechtigt, als Betroffener wütend zu sein. ›Das fand ich nicht okay, wie Sie mit mir geredet haben‹, könnte die Antwort lauten, ohne dass die Person, die die unfaire Kritik geäußert hat, automatisch ein schlechter Mensch sein muss. Manchmal beweisen soziale Fouls jedoch, dass wir es tatsächlich mit einer fragwürdigen Person oder einem fragwürdigen Rollenverständnis zu tun haben, zum Beispiel wenn jemand die gebotene Macht über andere für seinen persönlichen Vorteil ausnutzt. Dann ist nicht nur Ärger, sondern auch Empörung berechtigt.

Allerdings gibt es Menschen, die zur Empörung neigen, selbst wenn es sich nur um ein soziales Foul handelt. Sie ernten dadurch große Wut und dauerhafte Ablehnung, da sie den Foulenden mit ihrer Empörung, im Sinne von ›wie kann man nur‹, zu einer fragwürdigen Person gemacht haben, statt lediglich das Foul zu ahnden.

Und in unserer Situation hier handelt es sich meines Erachtens nicht einmal um ein soziales Foul. Wir waren bloß alle schockiert hinsichtlich der massiven Bilder im Kopf.«

»Ja, und Sie waren sogar selbst ganz konsterniert ob Ihrer Gedanken, meinten Sie«, wandte sich eine Oberärztin an Dr. W.

»Ja, deshalb habe ich es Ihnen vorgetragen«, erwiderte dieser. Er lächelte. Hinter seiner dunkel umrahmten Brille funkelten kleine aufmerksame Augen.

Ich schaute in die Runde. Die Spannung schien sich etwas gelöst zu haben. Mit meinen längeren Erläuterungen zur Gegenübertragungsanalyse sowie der Gefahr der Tendenz zur Empörung hatte ich es also geschafft, die Gruppe zusammenzuhalten. Erleichtert atmete ich auf.

Als Nächstes schilderte uns der Psychoanalytiker seinen inneren Prozess und den Verlauf der ersten Therapiesitzung mit dieser Klientin, die schließlich ihre Vorgeschichte ans Licht brachte. Und zwar war die Frau in der Kindheit und Jugend kontinuierlich sexuell missbraucht worden. Dies verankerte wahrscheinlich eine Erwartungshaltung weiteren Missbrauchs durch männliche Machtmenschen in ihr und beförderte entsprechende Fantasien oder sogar weiteren Missbrauch, dessen Verantwortung und Schuld selbstverständlich beim Täter angesiedelt bleiben.

Diese Erkenntnisse halfen dabei, den Missbrauch der Patientin innerhalb der Therapie ein Stück aufzuarbeiten und damit, so Dr. W.s berechtigte Hoffnung, mittelfristig auch den Auslöser bei anderen Menschen.

Für die Gruppe war die anschließende Diskussion darüber sehr fruchtbar. Wie viel sexueller Abgrund im Arzt wiederum diese Gegenübertragung befördert hat oder ob auch andere Männer in ähnlicher Lage gleiche Gedanken entwickelt hätten, kann ich nicht beurteilen. Das diagnostische Mittel der Gegenübertragung hat jedenfalls funktioniert.

Wer, bitte schön, ist hier verrückt?

Manchmal dauert es sehr lange, bis man innerhalb einer Therapie die eigentliche Problematik erkennt oder ein Klient oder eine Klientin fähig und bereit ist, ein Dilemma aufzulösen.

Ich begleitete einmal eine kluge und empathische 31-jährige junge Frau, ihr Name war Antonia G., deren rotblonde Mähne um ihren Kopf wallte und sich nur schwer bändigen ließ. Dazu kam eine extrem blasse Haut. Alles in allem erinnerte mich Frau G. an die Darstellerin der Maria Stuart. Nur fehlten ihr deren Forschheit und Klarheit im Denken und Fühlen. Tatsächlich fiel es Frau G. schwer, sich gegen inakzeptables und respektloses Verhalten ihr gegenüber zu wehren, obwohl sie sich in entsprechenden Situationen sofort innerlich empörte.

Dass etwas nicht stimmte, hatte sie an ihrem Grübelzwang gemerkt, der sie nach dem Geschehenen stets mehrere Tage lang quälte und aus dem sie schwer wieder herausfand. Hatte der andere sie vielleicht zu Recht beschimpft oder abwertend behandelt? Stimmten seine Wahrnehmung und Beurteilung der Realität am Ende sogar? Aber wieso spürte sie dann diese Wut in sich? Häufig endeten Antonia G.s Gedankengänge damit, dass sie an ihrer eigenen Urteilsfähigkeit zweifelte, zumal es nicht selten vorkam, dass der Konfliktgegner ihr Realitätsverzerrung vorwarf.

Spinnt der andere oder spinne ich, lautete also die erste Frage, der wir nachgehen mussten. Bei der Analyse der entsprechenden Situationen stellte sich in den meisten Fällen schnell heraus, dass Frau G.s Wahrnehmung durchaus berechtigt war. Allerdings entdeckten wir genauso, dass soziale Fouls und absurde Realitätsverzerrungen zwar durchaus die Wut meiner Klientin weckten, sie aber dennoch nicht imstande war, sich zu wehren, weil sie sich gleichzeitig fragte, ob ihr Zorn berechtigt sei oder ob nicht *sie* es sei, die die Situation fehleinschätzte. Diese Zweifel waren es, die Frau G. in solchen Auseinandersetzungen erstarren ließen, und sie brauchte jedes Mal viel Zeit und Bestätigung von außen, dass der andere die Realität zu seinen Gunsten verbogen hatte.

Weil sie Handwerker im Haus hatten, bat meine Klientin ihren Partner einmal, bereits mittags von der Arbeit zu kommen, damit sie ebenfalls noch ins Büro gehen konnte, um dort einen wichtigen Termin wahrzunehmen. Doch obwohl er es versprochen hatte, tauchte er nicht auf. Abends schob er einige Begründungen vor, die seinen Verstoß gegen die Abmachung entschuldigen sollten und die Frau G. im ersten Moment hinnahm. Erst als sie in der Therapie vor mir saß, ging ihr auf, wie fadenscheinig ihr Partner argumentiert hatte.

Ein anders Mal attackierte ihr Vorgesetzter Frau G. aufs Schärfste, weil ein Plakat nicht rechtzeitig fertiggeworden war. Während der Auseinandersetzung verfiel sie erneut in ihren Todstellreflex und entschuldigte sich, obwohl sie lediglich für die Fotos zuständig war, die sie bereits vor Wochen abgeliefert hatte.

Dauernd drehte sich im Kopf meiner Klientin die Frage, wer Grund hatte, sich zu empören, sie oder der andere, und wer von beiden die »verrückte« Sicht einbrachte.

Mir erschienen die beschriebenen Szenarien als eindeutige Fouls gegen Antonia G. und banale Manöver der anderen, um keine Verantwortung für schlecht Laufendes übernehmen zu müssen. Darüber hinaus gewann ich den Eindruck, dass die Konfliktpartner nicht nur meiner Klientin etwas vormachten, sondern tatsächlich selbst an ihre eigene Unschuld glaubten.

»Wissen Sie, was ich vermute, Frau G.?«, begann ich mit einer Erklärung. »Ihre Mitmenschen missbrauchen Sie gerade deshalb oft als Blitzableiter und Sündenbock, weil Sie Tage brauchen, um die Vorkommnisse für sich klar zu bewerten. Bis Sie Ihre Wut für berechtigt genug halten, um sich zu wehren, ist es längst zu spät, und das bringt den anderen, beruflich wie privat, eindeutig einen Vorteil, den sie schamlos ausnutzen.« Frau G. machte ein unbehagliches Gesicht, und ich fuhr fort: »Für solche zwischenmenschlichen Sequenzen braucht es zwei Typen: einen, der dreist seine Gartenabfälle über den Zaun in den Garten des Nachbarn entsorgt, sprich projiziert, und einen Nachbarn, in diesem Fall eine Nachbarin, die darüber so perplex ist, dass sie das Foul gewährt. Sie braucht einfach zu lang, um die Situation zu bewerten, und hat kein Gefühl dafür, wie der Verstoß gegen die sozialen Regeln zu verurteilen ist. Die Nachbarin neigt also zur Introjektion. Da freut sich der Müllentsorger!«

»Ja.« Antonia G. nickte grimmig. »Und dann sind die Leute am Ende auch noch richtig stolz, dass sie mich so doof haben dastehen lassen! Um in Ihrem Bilde zu sprechen: Mein Nachbar hat nicht nur einen viel gepflegteren Garten, er ist auch noch stolz darauf und macht sich über meinen, der voller Laub ist, lustig. Dabei machen die sich doch was vor!« Sie schlug mit den Fäusten auf die Armlehnen ihres Sessels und schrie ihre nächsten Worte heraus. »Die stehen ja nur toll da, weil sie mich verunsichern konnten!«

Ich hielt den richtigen Moment für gekommen, Antonia G. auf ein zweites Phänomen hinzuweisen, das es zu bearbeiten galt. Warum gelang es ihren Mitmenschen immer wieder, Zweifel an Frau G.s Urteilsvermögen zu wecken? Warum stellte sie ihre eigene Wahrnehmung so viel bereitwilliger infrage als das Verhalten der Provokateure? Und weshalb brauchte sie Tage, um die sozialen Fouls als solche zu entlarven, obwohl ihre innere Wut ihr doch bereits zweifelsfrei darüber Auskunft gab? Ich vermutete einen Zusammenhang mit der Lebensgeschichte der Klientin.

»Frau G., mir ist schon mehrmals aufgefallen, dass Sie allergisch wie perplex reagieren, wenn Menschen nicht nur Ihnen etwas vormachen wollen, sondern Selbst- und Fremdbild offensichtlich nicht zusammenpassen. Ich würde deshalb gern ein wenig mehr über Ihre Kindheit und Jugend erfahren.«

Tatsächlich wurden wir in ihrer Biografie rasch fündig: Antonia G. wuchs in einer Familie mit zwei Schwestern und einem Bruder auf, in der sich die Eltern sehr oft stritten. Die Mutter tat sich dann mit den beiden Schwestern zusammen, und zu dritt kreierten sie häufig und entgegen der eigenen Wahrnehmung der Klientin eine Wirklichkeit, die ihren Vater gewöhnlich zum Täter und die Mutter zum edlen Opfer erklärte. Jede andere Beschreibung des Geschehenen galt als falsch oder derjenige als verrückt, der es anders sah – weshalb der Bruder sich aus allem heraushielt.

Der Vater wehrte sich nur schwach und zog sich meist zurück. So verstärkte jeder Streit die enge Bindung der Mutter mit den Schwestern, während Antonia G. in ihrer eigenen Wahrnehmung tief verunsichert und zerrissen zwischen den verschiedenen Beurteilungen der Parteien allein zurückblieb.

Bis heute galt: Will sie dazugehören, muss sie die Verzerrung mitmachen; steht sie hingegen zu »ihrer« Wahrheit, dann ist sie raus. Das Aufdröseln dieser Zusammenhänge und das Stärken der eigenen Wahrnehmung von Antonia G. dauerten in etwa ein Jahr. So manche kritische Situation meisterte sie nun besser, sowohl im Beruflichen als auch mit ihrem Partner. Doch was ihre Familie betraf, verfing sie sich weiterhin gnadenlos im Netz des alten Dilemmas.

Mitten in unserem therapeutischen Prozess entwickelte ihr Vater eine schwere unspezifische Schmerz-Symptomatik, die Antonia G. sehr mitnahm, die Mutter jedoch weitgehend ignorierte. Ja, sie unterstellte ihrem Mann sogar Simulation, beschimpfte ihn tagtäglich, er würde nur herumjammern, um sie zu nerven, und lehnte jede pflegerische Zuwendung ab. Geübt im Rückzug, ging der Vater nicht zum Arzt und litt still vor sich hin. Auch die Mutter forderte ihn nicht auf, der Symptomatik nachzugehen.

Meine Klientin, die große Sorge um ihren Vater umtrieb, recherchierte im Internet und vermutete bald, dass er ALS habe, eine chronisch-degenerative Erkrankung des zentralen Nervensystems, die unter anderem durch permanenten Stress und schwere Traumata ausgelöst werden kann und unwiderruflich zum Tod führt. Niemand glaubte ihr oder unternahm irgendetwas. Verzweifelt versuchte sie bei jedem Heimatbesuch, die Mutter wie den Vater zu überzeugen, endlich zum Arzt zu gehen. Vergebens. Auch im Geschwisterkreis stand sie allein mit ihrer Vermutung.

Kam sie nach einem Treffen mit ihrer Familie zur nächsten Therapiestunde, empörte sich Frau G. maßlos über die Mutter, die den ihrer Meinung nach schwerkranken Vater unentwegt attackiere und ihm jede Hilfe verweigere.

Irgendwann spitzte sich die Lage dramatisch zu. Als der Vater wegen einer normalen Vorsorgeuntersuchung zum Arzt ging, diagnostizierte der tatsächlich ALS. Wenige Wochen später verstarb der

Vater, sehr zur Verblüffung der Mutter, die ihr ignorantes und grausames Verhalten ihrem Mann gegenüber allerdings nach wie vor nicht infrage stellte. Selbst auf der Beerdigung sei kein einziger Satz über das Leiden des Vaters in die Trauerrede eingeflossen, erzählte mir Antonia G. aufgebracht, wohl aber der selbstlose pflegerische Einsatz der Mutter in den letzten Wochen.

»Als hätte es kein Davor gegeben!« Antonia G. sprang aus ihrem Sessel, lief mehrmals durch den Raum und raufte sich das Haar, bis es in alle Richtungen abstand. Von hinten trat sie schließlich an den Sessel heran und schlug mehrmals auf die Rückenlehne ein, bevor sie ihn umrundete und sich schnaufend auf das Polster fallen ließ. »Das ist absurd und unverschämt!«

Ich pflichtete ihr bei. Welche Realitätsverzerrung!

Keine Reise zur verwitweten Mutter und zu den beiden Schwestern verging, ohne dass Frau F. wie stets zuvor von allen für kompliziert und verrückt erklärt wurde, sooft sie eine aufrichtige Betrachtung des Geschehenen einforderte. Erneut fühlte sie sich allein, wenn auch mittlerweile weniger verunsichert in ihrer Wahrnehmung. Was ihre Familie betraf, konnte sie ihr Dilemma einfach nicht auflösen.

Wir diskutierten lange darüber. »Haben Sie schon einmal darüber nachgedacht«, fragte ich sie eines Tages, »dass es sich Ihre Mutter vielleicht gar nicht leisten kann, der Realität ins Auge zu blicken? Ihr ganzes Selbstkonstrukt des edlen Opfers bräche zusammen. Vielleicht *braucht* sie die Verzerrung, um in den Spiegel schauen zu können?«

»Wie, und ich soll ihr ihre Verzerrungen der Realität und die Selbstverarschung lassen und bin in der Konsequenz dann selbst die Dumme?«, fragte Antonia G. aufgebracht. Ihre grünen Augen glühten.

»Könnten Sie das denn?«

Meine Klientin starrte mich lange stirnrunzelnd an, sodass es mir schon fast unangenehm wurde. »Wenn es für mich ganz klar wäre, dass sie es braucht, dann vielleicht.«

»Ich hatte vor vielen Jahren mal einen Klienten«, erzählte ich, »der seit zwanzig Jahren an einem Manifest schrieb, von dem er behauptete, es sei besser als das von Marx. Ich fragte ihn, ob er es schon mal jemandem zu lesen gegeben habe. Er verneinte es, denn es sei ja noch nicht fertig. Weil er nicht aufhörte, davon zu schwärmen, war ich drauf und dran, ihn zu ermutigen, es doch einmal einem Vertrauten in die Hand zu geben, ließ es jedoch bleiben. Und als ich später herausfand, dass dieser Mann in seinem Leben keinerlei weitere Stabilisatoren seines positiven Selbstbildes besaß, war ich froh, meinem Impuls nicht gefolgt zu sein. Ich vermute, dass er bis heute, 15 Jahre später, an diesem Manifest arbeitet und es für ihn die einzige Quelle der Aufwertung ist.«

Antonia G. legte den Kopf auf die Seite und dachte nach. »Vermutlich ist es bei meiner Mutter genauso«, murmelte sie irgendwann.

»Ich denke, ja. Und die Sichtweise gerade älterer Menschen, zumal Eltern, zu verändern, ist ein müßiges, oft sinnloses Unterfangen. Zu viel am eigenen Leben müssten sie infrage stellen. Das löst große Angst in ihnen aus, sodass sie lieber unter ihrem alten Kartenhaus verweilen, das ihnen so lange Schutz bot.«

Das leuchtete Antonia G. ein, und sie akzeptierte meine Deutung. Dieser Schritt wiederum ermöglichte es ihr, ihrer Mutter die Selbsttäuschung zu lassen. Bei ihren Besuchen zu Hause verzichtete sie künftig darauf, ihre Sicht der Dinge kundzutun. Wenn das Gespräch auf den Vater kam und die Mutter sich wie üblich zum Erhalt ihrer Selbstachtung vormachte, wie liebevoll und klaglos sie ihren Mann gepflegt habe, lächelte Antonia G. still in sich hinein.

Auf die gleiche Weise verfuhr sie in anderen Situationen, in denen sie die Sicht der Familie nicht teilte. Sie wollte nicht mehr für etwas kämpfen, das nicht funktionierte, weil es in den Augen ihrer Angehörigen nicht sein durfte, und sparte sich damit kostbare Energie, die sie bisher mit Empörung vergeudet hatte. Noch relevanter jedoch war: Antonia G. stellte ihre eigenen Einschätzungen nicht länger infrage, sondern lernte, ihnen zu vertrauen, und war damit frei in der Entscheidung, für sich zu kämpfen, wenn sie es – besonders in der Partnerschaft – für notwendig hielt, oder auch nicht.

Das Erstaunliche und gar kein Teil meiner strategischen Erwägungen war: Als sie aufhörte, die Selbsttäuschung der Familie anzuklagen, begann sich ihre Mutter während eines Besuches der Tochter ganz unerwartet erstmals selbst kritisch zu hinterfragen, was Antonia G. zutiefst berührte.

Zwei Urnen

Josefine N. erstaunte und erfreute mich vom ersten Tag an. Selten habe ich eine so rüstige und lebensfrohe ältere Dame erlebt. Weshalb suchte sie mit ihren immerhin 73 Jahren dennoch einen Therapeuten auf?

Nun, nach 36 Ehejahren, war ihr Mann gestorben, und ihr gesamtes Umfeld fand, dass sie angesichts seines Todes nicht genügend trauere, sondern im Gegenteil regelrecht heiter wirke, was ja wohl ganz offensichtlich ein Zeichen von Verdrängung sei. Besonders ihren Freundinnen aus dem Bridgeklub kam Frau N.s Stimmung nicht geheuer vor.

»Josefine, man muss trauern! Sonst wird man nicht wieder glücklich«, beschworen sie meine Klientin.

»Was soll ich denn machen? Ich bin eben froh«, wiederholte sie mir ihre Antwort. Was die Freundinnen nicht glauben wollten, sodass sie auf eine Therapie drängten. Da Josefine N. irgendwann selbst nicht mehr wusste, ob sie wegen der fehlenden Trübsal nicht mehr Schuldgefühle haben müsste, willigte sie schließlich ein, bei mir mal einen Termin zu machen.

Bereits das Erstgespräch glänzte durch Skurrilität. Josefine N. erzählte vom leidvollen Dahinsiechen und Sterben des Ehemannes, nur um sich kurze Zeit später darüber lustig zu machen, wie merkwürdig er im Totenbett gelegen habe, wie leicht man ihren Mann dazu bringen konnte, etwas viel zu Kostspieliges für sie zu kaufen, oder wie wenig Freunde er hatte, weil er sich ständig aufspielte wie ein Gockel.

Frau N.s Sprache war bildhaft und witzig pointiert, sodass ich mir mehr als einmal das Lachen verkneifen musste. Anfangs dachte ich, die Trauer könne erst zum Ausdruck kommen, wenn sie ihre über Jahrzehnte angestaute Wut über die Marotten ihres Mannes rausgelassen hätte. Doch hörte ich weder Trauer noch Ärger oder Verbitterung und Sarkasmus aus ihren Beschreibungen, obwohl sie mir ihren Mann posthum ja regelrecht vorführte. So betrachtet, hätten die Damen des Bridgeklubs gar nicht so danebengelegen mit ihrer Verdrängungsvermutung.

Josefine N. war von ihrem Auftreten her eine Grande Dame, wenngleich von ihrer Größe eher zierlich. Stets erschien sie äußerst vornehm gekleidet und mit ihrem französischen Pagenschnitt topfrisiert zu den Sitzungen. Das Auffälligste an ihr waren jedoch ihr Schalk, ihre wohldosierte Grenzwertigkeit, ihr schwarzer Humor und ihre Selbstironie. In jeder noch so dramatischen und tragischen Situation des Lebens arbeitete sie das Quäntchen amüsanter Absurdität heraus, das sie beflügelte und heiter weitermachen ließ.

Es gab offensichtlich mehrere Gründe, weshalb sie angesichts ihres Verlustes nicht in Schwermut versank. Unter anderem nutzte Frau N. ihr erzählerisches Talent, um die langen Ehejahre sofort nach dem Tod des Ehemannes zum Pool für skurrile Anekdoten zu machen.

Auf diese Weise war sie in der Lage, schmerzliche Erfahrungen so umzuinterpretieren, dass sie hochgradig amüsant wurden.

Eindrücklich schilderte sie mir beispielsweise, wie es ihr gelungen war, die Asche ihres Mannes persönlich in die Hände zu bekommen, indem sie die Beerdigung in der Schweiz abwickelte. Auf der Rückfahrt sei ihr allerdings die Urne im Auto umgekippt, und weit über die Hälfte der Asche hätte sie an einer Tankstelle an einen Staubsauger verloren. Zu Hause stellte sie die Urne für alle sichtbar in ihr Küchenbord und freute sich diebisch, darauf angesprochen zu werden.

»Ich hab doch die Geschichten mit ihm«, sagte sie eines Tages, »und außerdem 'ne Menge Geld geerbt. Vor allem aber bin ich einen ewigen Herummeckerer los! Weshalb sollte ich also traurig sein?« Und sie schilderte mir, was sie ihren Freundinnen nie erzählen würde. »Wissen Sie, mein Mann leitete ein großes Zulieferungsunternehmen für Autos, und es verging kein Abend mit Albrecht, an dem er seinen Ärger mit der Firma nicht an mir wie an einem Blitzableiter abgelassen hätte. Er war immer so gereizt! Und ich die verständnisvollste Ehefrau auf Erden, die er sich wünschen konnte.« Sie lächelte fein. »Aber damit ist jetzt Schluss. Jetzt steht er auf dem Küchenschrank, und ich habe meine Freiheit, zu tun und zu lassen, was ich will.«

Recht bald gab ich die anfängliche Idee auf, Josefine N. an ihre Trauer und Wut heranzuführen, denn letztlich wollte sie es gar nicht. Außerdem funktionierte ihre Abwehr- und Überlebensstrategie, sich lieber dem Schönen, Geschmackvollen und Amüsanten zuzuwenden und das Bittere umzuinterpretieren, sehr gut. Ihre Bewältigungsmethode musste aus meiner Sicht also gar nicht bekämpft, sondern optimiert genutzt werden für eine schöne Zukunft! Und das sollte uns beiden mit großem Vergnügen gelingen.

Josefine N.s Freundinnen wunderten sich in den ersten Monaten über den geringen Erfolg der Therapie in Hinsicht auf das Zulassen von Trauer und Schmerz, und sie reagierten empört, als sie mitbekamen, dass sich ihre Bridgefreundin, statt zu trauern, in Zeitungen und Internetportalen nach einem neuen Partner umschaute und intensiv zu daten begann. Während die meisten Freundinnen ihres Klubs sentimentale sowie schwermütige Einbrüche hinter sich hatten oder gerade durchlebten und seit Jahren vergeblich versuchten, halbwegs vernünftige Männer kennenzulernen, genoss Josefine N. sichtbar das Leben. Sie schien schneller über den Schmerz hinwegzugehen, und die Freundinnen vermissten bei ihr vermutlich die Verbindung, die durch geteiltes Leid entsteht. Obendrein hatte Frau N. erstaunlichen Erfolg beim Daten. Sicherlich half ihr dabei der schräge Humor, dem etwas Anziehendes innewohnte und der auch mich regelmäßig erheiterte.

Was Frau N. ihren Freundinnen verschwieg: Wir sichteten die Profile der männlichen Kandidaten gemeinsam und prüften deren Selbstaussagen auf ihren wahrscheinlichen Wahrheitsgehalt. Selten habe ich während meiner Arbeit Heitereres erlebt.

Als ich ihr eines Tages vorschlug, über jede Begegnung mit einem Mann eine schräge Anekdote zu schreiben, ließ sich Josefine N. sofort darauf ein. So wanderten auch die ernüchternden Begegnungen mit denkbar ungeeigneten Männern in ihren köstlichen Erzählfundus. Plagte sie anfangs die Angst, ein fremder Mann könne ihr K.-o.-Tropfen in den Kaffee mischen, so wuchs ihr Mut mit jeder Begegnung, bis sie sich sogar auf Treffen außerhalb Berlins einließ. Ob es der musizierende Oberstudienrat mit dem künstlichen Darmausgang aus Bayern war, der sie jedoch nie etwas Persönliches fragte, der unhöfliche Automechaniker, dem mehr daran lag, dass sich erst mal ihre Hunde kennenlernten, damit man sähe, ob sie auch zusammenpassten, was mit einer bösen Keilerei der beiden Rüden endete, ein Österreicher, der bei der Begrüßung mit schwitzenden Händen gleich Frau N.s Handtasche tragen wollte, ihr bei

Sauerkraut und Eisbein schmierige Komplimente ins Ohr flüsterte und vorschlug, sofort nach dem Essen ins Hotel zu gehen, oder der passionierte und dennoch viel zu lahme Hobbywanderer, der ausschließlich über seine verstorbene Frau redete.

Was Josefine N. suchte, sei ihr spätestens bei »Horst, dem Zechpreller« klar geworden, der sie in ihr Lieblingsrestaurant »einlud« und dann nur seinen Part zahlte, erzählte sie mir eines Tages. »Abgesehen davon, dass der Typ knausrig war und im Übrigen viel zu klein für mich, suchte er eine Partnerin fürs Leben, eine Frau, mit der er bis zum Lebensende zusammenbleiben, Urlaube machen, seine Eindrücke teilen könnte – über eine Rentnerfahrt auf der Donau mit Anzug und Krawatte zum Beispiel!« Sie stöhnte laut auf. »Ich will aber keine feste Partnerschaft, keinen Mann, dem ich Rechenschaft schuldig bin über das, was ich tue oder auch nicht. Ich will frei sein!« Darin war sie sich sicher. Und keinen Mann über siebzig und unter 1,78, entschied sie schließlich.

Und doch verliebte sie sich nach etwa zehn hochamüsanten Begegnungen mit »wirklich schrägen Vögeln der Männerwelt«, wie sie es formulierte, mitten im Umzug in eine neue Wohnung in einen 75-jährigen ehemaligen Piloten mit Dreitagebart und interessanten hellblauen Augen. Beide hatten sich in ihren Profilen jünger gemacht, wie sie einander irgendwann lachend beichteten. Schon bei der ersten Begegnung erzählte er ihr, dass er vorhatte, hundert zu werden, und sich, wenn es mal gar nicht mehr ginge, statt sich mit Sterbefasten zu quälen, lieber sechzig Milligramm Heroin besorgen und den goldenen Schuss setzen wolle. Außerdem brachte er sie pausenlos zum Lachen.

Endlich ein Mann mit Humor, dachte sie. Zum ersten Mal in ihrem Leben flatterten bei Josefine N. »Schmetterlinge im Bauch«. Zu Johannes A., der nach seiner gescheiterten Ehe bereits vier Freundinnen gehabt hatte, verspürte sie sofort eine tiefe Verbindung, was auf

Gegenseitigkeit beruhte. Sie teilten gleiche Interessen, kulinarische Vorlieben, eine unverstellte Sinnlichkeit, vor allem aber ihren eigentümlichen Humor. Schon beim dritten Treffen legte er sich beispielsweise völlig ungeniert rücklings nackt auf ihr Bett und rief winselnd wie ein Baby mit nach oben strampelnden Armen und Beinen nach seiner Mutter.

Als sie mir davon berichtete, verspürte ich stechendes Fremdschämen für meinen Geschlechtsgenossen. Josefine N. aber schilderte, zutiefst beeindruckt gewesen zu sein. Denn wie kann ein solch stattlicher Mann sich so ungeniert der Lächerlichkeit preisgeben? Genau auf diese Weise gewann er ihre Liebe. Für eine mutige Albernheit waren beide bereit, jede Scham zu vergessen, und nach zwei Monaten zogen sie zusammen, hatten regelmäßig Sex und unternahmen in kurzer Zeit zahlreiche Reisen, sogar nach Japan.

An einem Morgen verließ Josefine N. wie so oft etwas früher als er das Bett, um Frühstück zu machen.

»Johannes schläft noch, habe ich gedacht«, berichtete sie mir in der Sitzung danach ungewöhnlich ernst. »Als ich ihn zu Tisch rief, kam er nicht wie sonst im Schlafanzug gemütlich angezuckelt. Wir frühstückten immer in Schlafsachen. Und als ich dann nachschaute, war er tot. Einfach so nachts neben mir gestorben. Herzversagen. Ich kann es noch immer nicht fassen. Und doch ein schöner Tod, nicht?«

Ihr inniges Glück hatte nur elf Monate gewährt, die sie als die schönsten ihres Lebens bezeichnete. – »Bisher jedenfalls«, fügte sie mit einem Grinsen hinzu.

Auch Johannes ließ sie in der Schweiz beerdigen, und in ihrem Küchenregal stehen nun zwei Urnen; sehr zur Irritation ihrer Bridgefreundinnen.

Einige Wochen nach dem Tod ihres neuen Partners erfuhr sie zu ihrem großen Erstaunen, dass er sie zur Alleinerbin gemacht hatte und seine vier Kinder lediglich den Pflichtteil bekamen, woraufhin sie bei ihren Freundinnen als »Schwarze Witwe« galt.

Anders als um ihren langjährigen Ehemann trauerte Josefine N. um Johannes. Einige Zeit zumindest. Obwohl sie weiterhin oft überdreht in die Therapie kam, kippte ihre Stimmung schnell, und sie schilderte mir tief betroffen, wie sehr sie ihren Piloten vermisse, vor allem den schrägen, schamlosen Humor und die gnadenlose Selbstironie, die sie beide verbunden hatte.

Ich bin froh, unmittelbar erlebt zu haben, dass meine Klientin hinter verschlossener Tür zu echter Trauer und tiefer Bindung durchaus in der Lage war und dass ihre Verbindung zum Piloten keineswegs auf materiellen Überlegungen fußte, wie die Bridgedamen ihr vermutlich neidisch unterstellten.

Nach drei Monaten beendete Josefine N. die Trauerphase und ist seither auf der Suche nach einem neuen Partner. Allein zu leben, läge ihr nun mal nicht, meinte sie mit ihrer angenehm tiefen Stimme. »Klappt es, ist es schön. Und wenn nicht, ist es wenigstens eine gute Geschichte.« Darin waren wir uns einig. Und Josefine N.s Überlebensfreude unschlagbar.

»Lebe so, dass du am Ende des Spieles in der Umkleidekabine etwas zu erzählen hast!«, zitierte ich eines Tages Maude aus dem Film *Harold und Maude* von Hal Ashby.

»*I will do my very best!*«, lächelte sie.

Dank

Als Erstes möchte ich all meinen vielen Klientinnen und Klienten danken, auch denen, deren Geschichte nicht den Weg in dieses Buch gefunden hat. Sie haben mich mit ihrer Offenheit und ihrem Einlassen auf das Wagnis der Therapie sehr bereichert und tun es bis heute.

Ohne meine Familie, meine Frau Andrea Köpsel, die selbst Psychotherapeutin ist, und meine Söhne, die alle drei ebenfalls Psychologie studieren bzw. studiert haben, hätte ich jedoch nicht die Kraft und den Mut entwickelt, mich mit Leidenschaft in den therapeutischen Prozess hineinzubegeben und immer wieder einmal ungewöhnliche Wege zu beschreiten.

Meine Co-Autorin Manuela Runge hat meinem Manuskript, das zu Anfang viel zu nüchtern daherkam, Leben eingehaucht, ohne dabei die authentische Falldynamik zu gefährden.

Danach war es der Glaube meiner Literaturagentin Franziska Günther und des Teams von Eden Books, der die nächsten Schritte voranbrachte, bis zuletzt die Lektorin Friederike Haller dem Buch den letzten Schliff verlieh.

Ihnen allen möchte ich ganz herzlich danken.

Impressum

Prof. Martin Rauh-Köpsel mit Manuela Runge
Sie müssen da nicht allein durch!
Aus der Praxis eines Psychotherapeuten oder warum unkonventionelle Methoden oft die wirksamsten sind
ISBN: 978-3-95910-307-7

Eden Books
Ein Verlag der Edel Germany GmbH

www.edenbooks.de | www.edel.com
1. Auflage 2021

Namen, Orte und Zeitpunkte wurden bis zur Unkenntlichkeit verändert, die eigentliche Dynamik, der Kern, Verlauf und Ausgang der Geschichten sind aber wahr.

Projektkoordination: Nina Schumacher und Julia Gommel-Baharov
Lektorat: Friederike Haller
Umschlaggestaltung: FAVORITBUERO, München
Layout und Satz: Datagrafix GSP GmbH, Berlin | www.datagrafix.com
Druck und Bindung: GGP Media GmbH, Pößneck

Printed in Germany

Dieses Buch ist auch als E-Book erhältlich.

PARTNER
Naturpark
Nossentiner/Schwinzer Heide
www.optimal-media.com/naturschutzprojekt-001

Partner des Naturparks
Nossentiner / Schwinzer Heide

Eden Books unterstützt bei der Produktion dieses Buches das Projekt »Junge Riesen für die nächsten 100 Jahre«. Damit wird ein Anteil der unvermeidbaren CO_2-Emmissionen im direkten Umfeld des Produktionsstandortes kompensiert.

EDEL
FAMILY MEMBER

FSC
www.fsc.org
MIX
Papier aus verantwortungsvollen Quellen
FSC® C014496